# 容积激光显微内镜系统的基础与临床

名誉主编：Kenneth K.Wang

主　　审：王一平　　陈德才

主　　编：郑仕诚

副 主 编：吴　东　黄　勇　马　莉　徐　辉　何素玉

编　　者：郑仕诚　吴　东　黄　勇　马　莉　徐　辉　何素玉

　　　　　吴俊超　周　骥　单　晶　陈光明　吕一品　何元清

　　　　　涂　颖　王孝平　王江川　刘俊伟　赖正刚　谢　丽

　　　　　王亚波　杜思颖　陈　洁　谢春艳　于海娜　徐雪琼

　　　　　彭　容　王晓绪　李晓晨　乔正钰　孟丹婷　陈靖思

四川科学技术出版社

**图书在版编目（CIP）数据**

容积激光显微内镜系统的基础与临床 / 郑仕诚主编.
—成都：四川科学技术出版社，2021.11
ISBN 978-7-5727-0398-0

Ⅰ.①容… Ⅱ.①郑… Ⅲ.①内镜—应用—外科手术
—研究 Ⅳ.①R616

中国版本图书馆CIP数据核字（2021）第240024号

## 容积激光显微内镜系统的基础与临床

名誉主编　Kenneth K.Wang

主　　审　王一平　陈德才

主　　编　郑仕诚

出 品 人　程佳月
责任编辑　李迎军
封面设计　晓　叶
责任出版　欧晓春
出版发行　**四川科学技术出版社**
　　　　　成都市槐树街2号　邮政编码 610031
　　　　　官方微博：http://e.weibo.com/sckjcbs
　　　　　官方微信公众号：sckjcbs
　　　　　传真：028-87734039
成品尺寸　**210 mm × 285 mm**
印　　张　**17.75**　字数 **480** 千
印　　刷　四川省南方印务有限公司
版　　次　2021年12月第 1 版
印　　次　2021年12月第 1 次印刷
定　　价　**198.00**元

**ISBN 978-7-5727-0398-0**

邮购：四川省成都市槐树街2号　邮政编码：610031
电话：028-87734035

编者单位：

Kenneth K.Wang　　美国梅奥诊所高级内镜中心

王一平　　　　　四川大学华西医院

陈德才　　　　　四川大学华西医院

郑仕诚　　　　　四川大学华西医院龙泉医院

吴　东　　　　　北京协和医院

黄　勇　　　　　北京理工大学

马　莉　　　　　四川大学华西医院

徐　辉　　　　　成都京东方医院

何素玉　　　　　四川省遂宁市中心医院

吴俊超　　　　　四川大学华西医院

吕一品　　　　　西部战区总医院

王孝平　　　　　四川省遂宁市中心医院

杜思颖　　　　　四川省遂宁市中心医院

单　晶　　　　　四川省成都市第三人民医院

周　骥　　　　　四川省广元市中医医院

何元清　　　　　四川省广元市精神卫生中心

陈光明　　　　　四川省第三人民医院

涂　颖　　　　　四川大学华西医院龙泉医院

陈　洁　　　　　四川大学华西医院龙泉医院

谢春艳　　　　　四川大学华西医院龙泉医院

王江川　　　　　四川大学华西医院龙泉医院

刘俊伟　　　　　四川大学华西医院龙泉医院

赖正刚　　　　　四川大学华西医院龙泉医院

谢　丽　　　　　四川大学华西医院龙泉医院

王亚波　　　　　四川大学华西医院龙泉医院

于海娜　　　　　四川大学华西医院龙泉医院

徐雪琼　　　　　四川大学华西医院龙泉医院

彭　容　　　　　四川大学华西医院龙泉医院

王晓绪　北京理工大学

李晓晨　北京理工大学

乔正钰　北京理工大学

孟丹婷　北京理工大学

陈靖思　北京理工大学

# 主编简介

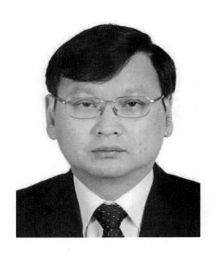

郑仕诚，四川大学华西医院龙泉医院消化内科主任、主任医师，约翰·霍普金斯大学医学院和梅奥诊所消化病学系访问学者，四川省医学甲级重点专科负责人、四川省科技项目评审专家、成都市院士（专家）创新工作站创建者和负责人（获中国科学技术协会认证）、成都市医学重点学科带头人。现任中国中西医结合学会消化病学分会胃食管反流病学专家委员会常委、中国医疗保健国际交流促进会胃食管反流病学分会常委、四川省医学会消化病学专业委员会委员、四川省医疗卫生与健康促进会胃食管反流病学专业委员会候任主任委员、四川省科技项目评审专家库成员、成都市医学会消化内科专业委员会委员和消化内科质量控制中心委员。目前承担四川省重点研发项目 1 项，注册 RCT 多中心研究 1 项。主编并出版《消化系统常见疾病基层医师误诊防范手册》，发表 SCI 和核心期刊论文 10 多篇，是 *Journal of Clinical and Translational Hepatology* 和《中华胃食管反流病电子杂志》编辑。

# 序

人体自然腔道黏膜早期病变的监测与诊断是当今医学的难题，如果能早期发现病变和治疗，就能极大地延长患者的生命周期，对人类、对社会、对家庭都将产生极其深远的影响。在当前应用最为广泛的计算机断层扫描术、磁共振成像、超声成像、正电子发射断层成像等技术都存在或多或少的缺陷，在临床使用中，难免出现"盲区"，漏诊和误诊时有发生，即便是正在使用或研究的具有更高分辨率和精准度的放大内镜、各种染色内镜、超声内镜、共聚焦激光显微内镜、荧光显微内镜、双光子或多光子显微内镜等也都存在不同的缺陷，不能完全满足人体自然腔道黏膜早期病变的诊断，因此，迫切需要一种或多种高分辨率成像设备来监测与诊断人体自然腔道黏膜及黏膜下层的早期病变，对人体组织的生物信息和超微结构的分辨率达到微米量级水平的分析，让人体自然腔道黏膜及黏膜下层早期病变的精准监测与诊断变为现实并造福人类。

容积激光显微内镜系统是在光学相干断层扫描技术的基础之上研制的第二代最新的具有高分辨率和多种功能的光学断层扫描设备，经美国食品和药物管理局批准后，我们最初是在诊断食管疾病中使用，经过美国多家医院的对比验证，其安全性、诊断的可靠性等都符合相应的技术标准，同时也经过多位医师的努力，并应用到胆管系统、结直肠系统等多个系统，还开发出系线式胶囊扫描探头，解决胃等特大腔道器官的黏膜扫描成像等问题。器械开发公司还在研究与内镜超声、荧光显微内镜等多种新型成像设备集成，弥补容积激光显微内镜系统检查的不足，这些器械的开发也将为人体自然腔道黏膜早期病变的精确诊断铺平道路。

此书是从基础到临床，再到管理全面介绍容积激光显微内镜系统的中文书籍，它对于容积激光显微内镜系统的临床应用有着积极的作用，我也曾到中国介绍过容积激光显微内镜系统监测巴雷特食管早期腺癌发生，同时我们的同事还将其应用到胰管、结肠等疾病中，并与共聚焦激光显微内镜等成像设备的检查结果也作过比较，发现结果非常可靠，这为今后将容积激光显微内镜系统应用到各系统中奠定了基础。书中有些问题还没有解决，存在争议，但能以前瞻性的方式处理，是非常恰当的，能让读者更快地了解容积激光显微内镜系统的发展方向，因此，我向参加编写此书的医师们致敬！书中若有错处，请指正，谢谢！

Kenneth K.Wang MD

Mayo clinic，Rochester，MN

Russ and Kathy Van Cleve 胃肠病学教授

高级内镜专科主任

Barrett's Esophagus 疾病研究室主任

国际食管疾病协会主席

美国胃肠道内镜学会前任主席

2021 年 11 月于 Rorhester.MN. 美国

翻译：邹世月

# 前　言

60多年来，各种先进的非侵入或微侵入的医学成像技术层出不穷，能对生物组织的结构和功能信息的收集和扫描起重要作用，极大地提高了各器官结构和病变程度的"可视化"，为临床诊断的快捷性和准确性奠定了基础，也为疾病早期的微创精准治疗开辟了道路，同时让医学诊断和治疗水平发生了革命性的变化，造福于患者。但当前应用最广泛的计算机断层扫描术、磁共振成像、超声成像、正电子发射断层成像等技术都存在不同的缺陷，临床使用中，难免出现漏诊和误诊，因为这些先进技术对人体组织的生物信息和超微结构的分辨率也很难达到微米量级水平。虽然光学显微技术很早就用于生物组织切片检查，分辨率最高，可以达到亚微米级别，但受穿透深度影响，存在不能在活体中应用，离体标本也要经过特殊处理后才能观察。虽然随着光学技术的发展，产生了一系列新颖的光学显微成像技术，如共聚焦激光显微内镜、荧光显微内镜、双光子或多光子显微内镜以及超分辨率显微内镜等技术，都有对小于 1 μm 的生物组织进行较高的二维分辨率的显微成像功能，但由于观察面小到点状，不能精准确定病变范围或性能不稳定等因素，临床应用困难重重，难以满足临床的需求。因此，迫切需要一种以组织的生物信息为基础的成像模式，实现非侵入或最小侵入的三维成像，而且分辨率要达到组织形态学甚至细胞形态学的分辨水平，并能提供功能生物学信息和精准确定早期病变的范围，使人们更好地寻找到疾病发病早期的机制，促进疾病的早期诊断、早期干预和早期治疗。

容积激光显微内镜系统是在光学相干断层扫描的基础上成功研制的第二代具有无损伤、无电离辐射的生物激光医学成像技术，其分辨率、探测灵敏度、成像深度、成像速度、组织穿透深度和对比度增强等方面相较于第一代光学相干断层扫描技术有了长足进步，其成像分辨率远高于计算机断层扫描术、磁共振成像或医用超声成像，达到 1 ~ 10 μm 级别，在临床应用中可避免 X 线和计算机断层扫描术中的电离辐射对人体造成的潜在危害和组织的损伤；并能对难以观察或不宜做切片检查的病变组织进行活体原位扫描成像，从而避免对组织进行切除及传统活检的后处理等过程。通过内镜系统的辅助能进入人体各系统的人体自然腔道，对腔道的黏膜进行扫描成像，同时还可以将人工智能、细胞信息的衰减等方法相结合，确定病变的范围大小，准确标记和精确治疗，并且容积激光显微内镜系统还可以扫描到存在于生物组织表面下的病变，确定病灶大小，为诊断和治疗提供具可靠高分辨率的图像，满足临床需要。同时，还能够在体内对生物组织内部结构和生理功能进行高分辨率、高灵敏度三维成像，起到"光学活检"的作用，也极大地弥补了光学显微技术的不足之处，为确诊人体自然腔道黏膜的早期病变奠定基础。

本书共分 3 篇、14 章。第一篇为基础篇，详细介绍容积激光显微内镜系统的发展历史、结构、工作原理及操作程序，相关胃肠道解剖学；第二篇为临床篇，是该书的核心部分，全面介绍容积激光显微内镜系统的临床应用，分章节介绍容积激光显微内镜系统在消化系统的不同管腔黏膜早期癌变扫描的适应证、禁忌证、并发症、结果判定和治疗中的作用等；第三篇为管理篇，介绍容积激光显微内镜系统的管理，包括检查室设置、设备保养、资料保存和人员培训等方面。本书可供各级医疗机构从事消化、呼吸、泌尿、心血管和耳鼻喉科等学科的医师护士、医学院校的医学生和研究人员参考阅读。由于我国在此方面的研制工作还处在初步阶段，还有很多问题不清楚，需要在今后的工作中研究、探讨和完善。

本书中所引用的部分图片等参考了近年来公开发表的研究论文，在此向原作者致谢。同时，感谢作者们的辛勤努力及各位作者所在单位的大力支持，感谢梅奥诊所的 Kenneth K. Wang 教授细致的指导并为本书提供部分图片。因容积激光显微内镜系统应用临床时间不长，很多系统还没有应用，处于理论或者动物实验探索阶段，因此，书中仍难免有不足之处，敬请读者赐教和批评指正，便于我们进一步修改和完善。

郑仕诚

2021 年 11 月于中国·成都

# 主要词汇中英文对照和英文缩写

容积激光显微内镜系统（volumetric laser endomicroscopy system，VLE's）

光学相干断层扫描（optical coherence tomography，OCT）

巴雷特食管（Barrett's esophagus，BE）

共聚焦激光显微内镜（confocal laser endomicroscopy，CLE）

窄带成像（narrow band imaging，NBI）

食管胃黏膜异位（heterotopic gastric mucosa，HGM）

内镜逆行胰管、胆管造影（endoscopic retrograde cholangiopancreatography，ERCP）

内镜下黏膜切除术（endoscopic mucosal resection，EMR）

内镜下黏膜剥离术（endoscopic submucosal dissection，ESD）

单光子发射计算机断层扫描（single-photon emission computed tomography，SPECT）

正电子发射断层成像（positron emission tomography，PET）

低级别上皮内瘤变（low-grade dysplasia，LGD）

高级别上皮内瘤变（high-grade dysplasia，HGD）

炎症性肠病（iuflammatory bowel disease，IBD）

黏膜内癌（intramucosal carcinoma，IMC）

VLE 激光标记（VLE with laser marking，VLEL）

鳞状上皮下肠上皮化生（squamous subepithelial intestinal metaplasia，SSIM）

特殊肠上皮化生（specialized intestinal metaplasia，SIM）

内镜下射频消融术（endoscopic radiofrequency ablation，ERFA）

食管鳞状细胞癌（esophageal squamous cell carcinoma，ESCC）

血管内超声成像（intravascular ultrasound imaging，IVUS）

美国食品和药物管理局（the Food and Drug Administration，FDA）

超声内镜（endoscopic ultrasonography，EUS）

荧光显微内镜（fluorescence microendoscopy，FME）

双光子或多光子显微内镜（two-photon or multi-photon microendoscopy，TMM）

细胞内镜（cellular endoscopy，CE）

极化敏感 OCT（polarization-sensitive OCT，PS-OCT）

全场光学相干显微镜（fullfield OCT，FF-OCM）

主胰管（main pancreatic duct，MPD）

实时内镜光学相干断层扫描（real-time endoscopic optical coherence tomographyo，RTEOCT）

垂直腔表面发射激光器（vertical cavity surface emitting lasers，VCSEL）

食管胃连接处（esophagogastric junction，EGJ）

容积激光显微内镜评分指数（volumetric laser endomicroscopy scoring index，VLE-SI）

容积激光显微内镜诊断算法（volumetric laser endomicroscopy diagnostic algorithm，VLE-DA）

双包层光纤（double-clad fiber，DCF）

压电体（piezoelectric，PZT）

电荷耦合装置（chargel-couple device，CCD）

胆总管（common bile duct，CBD）

Oddi 括约肌（sphincter of Oddi，SO）

Oddi 括约肌功能障碍（sphincter of Oddi dysfunction，SOD）

胰腺囊性病变（Pancreatic cystic lesion，PCL）

结直肠癌（Colorectal cancer，CRC）

# 目 录

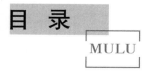

## 第一篇　容积激光显微内镜系统的基础

# 第二篇　容积激光显微内镜系统的临床

# 第三篇　容积激光显微内镜系统的管理

# 第 一 篇
## 容积激光显微内镜系统的基础

# 第一章 容积激光显微内镜系统的概论

## 第一节 容积激光显微内镜系统的概况

60多年来，各种先进的非侵入或微侵入医学成像技术层出不穷，对生物组织的结构和功能信息扫描与收集并形成可视图像起重要作用，极大地提高了临床诊断的快捷性、准确性和可视性等，为疾病的微创治疗创造了条件，开辟了新的道路，也为精准医学的发展增加了新的砝码，对疾病的诊断和治疗产生了革命性的变化，造福了患者。当前临床上普遍使用的CT、MRI、US和PET等，都让疾病的诊断从"盲视"进入"可视化"和"人工智能化"阶段，但是这些技术都很难完成对人体组织的生物信息和细胞能量变化的采集，更不能达到分辨率超微米级的超微结构扫描，因此，很难真正做到对细胞早期癌变的提前预警。虽然光学成像技术和显微技术很早用于生物组织的成像和切片显微检查，但分辨率最高只能达到亚微米级别，其成像也只能反映黏膜表面，穿透深度非常有限，而且不能在活体中应用，离体标本也需要经过特殊处理后才能观察，构成了极大的使用缺陷。长期以来，各专业的操作医师一直都在寻找一种能在活体检查时就能立即确诊病变的性质和范围大小的成像技术，为了实现这一目标，伴随着光学成像技术的发展，产生了一系列新颖的光学或电子成像技术，诸如NBI、各种染色内镜、EUS、CLE、FME、TMM、CE等多种超分辨率显微镜成像等技术，但这些成像技术都各有优缺点（表1-1-1-1），都只能对人体自然腔道的黏膜表面进行成像，不能对黏膜下的组织结构和细胞能量变化进行成像，因此，就迫切需要一种特殊的、能与内镜相结合的、能捕获到细胞生物学信息变化的新型成像技术，以满足临床对疾病的早期变化的诊断和监测使命。

表1-1-1-1　各种内镜成像模式比较

| 成像模式 | 基本原理 | 成像系统的主要特点 | 分辨率 | 评　价 |
|---|---|---|---|---|
| 高清晰度白光内镜 | ●图像的质量是基于镜头和微型CCD的像素密度以及显示图像的屏幕的分辨率 | ●外接氙气弧光灯照明<br>●内镜镜头分析反射光<br>●CCD | ●高达400 000像素<br>●每幅图像大于1 080个视频线<br>●可用于光学和电子放大 | ●食管、胃、结肠、支气管、泌尿道的广泛使用<br>●常用于内镜成像研究 |
| 虚拟色素内镜 | ●光线穿透组织到不同的深度取决于波长，或者白光图像可以通过软件算法重新处理<br>●目前，这两种技术可以结合 | ●使用选择性波长的滤光片或后处理算法可以模仿传统的色素内镜<br>●通过改进血管和黏膜模式特征，准确地进行体内诊断 | ●结合高清内镜 | ●虚拟色素内镜广泛应用于各种内镜中<br>●癌前病变发展和早期血管生成的评估<br>●可反复切换，按下按钮即可从正常图像切换到增强图像 |
| 自体荧光成像 | ●组织可在特定短波长的光激活时发出荧光<br>●癌细胞中的特殊代谢物可能会改变发出的荧光的光谱<br>●CCD由一个反射波长在500~630 nm的滤波器组成 | ●图像由绿色和紫色组合而成<br>●异型增生组织和炎症呈红色至紫色<br>●标志技术：突出潜在的胃肠道异型增生区域 | ●在自动荧光模式下产生的图像分辨率较低<br>●假阳性率高，因为无法区分炎症和异型增生 | ●通常与高清、虚拟色素内镜相结合，形成所谓的三种模态成像<br>●不常规使用 |
| 容积激光显微内镜成像 | ●使用光波获取表面下的横断面图像，类似于"光学超声" | ●光的快速反射需要干涉测量法，将光源分成两束，提供光的深度，光从不同的组织层反射出来 | ●高分辨率比高频超声高出10倍<br>●黏膜和黏膜下结构的横断面成像技术 | ●这项技术使正常上皮细胞和异常组织的区分变得简单和准确<br>●对高级别上皮内瘤变和早期癌症的分级仍然具有挑战性 |
| 共聚焦激光显微内镜 | ●低功率激光器聚焦在一个确定的微观领域中的某单一点，使用同一透镜作为聚光镜和物镜折叠光路<br>●照明和探测系统在同一焦平面上，称为"共焦" | ●正在用于体内组织学的内镜检查<br>●细胞间的相互作用可以随时间观察到 | ●在微观的细节分辨率与传统荧光显微镜相似 | ●基于内镜的系统（eCLE）和基于探针的系统（pCLE）<br>●需要静脉注射或局部荧光染料来提高图像的对比度和分辨率 |
| 分子成像 | ●用特殊探头标记单个细胞（如多肽、抗体或纳米颗粒） | ●对于特定疾病或改变而导致的组织形态学改变的可视化<br>●个体化和分子靶向治疗的可能性 | ●包括便于发现病变的技术，如共聚焦<br>●体内表征的显微内镜 | ●没有在更大的患者群体中使用<br>●具有影响临床算法的潜力 |

　　OCT 是一种新型生物医学成像技术，是通过测量光对组织的振幅和回声时间延迟度来产生黏膜横断面图像的技术，并能够在体腔内对生物组织的内部结构和生理功能进行高分辨率和高灵敏度三维层析成像，同时可以在不需要对组织进行切除和切除后处理的情况下，实现对生物组织的微观结构高分辨率观察，并有接近原位组织学水平的成像，保证了难以观察或不宜做切片检查组织的活体原位成像，避免了因活检时对活体组织或器官的损伤和取活检时的盲目性，还可避免 X 线和 CT 等成像过程中的电离辐射对人体造成的危害，同时获得的分辨率远高于 CT、MRI，可达到 $1 \sim 2 \ \mu m$ 非常精细的（比 MRI 和 CT 的分辨率高 100 倍）结构，接近组织病理学的分辨率，因此在诊断人体自然腔道黏膜早期病变中具有明显优势。OCT 是在 20 世纪 90 年代由美国麻省理工学院 James G. Fujimoto 教授推出的，最初开发并主要用于眼科和血管成像，但此后其使用范围扩展到胃肠道，现已发展出多个分支，广泛应用于医学的各个领域，其中以 Sergeev 等人用时域 OCT（TDOCT）对人体喉黏膜早期癌变进行检测，Hitzenberger 等人用频域 OCT（FDOCT）对人眼进行检测，Boer 等人用 OCT 对人的嘴唇和指甲进行检测等为代表，同时也通过介入方式进行冠状动脉扫描，建立起 OCT 冠状动脉斑块扫描图像，区分斑块的性质等临床应用。

　　虽然 OCT 的临床应用比较广泛，但发现第一代 OCT 存在因扫描的速度缓慢，且扫描范围小，不能反映病变的全貌，特别是在消化道方面应用的进展不理想，不能对活检进行指导和对临床治疗产生很好的决策等缺陷。同时大部分显微内镜成像都不能对小于 $1 \ \mu m$ 的生物组织有较高的二维或三维分辨率的成像功能，临床应用困难重重，难以满足临床的需求，所以迫切需要一种以组织细胞的生物信息为基础的成像模式，实现非侵入或最小侵入的三维成像，且分辨率达到组织形态学甚至细胞形态学的分辨水平，并能提供细胞功能的生物学信息，使人们更好地寻找到疾病早期发病和发展的机制，促进疾病的早期干预、早期诊断和早期治疗，因此，迫切需要对 OCT 这一技术进行改造并克服这些缺陷。美国的 NinePoint Medical$^{TM}$ 公司在第一代 OCT 的基础上，使用红外激光代替普通光源，同时也对扫描探头、气囊和成像软件进行改造，与内镜结合产生了第二代 OCT，称为 VLE's，它具有无损伤、无电离辐射的生物激光医学成像技术，同时不需要扫描仪和组织之间的液体接触，并可提供约 3 mm 穿透深度的扫描全景图像，克服了第一代 OCT 技术的扫描速度缓慢和扫描范围较小等缺点。在 2016 年，此种技术被美国 FDA 最先批准用于食管疾病的扫描成像，随着该技术不断成熟、扫描探头和气囊大小不断改进，广泛应用到人体自然腔道早期黏膜病变的诊断和治疗过程中。本技术除在食管、胃、十二指肠、结肠、直肠、胆道和肝脏等消化系统应用外，还应用到呼吸系统、泌尿系统和心血管系统中。对不同的人体自然腔道黏膜病变和黏膜下结构的早期病理变化，VLE's 能达到超微级别的断层扫描，已接近显微镜下活体组织检查标准。

　　近年来，随着 VLE's 在消化系统等的应用更加广泛和日趋成熟，又结合了人工智能、激光标记和胶囊内镜等技术，在判断人体自然腔道黏膜早期病变的深度、范围大小和切除多少等方面与其他成像技术相比具有无法替代的优势。再通过黏膜细胞能量等生物学信息衰减的变化，为消化系统等人体自然腔道的黏膜早期癌变演变过程的研究提供良好监测方法，同时也能为黏膜组织中的腺体或细胞的异型增生演变的监控提供可靠保证。通过与病理活检的对照，结果表明，能达到多年以来操作医师一直寻求的或正在进行的内镜检查中立即确诊病变的夙愿，有利于对早期病变更好地诊断和治疗。

2013 年，美国的 NinePoint Medical™ 公司推出的 VLE's，是目前唯一一个进入市场化用于人体自然腔道断层扫描的成像系统。它使用"频率时域"的第二代 OCT 技术，也是一种基于气囊 / 探头的系统，使用一次性光学扫描探头和内镜相结合的系统。扫描探头位于气囊导管内，便于在消化道等人体自然腔道内进行最佳定位，能提供长 6 cm，1 200 张横截面（＋4 000 纵向），深度大于或等于 3 mm 的扫描图像。因为 VLE's 使用的是聚焦的红外光束来反复测量目标组织的光学反射延迟，将其扫描激光干扰信号量化为波长函数，然后使用光谱干扰模式的傅立叶转换来计算组织反射率获得图像，因此，VLE's 的扫描成像的图像在分辨率、探测灵敏度、成像深度、成像速度、组织穿透深度、对比度增强、成像范围等方面都比第一代 OCT 技术有了长足进步。VLE's 能够在体内对生物组织内部结构和生理功能进行高分辨率、高灵敏度三维断层成像，是最有可能成为"光学活检"的技术之一，也极大地弥补了光学显微技术的不足，这是因为：第一，VLE's 的成像分辨率远高于传统医学成像技术如 CT、MRI 或医用 US，达到 1 ～ 10 μm 级别，对于器官早期癌变的诊断有明显优势。第二，VLE's 是利用容积激光作为探测源，避免了 X 线和 CT 中的电离辐射对人体造成的潜在危害和组织的损伤。第三，由于 VLE's 与内镜相结合，通过更换不同的光源和扫描探头气囊的长度和大小，可以对人体自然腔道的黏膜组织进行微观结构扫描和分辨，能接近原位成像组织学水平，可以对疾病的早期诊断中难以观察或不宜做切片检查的组织进行体内成像，从而避免对组织进行切除、传统活检的后处理过程等。第四，与人工智能、细胞信息的衰减程度等方法相结合，实现对人体自然腔道黏膜早期癌变细胞生物学信息变化的收集和分析，达到快速检出早期病变、确定病变的范围、准确标记和精确切除等目的，并且 VLE's 还可以检测到存在于生物组织表面以下的病变、确定病灶的深度，能为诊断和治疗提供更具高分辨率的图像依据，满足临床的需要，这是其他内镜系统不能提供的信息。由于 VLE's 在国外也还属于开发和不断改进阶段，我国也没有研究机构和医院进行这方面的研制，但我们在进行国产化 VLE's 的研制和动物实验中，积累了一些经验，结合国外的临床应用结果，提出我们的见解，供大家参考。

目前，内窥式 VLE's（或 OCT）在消化系统已得到了广泛的应用，可在人体自然腔道内对检查部位的黏膜进行直接观察，获得检查部位客观、准确的直接证据，已成为临床医疗检查不可缺少的重要手段。而内窥式检查的发展离不开成像装置的微型化，微型化的成像装置能够直接进入待检测患者的目标器官内部，对相应区域进行局部成像，获得更加有临床意义的医学图像信息。早期 OCT 成像技术主要用于食管疾病的诊断，包括：BE、腺瘤性息肉、消化道腺体癌等。1997 年，内窥式 OCT 第一次应用于活体食管的检查，并发现在 OCT 成像技术下可对食管各层进行高分辨的医学成像，包括：黏膜层、黏膜下层、肌层、外膜层等。而传统常规胃肠道的病理活检常常需要对组织切片标本进行相应的染色，以增强细胞、组织的结构对比度。内窥式 OCT 是利用不同组织结构散射特性形成的具有不同特征的对比度，实现实时对人体在体组织进行成像，省去了传统成像模式中需要对病变组织进行切除、检验的过程，现在已实现包括食管、胃、直肠、结肠等器官的成像。

总之，内窥式医学成像是近年研究的热点。成像装置微型化后更加广泛地应用到人体自然腔道或血管系统，能直接对腔道的黏膜成像，也能对扫描区域进行局部高分辨成像，从而获得相关区域组织细胞的生物学信息，合成更加有临床价值的医学图像，以判定是否有病变、病变性质和范围大小等临床所需的资料。如目前在消化内科临床上使用最为广泛的电子上消化道检查镜（食管镜、胃镜）和电子下消化道检查镜（结肠镜、直肠镜），还有特殊内镜如 EUS 技术、小肠镜和胶囊内镜等，构成了全消化道的电子成像，完成对消化道疾病的初步诊断和治疗，还有呼吸内镜、膀胱镜等也在临床上得到了应用。VLE's 也是组织光学和电工学结合的典范，主要是在常规电子镜检查时，利用电子镜的活检通道，插入易弯曲的 VLE's 的扫描探头，与合适的内镜装置进行密切配合，成像探头配合导管和内镜是实现体内 VLE's 成像、直接应用于临床诊断的一个关键技术。目前有研究者还研制出系线式胶囊扫描探头，不需要电子内镜的辅助，直接吞服后检查，但存在定位不准确，对比较长的腔道不能完成扫描成像的缺点。同时研究者还在研发用于血管的 VLE's，可应用于冠状动脉、外周血管、气管、泌尿道等人体自然腔道。

（郑仕诚　吴　东）

# 第二节　容积激光显微内镜系统的发展史

VLE's（或 OCT）通常被描述为超声波的光学模式，利用光的回波时间延迟和幅度而生成图像。事实上，VLE's（或 OCT）起源于飞秒光学，飞秒光学的创造者之一是来自麻省理工学院的 Erich Ippen 教授。40 多年前，AT&T 贝尔实验室的 Michel Duguay 教授就提出了利用光的回波来查看生物组织内部的概念，并在 1971 年进行"飞行中拍摄光"的先驱研究，使用超快激光激活的光学克尔快门来拍摄传播光脉冲并获得惊人照片。虽然光速大约 $3 \times 10^8$ m/s，但有可能使用高速摄影"冻结"其运动，同时光学快门可以使用激光脉冲在交叉偏振器之间的化学溶液中诱导双反光（克尔效应）。Michel Duguay 教授还演示了通过分门分屏散射光线来恢复部分图像，可以看到"里面"的生物组织，这是一个非常接近 VLE's（或 OCT）的操作模式。1991 年 11 月 22 日 David Huang 等人在《科学》杂志上发表第一篇关于 OCT 在组织中应用的论文，揭示出 OCT 可以用于生物组织中的非侵入性横截面成像。OCT 使用了低相干干涉测量技术，使组织内部微结构生成光学散射的二维图像，揭示出对于组织具有几微米的纵向和横向空间分辨率，可以检测到入射光功率的 $10^{-10}$ 的反射信号，最先在视网膜和冠状动脉检查中获得成功，并发表了第一批 OCT 图片。Tanno 教授等人也独立描述了类似的概念，20 年后，David Huang 等人终于实现了 Michel Duguay 教授当年的设想，即看到人体组织内部，眼科和血管内成像最先在临床应用。

飞秒光学促成 VLE's（或 OCT）产生的经历十分复杂，主要得益于光纤通信的成功和进步，并以此加速了 VLE's（或 OCT）的产生，它创造了光学与生物医学等多学科相互转化的技术和理念。

同时临床的需要也加速了对 VLE's（或 OCT）等的研究，为数百万视力丧失患者和消化道等人体自然腔道早期病变的发现奠定了基础，这些需求都增进了对发病机制的研究，促进了新的诊断仪器和新的诊疗方法的产生，也促使基础研究人员、临床科学家、工程师和商业领袖都为 VLE's（或 OCT）的发展发挥至关重要的作用。飞秒光学是一项强大的技术，而且使用干涉测量光回波是可能的，并具有良好的可扩展性和更低的成本，这种利用白光进行干涉测量光回波虽在 20 世纪 80 年代通过光纤和波导器件等物件应用于光通信，但应用于组织细胞的测量还远远不够。1988 年，Fercher 等人在奥地利维也纳医科大学报告了连贯性干涉测量一种器官的应用。他后来的研究表明，低相干干涉测量在生物组织中有许多应用，并随着变换不同的光源，获得的图像不一样，其研究的范围也就更加广泛。

1989 年，麻省理工学院的约翰·阿波斯托洛普洛斯完成了第一项研究，他的学士学位论文描述了"通过飞秒干涉测量进行微米多层结构分析"的研究，结果显示了一个改进的米歇尔森干涉仪与双平衡检测体系，这是建立和测试采用更紧凑、低成本、低相干的激光二极管代替飞秒激光器的实验，但实验概念与非线叉相关性非常相似，光束也被分割成具有扫描距离 / 时间延迟的参考路径，而第二束光束被定向到组织上，通过干扰参考光束来测量回波时间的延迟和震级，使用短相干长度宽带光，只有当参考时间延迟与回声延迟相匹配且扫描参考延迟生成扫描时，才发生干涉并生成扫描图像。该研究最早描述是在眼科领域，包括用二维（2D）扫描来绘制眼睛图，但是他们认为实现这种扫描图像的敏感性是有限的，不可能获得眼科全部数据，同时对干涉测量光回波是否将是一个很好的解决方案尚不清楚。

虽然当时对其干涉测量光回波有意义，但要获得临床应用的道路是漫长的、困难的，因为他们必须获得资助技术和市场开发，只有企业家和医学界相结合才能加速这一方面的应用，这才能说明 VLE's（或 OCT）在医疗保健、经济和创造就业方面的影响。就此还强调多学科合作的重要性，临床科学家发挥关键作用，协同先进的工程学，以弥补学术研究和临床可行性研究之间的差距，所以引入研究、政府资助、合作和竞争、临床研究、创新、创业 / 工业和影响力的"生态系统"概念，所有这些都必须协同工作，才能激发早期科学界、工程和医学专业以及企业家、临床研究者的极大兴趣。正因为多学科协同的开启，1990 年，当时在麻省理工学院林肯实验室的一位学者（ES）加入了合作，该实验室专门从事美国国防部的先进技术的研究，他的团队在光纤网络和卫星间的光通信运行方面是最先进的。该团队认识到光纤可能有更多的优势，于是克服了与散射光学相关的校准问题，同时还实现了光纤导管与内镜结合并成功应用到人体内扫描。但是第一幅 OCT 图像需要几分钟才能获得 100 层扫描组成的图像，因此临床适用性就受到极大的限制，为了弥补学术部门的研究和临床可适用性研究之间的差距，很多研究都认识到基础科学家和临床医师之间需要通力合作，才能完成技术的革新。

## 一、首次对人类视网膜的活体OCT研究

1993 年，Swanson 等人获得第一幅活体内的视网膜图像，随后维也纳医科大学的 Fercher 等人和麻省

理工学院等学者也独立利用 OCT 演示了人眼的视网膜成像，实现了一个高速的扫描延时（160 mm/s）及快速图像的采集和实时显示等，显示了在 840 nm 波长的人类视网膜图像轴向的分辨率，同时也让神经纤维层和其他结构特征实现了可视化，得到了更高的分辨率，随后还实现了眼前房的影像，虽然这些研究让研究者非常兴奋，但临床用途尚不清楚。随后在 20 世纪 90 年代中期开始做临床研究，塔夫茨大学医学院（美国马萨诸塞州波士顿）和新英格兰眼科中心的卡门·普利亚菲托教授和乔尔·舒曼教授合作，使用 Apple Macintosh 开发了 OCT 检查方案，扫描超过 5 000 名青光眼患者的眼径向成像，显示黄斑的水肿获得成功，并从图像中获得了定量信息，为客观评价和治疗走出重要一步。卡门·普利亚菲托教授等人还在 1996 年组织编写了第一部《眼病光学相干断层扫描》的专著，同时 Michael Hee 等在攻读博士学位期间发表了 30 多篇有关 OCT 扫描眼视网膜的论文，并于 1997 年发表了《眼睛的光学相干断层扫描》等相关论文和专著，为 OCT 在眼科中的应用提供了理论和临床依据，这些研究数据在后来 OCT 商业化的仪器中被广泛采用，因此，1997 年是 OCT 成为视网膜成像的标准手段的元年，持续到现在。

虽然第一代 OCT 仪器于 1996 年上市，但临床应用缓慢，1999 年只售出了 180 台左右。第二代仪器于 2000 年引进并改进了人体工学，但 2001 年只售出了 400 台左右。第三代仪器 Stratus OCT 于 2002 年推出，其具有更高的分辨率，速度更快，扫描速度为 400 幅／秒，增加了图像的像素清晰度和质量。从 OCT 的原型机到蔡司公司的 OCT 系列技术、临床数据和获得的市场证实，加上 Stratus OCT 的进步，推动 OCT 成为眼科重要的临床诊治工具，其利用率和销售额大幅增长。到 2004 年，全球累计 OCT 用户数量超过 1 000 万人次，到今天已经席卷全球，同时仅在 2011 年 10 月份就发表 1 800 篇论文，迄今为止已有 11 000 篇论文，但 VLE's 在眼部的研究和应用还不够深入，需要加大在此领域的研究的力度。

## 二、VLE's（或OCT）内镜扫描探头的研发

由于光源具有强大的散射为主的光学衰减，使用近红外光源（780 nm ± 2 526 nm）时，高散射组织的 VLE's（或 OCT）成像深度被限制在 ±（1 ~ 2.5）mm，虽然非常适合评估黏膜的表面，但无法从体外直接扫描到内部器官，因此利用人体自然腔道来扫描体内器官的开发就十分必要。VLE's（或 OCT）内镜扫描的探头（或导管）成为实现内部器官的 VLE's（或 OCT）扫描成像的关键组件。从 1996 年 Tearney G.J 等人第一次报告利用光纤微型探头／导管以来，通过研究者的不断努力，制造出许多不同类型扫描方式的 VLE's（或 OCT）的扫描探头并与内镜结合应用于临床，如侧视型扫描探头、直视型扫描探头、带光纤旋转接头的扫描探头（其成像是通过拉回旋转进行的）、带微电机外显扫描的扫描探头、单片全光纤显微扫描的探头、配对—角度—旋转—直视型扫描融为一体的扫描探头等。特别是 1999 年 Rollins A.M 等人开发出适用于胃肠道的 RTEOCT 成像系统扫描探头和导管，对普通内镜未发现的食管、胃、小肠、结肠、直肠等器官的病变进行了检查，初步研究中，RTEOCT 的成像清楚地显示了消化道黏膜和亚细结构，还观察到腺体、血管、小凹陷等超微结构和

病变。

近年来，随着气囊式 VLE's 扫描探头开发成功，扫描探头能保持在气囊中心位置，能够解决大腔道（如食管、结肠等）扫描成像困难的问题，包括需要较大长度的扫描（如 6 cm）等问题。气囊和导管的开发，均已满足这些需求，其中侧视内镜导管可以放置在透明气囊的内部，气囊将通过胃镜标准活检通道进入人体自然腔道完成环形扫描和标记等操作。同时为了减轻气囊和导管进入大腔道需要充水和标准的内镜辅助插入对患者的不适，研究者又开发出系线式胶囊显微扫描探头，克服了应用过程中的障碍。系线式胶囊扫描探头可由意识清楚的患者自行吞服，无须充水或特殊装置辅助都可以进行成像操作，胶囊的尺寸为 12.8 mm×24.8 mm（直径 × 长度），侧视的 VLE's（或 OCT）扫描探头放置在胶囊的中间，也可以 20 帧 / 秒的速度进行环形的扫描成像，分辨率可达到 30 μm×7 μm（组织中的横向 $X$ 轴向），当胶囊在自然重力的作用下经过大腔道时，可通过系线机械地向后拉，获得 3D 成像数据。根据成像光束与探头纵轴的方向，VLE's（或 OCT）扫描探头可分为侧视型和直视型两大类，侧视型更适合测量被扫描器官的大面积区域和激光标记等，而直视型更适合活检。随着高速微电机的发展和高速可调式 VCSEL 扫描源的研发，可实现 250 帧 / 秒的速度的超高速成像，成像分辨率也能提升到 26 μm×8.5 μm（组织中的横向 $X$ 轴向）。同时在胶囊内还设置有微型气动波纹管，可以翻译微型电机光束扫描仪（沿胶囊轴）的 3D 成像，并可能执行高精度的局部立体成像等，但近位和近端内镜扫描各有一些优缺点。

## 三、VLE's研制的进展

VLE's 的基本功能是将扫描光束传送到样品上并聚焦，从样品中收集反射光，并将其传回 VLE's 干涉仪，通过软件合成扫描图像。自 20 年前第一次报告光纤扫描探头 / 导管以来，许多不同类型的 VLE's 已经开发和应用，虽获得了临床认可，但对于一些需要精细操作的扫描还存在缺陷，如扫描范围、病变大小的标记、定点"光学活检"、图像的清晰度，3D 合成等，同时还不能完成与分子内镜、EUS、CLE 和人工智能处理等多模态内镜的融合，因此就需要在原 OCT 的基础之上开发新的系统，才能完成这一艰巨使命。2013 年美国 NinePoint Medical™ 公司推出用于食管高级成像的 Nvision VLE's（美国 FDA 于 2012 年批准）进入临床应用，是全世界第一款商用机器，目前仍然是唯一市售用于消化道黏膜成像的 VLE's。它使用了"频率时域"的第二代 OCT 技术，也是一种基于气囊 / 探头的系统，使用了一次性光学扫描探头系统。扫描探头位于气囊导管内，便于紧贴自然腔的内壁，对腔道内进行滑动性、连续性断层扫描，确定病变的最佳定位，可以对长度 6 cm 的人体自然腔道进行扫描，并能在 90 秒内提供 1 200 张横截面和扫描深度大于或等于 3 mm 的 3D 图像，同时可在大屏幕上显示扫描图像与人体自然腔道之间的解剖关系，以方便组织诊断和指导内镜治疗，实现对病变范围的激光标记和人工智能处理等。

VLE's 主要由独立成像控制台和以扫描探头为中心的气囊和导管组成。一端可直接插入成像控制台的光源输出端口，气囊和扫描探头端通过内镜的工作活检通道（2.8 mm 或更大）进入消化道等人体自然腔道的腔内。气囊组件长度为 6 cm，同时可选用不同直径大小的气囊供临床使用，如 14 mm、17 mm 和 20 mm，20 mm 的气囊主要用于大腔道的扫描，特殊腔道扫描采用特殊气囊，如胆道、呼吸道、泌尿道扫描的气囊直径非常小，胃部和膀胱等疾病扫描多采用圆球形气囊等。成像控制台由机电部分、成像软件和显示部分组成，包含用户界面（触摸屏），用于导航获得的横截面和纵向图像，从不同长度作断层扫描和成像。在引入激光标记之前，整个图像采集过程平均不到 8 分钟。最初，探头通过内镜对食管在贲门口边缘位于 EGJ 以下 1 cm 处开始扫描。当导管直接进入食管或其他消化腔道内时，气囊内需充气达到 15 psi[①] 标准，然后进行扫描，以确保最佳纵向位，并通过导管内探头的自动螺旋回拉进行完整扫描，如果所需的扫描区域长于 6 cm，则可以使用相同的技术重新定位再进行进一步扫描，最后对获得断层的 VLE's 图像进行处理获得连续的 3D 图像。在横截面的图像上，一旦检测到感兴趣的区域，操作医师就可以用活检和／或内镜下切除术瞄准这些区域，因为 VLE's 数据可以从口端或肛端设置中心并以厘米（cm）为计量单位进行范围大小的确定。

初始的 VLE's 在扫描过程中无法进行活检，因为图像的采集需要充气的气囊，就限制了在临床上的应用。因此，2016 年在 VLE's 中又增加了激光标记能力，以便进行真正的 VLE's 指导活检。激光标记系统设计基于 Suter 等人在 2014 年的研究报告结果，该研究利用光结合器将 1 450 nm 波长的具有灼烧性标记的激光纳入光纤中，允许在成像的 6 cm 段内同时对食管或其他人体自然腔道用手持控制器启动标记，然后，操作医师用 410 mW 的光学功率确定一两个激光标记的位置进行表面的灼烧标记，系统将自动对感兴趣的区域以大于 3 mm 的边界进行标记。从 VLE's 使用的多中心公布的数据看，其准确性和有效性是可靠的，也是目前唯一的一种 VLE's，仅在美国应用，其他国家还未应用。

VLE's 图像的解释是基于光的反射量来自组织的后向散射信号比周围的颜色更暗，相对于低信号区域会也显得更轻。因此，VLE's 如在消化道内应用，可有效区分正常胃贲门黏膜：有垂直凹陷，"地穴"表面反射能力强，穿透性差，有皱襞、鳞状上皮，而且正常鳞状黏膜呈层状结构，上皮内无腺体。通过精细分辨这些不同的 VLE's 信号，就能达到诊断的目的。

但是，在 2010 年，Peery 和 Shaheen 在一篇题为"巴雷特食管光学相干断层扫描：通往临床的路"中讨论了 OCT 在 BE 诊断和治疗中的地位，以及目前市场上缺乏 VLE's 这样的设备。他们设想了一些可以增加临床医师对患者的监控有价值的设备的条件，这些条件是：①准确性高，活检一致性好；②能大面积进行图像采集；③图像采集快速；④图像的识别和解释简单、效率高，且操作简单；⑤成本效益好等。由于早期肿瘤通常是不明显的，目前的检查方法的敏感性和特异性有限，VLE's 就是这个领域的一个重要发现，可以对人体自然腔道大片段的病变范围进行扫描和识别，特别是对于异型增生的识别有特殊的功能，通过对系统反复修改和优化，他们已经解决了 Peery 和 Shaheen 等人提到的这些问题，从而为操作医师提供了一种有价值的诊断工具。随着时间的推移，VLE's 不断完善和优化，其准确率不断提高，随着激光标记系统增加等，用户就能很好地控制操作和进行实时图像的解释，同时利用人工智能技术和一些非常重要的影像学特征开发出对早期或超

---

① 1 psi=6.895 kPa。

早期病变的评分诊断系统，即使是经验不足的操作医师也能够找出早期或超早期病变有关的区域。这项技术虽然令人兴奋，但价格昂贵。VLE's 的控制台（包括激光标记系统）的成本在美国是 18 万 ~ 23.5 万美元，每根一次性气囊 / 导管接近 1 000 美元。因此，价格可能会限制它的推广和应用，未来的研究一定要解决好成本和效益的问题，才能让 VLE's 走入临床，实现商业化，目前我们也在进行多模态内镜系统的研制。

（黄　勇　郑仕诚）

# 第三节　容积激光显微内镜系统的临床应用概况

## 一、消化道中的应用

在消化道中，VLE's 已用于食管、胃、小肠和大肠、胆道和胰腺导管等的成像，最多的应用还是集中在食管、胆道和胰腺导管中的扫描成像。

### （一）食管和食管胃连接处

食管癌是我国常见的恶性肿瘤，在过去的几十年里，它的发病率急剧上升，以往我国多以鳞状上皮癌为主，北美和欧洲以食管腺癌为主，这种癌变主要与巴雷特食管（BE）相关，据不完全统计，BE 的存在使发生食管癌的风险增加了 30 ~ 50 倍，因为 BE 中常出现中、低分化的异型病变，显著增加了进展到癌的风险。由于我国食物结构逐渐西方化，BE 逐年增加，食管腺癌也有可能成为我国主要的食管癌类型，因此，对于 BE 患者的筛查和监测显得十分必要。尽管全世界有不同的筛查指南，但食管癌的发病率继续上升，许多被诊断为食管癌的患者也从未经历过胃食管反流的症状，临床上也从未接受过内镜筛查，也从未接受过 BE 的诊断，最终却演变成为食管癌。即使是 BE 的已知诊断患者，以及有普通内镜、NBI 等多种成像方式未显示异型增生的患者，也可能会发展成为高级别上皮内瘤变或癌症。有学者对 1 376 名有高级别上皮内瘤变患者分析，有一半人曾连续两次进行普通内镜和 NBI 等成像检查，均显示为 BE，未显示有肿瘤病变的征象，这意味着当前筛查食管异型增生或高级别上皮内瘤变的成像方式和标准不是最佳的。因此，在食管疾病的筛查中，需要更为先进的成像技术来识别"危险病变的信号"，以减少甚至消除随机活检造成的漏诊和误诊，以精准的活检方式对可疑目标，包括异型增生等病变达到 100% 诊断的目的，这些先进的成像技术可称为"红旗标记技术"，因为检测到的病变会引起操作医师的高度注意，达到以采用内镜方法早期去除病变的目标，让患者获得更大的收益。

目前对食管病变常用的高级成像技术有虚拟染色内镜、NBI、自体荧光内镜、CLE 和分子内镜成像等。虽然这些技术已被证明可提高异型增生的检出率，但在目前的指南中并没有广泛推荐它们，主要原因是这些技术还有很多不成熟之处，只在小群体中应用，特别是 CLE，只能提供一个点状小视野，不能提供较大范围的扫描，因此需要大量时间来对较大的病变区域进行可视化成像。此外，通过静脉注射荧光素染料渗透到黏膜的时间较长，会缩短有限的黏膜评估时间，并可在检查之前掩盖黏膜组织的病变，因此，评估消化道的早期病变，需要一种高分辨率、大视野和操作时间短的扫描成像工具，而 VLE's 就具备扫描时间快和扫描范围大等特点，同时是断层扫描而不是黏膜表面观察，可对长为 6 cm、深度为 3 mm 的消化道等人体自然腔道生成扫描图像，大大缩短处理时间，还可以对 7 μm 的轴向消化道等人体自然腔道黏膜的层次和黏膜的血管网络进行高分辨率可视化扫描。在监测病变的高风险区域大小、监测以前未发现的高级别上皮内瘤变或癌变病变患者以及治疗后患者监测方面的作用都较突出，特别是对消化道的 BE 患者病情演变的监测和早期食管腺癌、鳞状细胞癌的分期起到至关重要的作用，因此有可能成为提供高分辨率、大视野检测食管等人体自然腔道黏膜的异型增生的最佳成像技术。随着扫描气囊的不同和改进，还可对其他器官进行扫描，都获得了很好的图像和诊断效果。

Jain 等人分析 VLE's 对食管病变检测发现，其灵敏度很高，可达到 92.3%，负预测值为 83.3%。史密斯等人对 1 000 名 BE 患者进行多中心研究发现，作为一种诊断方式，异型增生的诊断增加 3%，异型增生诊断率比标准做法提高了 55%，远远超出了现有的成像系统的检出率，同时发现 BE 黏膜的片段缺乏分层或有异型腺体／导管并不罕见，研究人员通过手术活检最终确诊的方法，印证了使用 VLE's 能发现有 59% 患者在白光内镜（WLE）下未发现的异型增生的区域。同时 VLE's 指导组织活检采集和治疗分别占比为 71% 和 54%，VLE's 作为高分辨率扫描模式使肿瘤诊断率提高了 55%，在没有治疗史的患者中，如果在其他成像技术中未发现，VLE's 引导下的组织活检对肿瘤检测增加了 70%。因此，VLE's 在扫描时引导组织活检采集和治疗指导都有极大的优势，改进了 BE 的管理流程，对食管的大片区域的微小结构横截面进行成像，这些都可以为患者带来额外的好处，因此是指导高精度、高效率的组织活检采集非常重要的工具。

（二）胃和十二指肠

Nina Gupta 等人用 VLE's 从胃底（以胃皱襞顶部为标志）到 EGJ 远端 1 cm 开始扫描检查胃贲门，对正常或不正常的黏膜腺体进行单独计算，并与 EGJ 的活检结果对比分析，显示出胃贲门的特征（胃皱襞、胃窝等结构），但在早期异型增生时，典型胃窝结构丧失，表面不规则，这种 VLE's 特征和腺体异常的早期异型增生患者比没有 VLE's 特征的患者高 85%，他们发现和证实了这些特征都是对于食管到胃贲门病变鉴别的可靠标记，同时他们还发现早期异型增生患者在 EGJ 和胃贲门多有异常，胃窝结构消失是唯一的异常特征，这个特征在普通白光、色素和超声等内镜中都是不可能被发现的，因此，VLE's 是唯一可能大面积发现这些病理变化和监测疾病演变的工具。

马萨诸塞州总医院将 VLE's 与基于探针的共聚焦激光显微内镜（pCLE）进行比较研究也证明 VLE's 对异型增生检测的敏感性和特殊性分别可达到 86% 和 88%，报告诊断准确率可达到 87%，明显优于 pCLE。另一项研究也发现，使用计算机相关算法自动对图像进行分类时，灵敏度和特异性分别可达到 90% 和 93%，其检测率明显高于其他方法，但需要进行未来的研究，以确定负预测值，如果负预测值很高，就能够支持《西雅图议定书》中使用 VLE's 对目标区域进行活检的标准，准确实现 VLE's 对消化道早期病变的全程扫描成像和诊断。

虽然大多数 VLE's（或 OCT）研究都集中在食管上，很少有研究可以描述胃部疾病和正常组织之间的差异，但还是有专门关注胃部病变的病例报告。如有研究人员使用商业的 VLE's 进行了 5 名患者的病例研究，在成像图片上正常胃黏膜组织可呈现为有规律的中央小凹，有特征性的"坑"和"隐窝"，表现为浅表条纹状。局灶性肠上皮化生显示的是正常的"坑"和"隐窝"结构破坏，表面反射率增加，而胃腺瘤表现为"坑"和"隐窝"结构完全丧失，呈簇状、异型增生腺体呈扩张状态等。十二指肠神经内分泌性肿瘤黏膜的"坑"和"隐窝"结构丧失，但黏膜下层结构清晰可见，病变区域呈低散射，与周围组织有清晰的界线，这些可以用来鉴别胃的病变，也可以确定异型增生、低级别上皮内瘤变、高级别上皮内瘤变和黏膜下肿瘤等。因为 VLE's 还可以对胃窝结构进行计数，正常的胃黏膜结构成像表现为垂直的暗带和亮带的结构，但这些特征在胃早期癌变时很容易破坏，同时使用超高速的 VLE's（或 OCT）与远端运动扫描探头可对射频消融治疗前后胃窦血管扩张（上消化道出血的一个原因）进行扫描成像，血管网络成像清晰可见，轻易地寻找到出血点，为临床寻找出血部位开辟了另一手段。

## 二、小肠疾病

与胃肠道的其余部分相比，小肠是 VLE's（或 OCT）等任何内镜成像模式最具挑战性的结构，因为它具有解剖结构长的特点，因此是胃肠道中研究最少的器官，大多数早期研究是在小肠最近的部分——十二指肠进行的，但对小肠或其他腹腔疾病以及克罗恩病（Crohn's disease，CD）的检测还停留在动物实验阶段，进入临床还需要很长时间。动物实验结果显示，对小肠自身免疫性疾病和 CD 的黏膜可检测出不规则腺体内部结构。最近，特别是使用超高速内镜的 VLE's（或 OCT）来研究小肠疾病的优势更为明显，因此，表明 VLE's（或 OCT）在小肠疾病的诊断中是最有希望的工具。

## 三、结直肠疾病

众所周知，高质量的结肠镜检查，或通过多种方式切除结肠、直肠瘤样病变，是早期阻断腺瘤向癌变方向发展的最有效手段，从而降低结直肠癌的发病率。新一代内镜成像技术正开始超越人们视觉对病变识别的界限，并可生成细胞结构的图像，通常被称为"光学活检"或"虚拟组织学"，以帮助临床决策，包括有可能采用新的治疗方式，如对低风险病变采取"恢复和丢弃"的治疗方法。近年来，VLE's 的组件逐步小型化就为结直肠息肉或结直肠其他病变在内镜检查时获得前所未有的微观图像提供了机会，扫描出很好的具有组织"纹理"3D 图像，并能很好地评估黏膜层的厚度、细胞层次、腺体的异型性和血管网络结构等。同时对结直肠息肉样病变的形态学进行实时评估，就可以避免低风险性病变的活检漏诊和活检部位定位不准确等，同时还可以降低并发症风险和活检成本，或者对于低风险病变在没有正式的病理学分析的情况下就被重新"解剖"和"丢弃"，也为在结肠镜检查时得到组织学良性结果的患者提供更为早期的即时安慰，尽管临床研究还处在非常活跃状态，但"光学活检"是否被患者和传统活检专业机构接受为替代方案还有待观察。

目前 VLE's 对结直肠息肉的扫描研究比较活跃，特别是通过对内镜下黏膜切除术（EMR）的患者的研究，对比 EMR 术后标本的组织病理学的变化，确定了各种结直肠息肉的体外 VLE's 特征和诊断标准，帮助识别结肠镜检查时未看到的类型和可能异型增生的级别等，这是在第一代 OCT 检查中不可能完成的，因为 VLE's 在研究腺体异型增生方面有特殊作用，特别是在炎症性肠病（IBD）患者的假性息肉和异型增生的监测中发挥作用，因为异型增生的存在会显著增加 IBD 患者患癌症的风险，同时还可以识别静止期的 IBD 患者正常和异常增生组织和黏膜，鉴于这一潜在应用的前景，很多团队都在进行 VLE's 的体外研究，包括结肠切除标本的扫描及其与异型增生的组织学的相关性。此外，这项技术还可用于息肉切除部位变化的监测，特别是当残留型组织出现在息肉切除区域，要么是炎症/增生性组织，要么是残余组织和异型增生的组织，VLE's 就有助于区分残余组织和异型增生组织等。在研究体外识别的 VLE's 特征后，未来的研究也将有助于确定腺瘤、增生性息肉、低级别或高级别上皮内瘤变、黏膜内癌（IMC）和侵袭性癌症的 VLE's 特征，将为临床的精准诊断开辟一个全新的思路。

## 四、胆胰疾病

对胆管和胰管狭窄性质的确定仍然是胆胰疾病诊断的难点，目前最常用的诊断模式是通过内镜逆行胰管及胆管造影（ERCP）方法进行细胞刷片或活检，少部分患者使用了共聚焦激光显微内镜（CLE）的检查，但都不够敏感，精确活检阳性率很低，不能确诊。虽然胆道镜可以直接显示胰管及胆管病变处，并能提供活检，在实际应用中需开腹或在腹腔镜辅助下使用才能完成黏膜和靶向活检，但还受到活检深度的限制，常常只能检查胆胰管的表面黏膜上皮，不能深入黏膜下层。VLE's 是一种利用激光获得高分辨率、横断面断层成像的技术，主要针对黏膜及黏膜下的组织微结构扫描成像，因此，获得的图像比 ERCP 系统更广泛、更深入、视野更宽和质量更高等，初步研究表明该技术在胆胰管中应用的可行性和安全性是十分可靠的，并对恶性和良性病变的诊断具有独特的标准化特征。因为 VLE's 能够大面积、高分辨率扫描，并能指导胆道镜下精准活检，这样有助于鉴别胆道良、恶性狭窄等。即使使用第一代的 OCT 技术，在小型研究中也显示可以增加胆管刷片细胞学检查的敏感性和阳性率，具有较高的诊断准确率，比导管内超声更有效，因此，无论是 OCT 还是 VLE's 都能在胆胰管疾病的诊断中占到一席之地。

VLE's 对胰管的扫描可分为 2 个层次，大部分病例中可见低反射第 1 层，平均灰度值（MGV）为 97.2；第 2 层是高的反射层，MGV 为 89.3。VLE's 是利用这些 MGV 对导管内乳头状黏液性肿瘤（IPMN）作出正确的诊断，但还是不能找到形成的原因，不能建立组织学相关性，仍需要在 VLE's 的引导下完善精准定位的组织活检，与胰腺实质相比，腺癌具有更低的反射性，MGV 为

127.7。胰腺的神经内分泌肿瘤的反射性与周围胰腺实质相比也较低，MGV 有轻微的区别，通过对 VLE's 扫描获得的 MGV 的比较就可以鉴别出胰腺的良恶性病变，达到早期诊断的目的，因为超声波、CT 和 MRI 发现的胰腺病变大多属于晚期，其生存率极短，因此，做到了早诊断、早治疗，就为提高胰腺恶性疾病患者的生存率打下了基础。

## 五、肝内胆管和肝实质

VLE's 的扫描气囊通过 ERCP 的辅助引导进入肝内胆管扫描，发现成像图像分为上皮层、结缔组织层和肝实质层三层结构。利用 MGV 的比率也可以检测出肝纤维化和早期肝硬化等。肝纤维化和早期肝硬化时 MGV 是明显升高的，同时对肝节段Ⅳ、Ⅵ、Ⅶ和Ⅷ进行分区成像，可分别显示酒精性肝硬化、非酒精性脂肪性肝炎（NASH）、丙型肝炎、原发性硬化性胆管炎（PSC）或原发性胆汁性肝硬化、轻微或没有纤维化（即缺血性肝炎）、肝衰竭、肝细胞性肝癌、转移性神经内分泌肿瘤等疾病。还可以对脂肪性肝病进行分析，对肝硬化诊断的敏感性可达 91.7%，特异性可达 50.0%，这对于肝脏性疾病的诊断是一种全新的方法。

## 六、心血管系统

心血管方面的研究和应用，主要集中在第一代 OCT 方面，从 1991 年起，Brezinski 等人第一个提出 OCT 在心血管内应用的体外研究以来，通过大量的动物和人体试验后，证实了 VLE's（或 OCT）以高分辨率探查能力可揭示出动脉粥样硬化斑块的形态、性质和程度，并有潜力检测其化学成分，使冠状动脉病变进入可视化和定量化阶段，其精准程度大大增加，为经皮冠状动脉介入术（PCI）和评估他们的结果开辟了新的道路，让患者的治疗有更大的获益。目前广泛应用于评估支架尺寸选择、支架植入后血管愈合、钙化病变的治疗策略、围手术期的并发症预测、侵蚀斑的治疗、经皮冠状动脉介入造影和治疗、经皮冠状动脉介入治疗结果的随访、生物可吸收血管支架的成像、移植的血管病变的鉴别等方面。但 VLE's 的扫描导管还没有完全微型化，因此，在冠状动脉中还没有研究和应用，有待于进一步研究。

## 七、呼吸系统

呼吸系统疾病的诊断和监测高度依赖于肺组织的体外成像、生理功能测试和组织活检。VLE's（或 OCT）和 CLE 轻松、安全地与传统支气管镜相结合后，形成最具有近微观分辨率的新型成像技术，同时对与疾病相关的肺解剖结构可以使用这些技术实现可视化的 3D 成像。且在慢性阻塞性肺疾病（COPD）中，可以识别和量化气道壁层及相关结构的改变，能评估针对气道壁层改变的治疗，因为 COPD 和哮喘，其特点是气道改变，包括结构变化和气道壁变厚，除了炎症，气道改变也是哮喘的一个关键病理生理特征，与疾病严重程度有关。因此，评估气道壁层改变就非常重要。在一些动物实验研究中证实，VLE's（或OCT）被认为是评估阻塞性肺病气道改变的一项很有前途的技术。

在过敏性哮喘患者中，$FEV_1/FVC$与VLE's（或OCT）测量的上皮厚度和黏膜屈曲相关，这是评估支气管收缩的潜在方法的体现。此外，使用声波评估呼吸阻力的肺功能测试也与VLE's（或OCT）评估的小气道的气道壁区域之间存在相关性，还可用于评估气道壁的弹性等特性，有助于了解新治疗技术的机制和治疗反应评估。

肺恶性肿瘤的术前诊断主要是通过不同影像学成像，然后通过手术和活检实现确诊，由于VLE's（或OCT）可开发出细小的扫描探头，用于跨支气管的扫描。部分研究对肺结节性质的鉴定进行了一项研究，结果显示其敏感性和特异性均>95%，同一研究小组调查了使用VLE's（或OCT）识别肺淋巴结转移的情况，发现转移性淋巴结与没有转移的淋巴结是不同的。但探头式的VLE's（或OCT）在肺结节和淋巴结中的应用尚未在体内得到验证，需要进一步研究。

使用VLE's（或OCT）在体外对肺癌样本进行活体组织分析，证明了VLE's（或OCT）对正常和异常支气管组织的微观结构有成像的能力。癌变组织表现出结构混乱，失去正常的气道、气孔结构和大型光学衰减。鳞状上皮细胞癌显示出嵌套结构等。黏膜腺癌内部黏液变厚，间质纤维信号为密集组织，在轻度间质纤维性疾病中具有间质分布。与组织病理一对一对照发现，使用VLE's（或OCT）对肺癌诊断准确率可达82.6%。值得注意的是，有研究认为PS-OCT在肺癌成像方面的优势在肺癌的检测中凸显出来，可显示对活体肺的PS-OCT的差异化程度低的癌变与周围的纤维化，但是，在中等对照的PS-OCT可以明显地区分出来自癌变或富含胶原蛋白的纤维化区域，纤维化区域具有高双裂信号，但相邻固体癌就缺乏双裂，可以可视化清楚地显示固体癌和纤维化之间的边界。这些结果表明，PS-OCT可以通过显著增强肿瘤和纤维化区域之间的分化，作为评估肺内组织结构具有强大成像技术。此外，FF-VLE's（或OCT）图像还可以识别各种肿瘤组织模式，尤其是具有不同模式的腺癌。

随着VLE's（或OCT）导管探头的研制，能够通过医用支气管镜的工作通道，促进VLE's（或OCT）对肺癌进行体内定向检测的使用。早在2003年，一个直径为2 mm的侧视型VLE's（或OCT）导管探头就被用来成功地测量了肺上部气道的大小和形状，随着VLE's（或OCT）的发展，证明可以用VLE's（或OCT）记录气道大小和形状的动态变化，测量中央气道的活力。2005年，就开始了基于导管的VLE's（或OCT）用于支气管肿瘤的体内诊断。2008年，在电子支气管镜检查的指导下，对肺组织进行了微小的VLE's（或OCT）成像，使用VLE's（或OCT）对上皮厚度的定量测量，发现原位浸润性肺癌和癌组织之间的上皮厚度有显著不同。

在肺微血管方面，为了进一步提高VLE's（或OCT）在肺医学中的临床效用，引进了多模态VLE's（或OCT）成像技术，以提高微结构/功能的对比度和可视化。如肺部3D血管网络的可视化有可能改善哮喘、慢性阻塞性肺疾病、癌症、肺栓塞等疾病的检测和监测。为进一步深入了解与肺疾病相关的复杂血管和组织微结构，如肺癌的多模态多普勒和电子血管镜成像系统，Pahlevaninezhad等人开发了多模态系统，提供了肺结节的快速识别，同时突出了主要血管的活检指导，并可视化小至12 μm的血管。虽然VLE's（或OCT）成像技术具有强大的微成像功能，有可能改进肺病的检测和监测，有助于了解疾病的病理生理学和新疗法的机制，但在临床实践中实施较少，需要进一步研究和开发。

## 八、泌尿系统

膀胱癌是最常见的泌尿道上皮癌，其发病率在男性的所有癌症中为第四，在女性所有癌症中为第十。近年在这一领域虽然取得了一些进展，但死亡率仍然很高。5 年内，70% 甚至更多的浅表膀胱肿瘤患者向更加严重的方向发展。然而，膀胱癌如果能早期诊断是可治愈的。因此，早期诊断就成为一个重要的问题，对于膀胱癌患者来说是否早期发现是重要的临床问题，但是膀胱癌的早期诊断仍然存在诸多临床挑战。目前，仍以组织活检为最终诊断标准，活检部位就成为诊断正确与否的关键所在，而常规的成像测试，如超声波、CT 和 MRI 在确定膀胱癌的早期诊断和分期方面有很大的局限性，不能引导膀胱镜精准活检，常有漏诊出现，因此，发现早期膀胱癌就迫切需要能引导膀胱镜精准活检的先进扫描成像工具。

VLE's（或 OCT）是一种生物医学的光学成像技术与"光学活检"技术相结合的高级成像技术，与传统的组织病理学检查不同，具有"光学活检"的功能，与 CT 类似提供实时的横断面图像，能在 1 ~ 10 μm 的分辨率下获得膀胱上皮组织结构变化。最近的研究表明，VLE's（或 OCT）有助于早期诊断或检测到已经接受过治疗的膀胱癌复发的患者，对膀胱癌的分期和分级也有帮助，对于上尿路的恶性肿瘤诊断的敏感性为 74.5% ~ 100%，特异性为 60% ~ 98.5%。最近商用的 VLE's（或 OCT）在肾细胞癌（RCC）中的作用已被研究，它是通过经皮肾穿刺套管引入而获得的扫描图像，在确定诊断准确性后，其敏感性和特异性分别为 86% ~ 91% 和 56% ~ 75%。由于 VLE's 气囊的特殊性，暂时还未应用到膀胱癌的检测中，随着气囊的改进，激光标记病变范围大小、人工智能识别等先进功能的应用，势必会促进 VLE's 的应用和打破以组织病理学为"金标准"的诊断标准。

## 九、耳鼻喉系统

在喉部疾病方面，VLE's（或 OCT）主要应用于各种喉部疾病的病理学微观结构成像，可用于监测疾病进展以及指导活检和治疗。成像可以在手术时通过喉镜将探头引导到喉部进行扫描检查。这种直视型扫描探头可用于 VLE's（或 OCT）测量上皮厚度和对切除标本的光学显微镜测量之间建立定量比较。目前为了解决早期癌症检测的需要，开发了一个刚性的 VLE's（或 OCT）探头，连接到喉镜上，用于不需要麻醉的患者进行门诊检查。与喉镜相比，该设备面临的主要挑战是 VLE's（或 OCT）探头的视野有限且工作距离短，这给设备的正确放置带来了困难。下一代门诊的设备要具有更高的帧速率（40 帧/秒）和检查振动频率小的特点。另一种方法，可通过鼻腔将具有柔性的 VLE's（或 OCT）探头通过内镜引入清醒患者的喉部进行可视化下操作。

对于上气道扫描，可以提供有关气道形状和大小的信息，这些信息可用于更好地了解阻塞性睡眠呼吸暂停（OSA）等条件背后的病理生理学。使用VLE's（或OCT）对上气道的解剖结构全成像，能显示OSA患者在气道坍塌之前、期间和之后的上气道口径变化。另一个能够高速成像的SS-VLE's（或OCT）（25帧/秒）可对未镇静患者中直径达30 mm的气道的解剖结构创建三维重建。

在耳部疾病方向，VLE's（或OCT）在耳鼻喉科的另一个突出应用是人耳成像，尤其侧重于诊断慢性中耳炎，这种中耳感染在儿科中很常见。在首次临床研究显示正常受试者和各种听力问题患者的图像之后，一些侧重于生物膜的检测和典型的膜特征的研究已经开展。近期，有研究者在大力开发一种手持诊断仪器，便于在任何环境中使用。最近，一种远程广域SS-VLE's（或OCT）设备已经发布，结合多普勒图像，用于3D全中耳的实时成像。除了对中耳的实时微观动力学进行研究外，该系统还可用于中耳植入假体术后跟踪。

对于鼻腔成像，应用VLE's（或OCT）涉及由病毒、细菌或过敏引起的鼻炎鼻塞患者。手术内镜检查期间，在清醒患者或全身麻醉患者中获取了显示鼻黏膜显微解剖的VLE's（或OCT）图像。结果表明，VLE's（或OCT）还可以在降序疗法期间可视化观察组织形态的变化，并可以区分不同类型的鼻炎。最近，人们开始关注鼻黏膜变化的检查，这些变化对囊性纤维化的评估具有潜在的重要意义。鼻腔VLE's（或OCT）的研究表明，与正常受试者相比，囊性纤维化患者的鼻腔黏膜层厚度因慢性炎症而增加，还对抗生素治疗的反应变化敏感。

（郑仕诚　吴　东）

# 第四节　容积激光显微内镜系统的发展前景

## 一、为人体自然腔道黏膜早期病变的诊断和治疗提供精准方法

无论采用何种先进的成像技术诊断人体自然腔道黏膜早期病变，都取决于该技术在诊断中的准确性、简便性和成本等方面，解决以往无法有效解决的问题。目前实现早期诊断的标准程序取决于三个步骤：①识别处于危险因素中的人群；②采用各种成像技术进行评估以确定是不是癌症的早期病变；③进行精准的组织检查（活检或切除）和病理确认。

现在的临床实践中，具有放大倍率和NBI的高清WLE通常只能识别人体自然腔道黏膜局部区域的表面病变，对小病变、扁平病变或黏膜下的病变通常不能识别，但这些病变是潜在的早期癌变，由于分辨率和光穿透的限制而造成漏诊。因为高清WLE检查、染色内镜等只能观察到表面，EUS虽可达黏膜下层，但分辨率达不到细胞水平，还可能会低估病变的大小，从而导致不能完整切除病变，让

病变残留和复发，虽然 CLE 可观察到单个细胞水平，但只能反映点状病变，由于视野太小又不能展现病变的全貌，还需要静脉注射荧光素等，也就导致不能完全切除病变。因此，准确估计人体自然腔道早期癌症病变的部位和大小是决定内镜下采用哪种合适的切除方法最重要的一步。VLE's 可以在横断面和微观高分辨率下评估长度为 6 cm，深度达 3 mm 的人体自然腔道黏膜病变，保证内镜下使用 EMR 或 ESD 等方法完整切除病变。同时研究者还利用黏膜腺体 VLE's 的特征和计算出每个腺体的数量变化来确定内镜下切除病变的区域，结果显示经过 VLE's 检测的患者使用 EMR 或 ESD 方法的整块切除率与病理组织对照可达 100% 的吻合率，为人体自然腔道癌症早期病变的内镜治疗提供了精确诊断和治疗方法。

## 二、与人工智能的结合，减少人为的漏诊

使用自动可视化图像增强（IVE）软件对上皮内的腺体进行可视化的量化，是专门为第二代 VLE's 设计的，并可以在 VLE's 扫描的图像上进行叠加后，计算出上皮内的腺体表面积和分布图，进一步分析早期病变时上皮内腺体的增多或减少，精准地划定病变的范围和深度，通过这一系列的图像处理后，在 VLE's 的剖视图上低反射结构（腺体）的阈值化和信息就更为明显。然而也有局限性，因为 IVE 软件不考虑单个腺体大小或形态，而是按面积计算，但通过对上皮腺体的表面积（mm²）的人工量化和软件量化比较发现这些指标之间存在很强的相关性。通过特别算法还可以在腺体的各分层之间进一步区分位于上皮内的腺体和黏膜下的囊性结构，跟踪测量周围结构，以达到人工智能区分的目的。另外一方面，可以确定内镜下 EMR 或 ESD 所涉及标本侧缘和切除结果与上皮内腺体之间的关系。在人工和 IVE 软件分析中，特别是在 BE 的标本中，上皮内腺体的存在与不完整的切除相关。同理，在今后对其他腺上皮来源的病变内镜下治疗时，腺体与侧缘关系研究就找到了可视化的工具，经过人工智能化处理，可以避免病变切除的不完整，所以 VLE's 与人工智能结合，在内镜下治疗方面可以发挥巨大潜在的作用。

## 三、对病变范围的激光标记，利于完整微创切除

病变范围大小的标记，是内镜下微创完整切除的先决条件，也是减少病变残留和术后复发的最佳手段，现广泛使用的各种内镜诊断设备中，都没有激光标记的功能。VLE's 广泛适用于人体自然腔道的早期病变的扫描成像，不但可实现高分辨率显微成像，还可以进行激光标记。因为 VLE's 的光源是激光，把 1 450 nm 波长灼烧标记的激光耦合到一根光纤中，该光纤通过一个光组合器应用到气囊中心导管的光纤中，将标记激光和成像激光相结合，通过同一根光导管发射，通过控制软件完成扫描后的自动激光灼烧标记，能产生大约 40 mm 的激光聚焦点，灼烧标记的光功率为 280 MW 和 410 MW，允许灼烧激光在预先设定的时间内传递给患者。

在实际应用中，该系统的激光标记，可以在黏膜上烙上标记，为组织学的活检和切除提供目标。如有学者在食管高级别上皮内瘤变切除时使用了这种新技术，非常完整地切除病变，对部分息肉的切

除也可以采用此技术，而使用白光内镜、色素内镜等技术的标记显示不完全、边界不清、基底部不详，因此不能完整切除病变。例如对于食管在高清 WLE 和 NBI 扫描下显示正常，但用一个 20 mm 的气球来固定探头对食管和 EGJ 的黏膜病变进行高分辨率 VLE's 成像，就能显示出息肉与瘤变相关的 VLE's 特征和异型腺体变化，可疑为肿瘤，并在病灶处激光标记后进行靶区定向黏膜切除，达到早期治疗的目的。

## 四、监测人体自然腔道黏膜的异型增生，及时发现早期病变区域

2006 年，Evans 等人使用第一代 VLE's（或 OCT）设备，描述了区分肠道黏膜异型增生的表现，以不规则形状的腺体增加和表面强度改变等指标为特征，创建了 VLE（或 OCT）监测异型增生的评分指数 [ VLE（或 OCT）-SI ]，指出若该指数的评分为 ≥ 2，其敏感度和特异性分别为 83% 和 75%。2016 年，Leggett 等人继续将 VLE（或 OCT）-SI 的诊断能力与 pCLE 进行比较，开发出新型 VLE 诊断算法（VLE-DA）。发现 VLE-DA 的纵向距离为 1 cm，可用于区分早期癌变和异型增生的两种情况，包括黏膜层的厚度（完整与局部）、表面强度和异型腺体的数量等指数。虽然是一个使用 EMR 标本进行的活体研究，但 VLE-DA 的灵敏度和特异性分别为 86% 和 88%，统计学上明显好于 VLE（或 OCT）-SI（70% 的灵敏度，60% 的特异性）。最近，斯瓦格·埃塔尔等人研究发现，利用 VLE's 组织学相关特性来开发对早期新的异型增生的预测，与 VLE-DA 类似，他们发现新的异型增生相关的 VLE's 特征是缺乏水平分层、VLE's 表面信号增加以及不规则腺体 / 导管的存在。他们的预测敏感度为 83%，特异性为 71%。需要注意的是，上述所有异型增生的定义都包括高级别上皮内瘤变和黏膜内腺癌（IMCA），虽然有 VLE's 监测手段，但区分低级和高级异型增生仍然具有挑战性。

## 五、与系线式胶囊扫描探头的结合，实现人体自然腔道的全扫描和成像

内镜检查是人体自然腔道检查的必需项目，在国外费用昂贵且不方便，在国内这方面比较好，大多数患者选择无痛检查。但无论是高清内镜还是色素内镜（包括电子染色）等都只能提供来自浅表组织的宏观信息，确诊需要活检离体后检查才能获得显微组织诊断，但活检组织小，有限数量的标本难以获得准确的诊断，不能反映病变的全貌，容易导致取样错误而产生误诊和漏诊，必须切除后活检才能获得病变的准确信息，这在临床上是一个非常重要的问题。

VLE's（或 OCT）能够达到"光学活检"的程度，但是由于 VLE's（或 OCT）的扫描探头大小和进入人体自然腔道扫描时需要通过内镜的活检孔等限制才能完成扫描，因此临床的使用范围就较窄。为了改变这些缺陷，Michalina J. Gora 等人根据目前市面上的胶囊内镜的启发，开发了一种可吞服的系线式胶囊显微内镜（TCE）技术，TCE 技术包括一个 VLE's（或 OCT）成像控制台和一个系线式胶囊扫描探头，不需要内镜的辅助就能对上消化道进行扫描，特别适用于大腔道疾病的扫描，

可以在相对较短的时间内获得胃肠道腔内黏膜和疾病的 VLE's（或 OCT）显微图像，同时让患者检查时更加舒适，不需要麻醉，也让 VLE's（或 OCT）的检查过程变得简单，不需在专门的环境下进行，可以由护士操作，开辟了 VLE's（或 OCT）对人体自然腔道检查的新篇章。

他们还提出了一种完全自动分割和二维的方法，从消化道收集 TCE 的数据和 3D 图像，以通过分析 TCE 图像自动处理数据并绘制组织分布图，描绘其状态，来区分食管壁的鳞状上皮、胃黏膜、十二指肠黏膜和早期病变的特征。当然在研究中还有很多问题存在，但对胃和十二指肠的扫描是可行的，因为检查患者的数量较少，这些结果应被考虑为探索性的，值得更大规模的研究来确定 TCE 在人体自然腔道中的潜在作用。

## 六、组成超高分辨率内镜系统

迄今为止，大多数 VLE's（或 OCT）成像都是在 1 300 nm 波长范围内进行的。随着最近开发的先进光源，在空气中实现了约 10 μm 的轴向分辨率。VLE's（或 OCT）轴向分辨率受中心波长光源的光谱带宽的影响，即轴向分辨率对中心波长的二次依赖表明，超高分辨率（1.5 μm 轴向）在 800 nm 带宽光源的台式 VLE's（或 OCT）[260 nm 半高全宽（FWHM）光谱带宽的短脉冲，蓝宝石激光]顶部上进行了演示。800 nm 波长范围内成像的另一个好处是，由于光散射（和吸收较弱）在 800 nm 时比在 1 300 nm 时更强，成像对比得到改善。超高分辨率内镜 VLE's（或 OCT）成像长期以来一直受到该领域的关注。在开发 800 nm 超高分辨率 VLE's（或 OCT）的许多技术挑战中，一个重要的挑战是管理微光学中的色差，以便使广源光谱内的所有波长都能沿成像深度同样集中。据报道，有几种超高分辨率 VLE's（或 OCT）的原型，包括一个侧视型探头，其中横截面成像通过沿探头轴的回拉进行，以及使用共振光纤扫描仪实现横截面成像的直视型探头。在这两种情况下，色差均由直径为 2.0 mm 的定制多元件微型微透镜（包括外壳管）管理。当使用 150 nmFWHM 光谱带宽的蓝宝石激光时，测量的轴向分辨率约为 3.0 μm × 4.0 μm（轴向 X 横向）。尽管分辨率高且潜力巨大，但 800 nm 波长范围内的超高分辨率 VLE's（或 OCT）内镜的转化应用和广泛接受面临着高昂的成本问题，因为每个超级色差微透镜的成本约为 10 000 美元，很少有供应商愿意制造微型复合透镜（如伯尔尼光学公司）。如果需要一个比报道的超级微透镜更小的（即直径为 1.5 ~ 1.7 mm）微透镜以进一步降低整体 2 mm 内镜直径，则成本预计会更高。

最近，使用衍射光学器件的衍射镜头可以做到 1 mm 或更小，非常经济高效。若 VLE's 采用短脉冲蓝宝石激光，超高分辨率的 VLE's 在不久的将来会转化为临床实践。

## 七、开发多模式集成内镜

因 VLE's（或 OCT）的对比度受组织光学吸收和散射特性的主导，造成的一个限制是缺乏分子灵敏度，另一个限制是有限的成像深度的缺陷。解决方案是将 VLE's（或 OCT）与其他互补光谱或成像技术相组合，包括荧光或反射（用于获得分子或化学特异性）和超声波（用于提高成像深度）以克服这些缺陷。

### （一）VLE's（或OCT）和荧光成像的组合

荧光激发光可以通过传统有VLE's（或OCT）的单模核心传递到样品中，然而，磁芯直径（例如，SMF28e为9.3μm）太小，无法有效收集荧光发射。因此，荧光成像不能使用传统的VLE's（或OCT）进行，目前已经提出并展示了许多创新的解决方案。第一个VLE's（或OCT）荧光双模态内镜中，VLE's（或OCT）成像探头和漫反射荧光光谱探头是放在一个直径为2mm的熔融石英管内。通过在推拉模式平移探头来执行横截面VLE's（或OCT）成像（横向×深度）和1D荧光光谱（无深度信息）信息采集。为了最大限度地缩小探头尺寸，后来开发了一种单光纤的双模态探头，其中VLE's（或OCT）扫描信号和荧光共享在相同的DCF和微透镜中，用于光传递和聚焦。DCF的单模磁芯（模场直径约为10μm）用于透射VLE's（或OCT）光（1 300 nm），而多模内包层（直径为125μm）用于透射荧光的激发（488 nm）和发射荧光激发光（550 ~ 800 nm）。

最近，展示了一种更为先进的VLE's（或OCT）荧光内镜，它具有侧视单片DCF基探头，通过定制的DCF旋转接头和回拉载物台实现以25.4帧/秒的速度进行实时成像［VLE's（或OCT）为3D，荧光为2D］，已在兔模型上进行了体内血管内VLE's（或OCT）和荧光分子成像并获得成功。但也面临着DCF的旋转接头在旋转过程中如何保持精确对焦，并防止探头内部包层中光波的反向散射光耦合并回到VLE's（或OCT）干涉仪中等问题［否则由于光程长度不同，这会扭曲VLE's（或OCT）图像］。为了避免使用DCF旋转接头，研究者提出了远端扫描VLE's（或OCT）-荧光内镜，并展示了具有代表性的原理图，并已经商业化（例如，来自Thorlabs Inc），该系统的一个独特功能是引入了特殊的光纤耦合器（DCFC），它可以有效地分离VLE's（或OCT）的光（单模，通过内镜中的DCF芯传输）和荧光的光（多模，通过DCF内部包层传输），类似的概念已经在双模态成像中实现。同样值得注意的是，相同的双模态内镜/探头也可用于VLE's（或OCT）反射成像。众所周知，漫反射率的感测深度取决于源—探测器分离（大约是源—探测器分离的1/2）。因此，为了通过反射率测量获得粗略的深度灵敏度，可以使用双探头方法，其中VLE's（或OCT）和反射率共享相同的探头（甚至相同的宽带源），而反射率收集则由第二个探头执行。基于直视PZT的DCF扫描内镜由两种模式共享除了单光子荧光外，亚微米分辨率的双光子荧光成像也与VLE's（或OCT）进行了完美结合。

### （二）VLE's（或OCT）和超声波成像的组合

近年来，人们越来越有兴趣将VLE's（或OCT）与超声波集成到内镜中，主要是对1 ~ 3 mm VLE's（或OCT）成像深度以外的组织进行扫描。早期的VLE's（或OCT）和超声双模态内镜的集成也采用了与早期VLE's（或OCT）荧光内镜相同的方法进行研究，其中侧视型VLE's（或OCT）和超声内镜的扫描探头是并排放置，实际应用中发现这种方法，很难共同利用VLE's（或

OCT）和超声成像的光束（即共享相同的光束路径或焦点）。后来设计和开发了一种更优雅的双模态内镜，能够共同利用 VLE's（或 OCT）- 超声成像光束，其中直径为 0.7 mm 的 VLE's（或 OCT）探头和 50 MHz 环形超声扫描器（直径为 2 mm），通过 0.8 mm 中心孔后，VLE's（或 OCT）和超声光束均由 45° 镜偏转以进行侧视成像，并能实现 4 mm 的共聚焦长度。远端成像的所有光学元件和超声换能器被封装在外径为 2.5 mm 的黄铜管中，并有光束通过预切窗口。通过旋转整个探头，可以进行环形 VLE's（或 OCT）和超声成像扫描。双模态内镜在兔离体的主动脉成像中表现出优异的性能。预计探头直径将进一步缩小，可以方便体内很多腔道应用。除了 VLE's（或 OCT）- 超声双模态集成外，最近研究者还展示了三模态内镜［VLE's（或 OCT），超声波和光声波］的集成原型，能够同时通过多分辨率、多对比度和多尺度进行内脏器官的成像。

（郑仕诚　吴　东）

# 第二章　容积激光显微内镜系统的基础

## 第一节　光波和容积激光的基本概念

### 一、光波的基本概念

容积激光显微内镜系统是生物医学光子学技术研究发展在医学领域应用的典型代表，其中光是一个非常重要的载体与工具。将光应用于人体疾病的诊断，是从伦琴于 1895 年发现 X 线开始的。也正是从那时起我们对光的概念也扩展到了可见光之外的更宽广的电磁波范围。在近代，从 20 世纪 70 年代红外光被应用于人的生理过程和脑功能的无创伤监测研究，到 80 年代光的吸收光谱技术被应用于人体血液中血糖浓度的无创伤检测，都是光在生物医学应用中的典型。进入 21 世纪以来，光在医学中的诊断或者治疗的作用从来没有像今天这样普及和为人们所期待，光或者光学方法在一些疾病的早期发现、在疾病的无创伤或者微创伤诊断和治疗、在疾病的高效率治疗或者与治疗机制有关的研究等方面越来越发挥着其他手段所不具备的优势。下面我们将简单介绍一下光的基本概念以及与生物组织作用的相互规律。

（一）光波与光线

光就其本质而言是一种电磁波。广义上，光是指所有的电磁波谱，狭义上的光是人类眼睛可以看见的一种电磁波，也称可见光。光波在真空中的传播速度约为 $3 \times 10^8$ m/s，在介质中的传播速度都小于真空中，且随波长的不同而不同。波的频率比普通无线电波的频率高，光波的波长比普通无线电波的波长短。把电磁波按其波长或者频率的顺序排列起来，形成电磁波谱，如图 1-2-1-1 所示。光波波长范围为 1 ~ 10 nm，其中波长在 380 ~ 760 nm 的电磁波能为人眼所感知，称为可见光。不可见光是个比较笼统的概念，是指除可见光外其他所有人眼不能感知到波长的电磁波，包括无线电波、微波、红外光、紫外光、X线、远红外线等。红外线频率比红光低，波长大于760 nm。紫外线、伦琴射线等频率比紫光频率高，波长小于400 nm。可见光随波长的不同而引起人眼不同的颜色感觉。

在1666年，英国科学家牛顿把太阳光经过三棱镜折射，然后投射到白色的屏幕上，发现原来光谱色分成了红、橙、黄、绿、青、蓝、紫七种颜色。被色散开的单色光按波长（或频率）大小而依次排列的图案，全称为光学频谱（光谱）。然而光谱并没有包含人类大脑视觉所能区别的所有颜色，譬如褐色和粉红色。我们把具有单一波长的光称为单色光，而由不同单色光混合而成的光称为复色光。单色光是一种理想光源，现实中并不存在。激光是一种单色性很好的光源，可以近似看作单色光。太阳光是由无限多种单色光组成的。在可见光范围内，太阳光可分解为红、橙、黄、绿、青、蓝、紫这七种颜色的光。

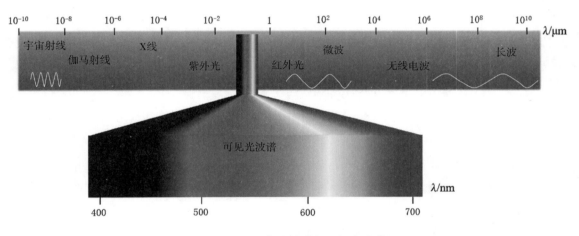

**图1-2-1-1  电磁波谱和可见光波谱**

通常，我们把能够辐射光能量的物体称为发光体或光源。发光体可看作是由许多发光点或点光源组成，每个发光点向四周辐射光能量。为方便讨论问题，在几何光学中，我们通常将发光点发出的光抽象为许许多多携带能量并带有方向的几何线，即光线。光线的方向代表光的传播方向。发光点发出的光波向四周传播时，某一时刻其振动位相相同的点所构成的等相位面称为波阵面，简称波面。光的传播即为光波波面的传播。在各向同性介质中，波面上某点的法线即代表了该点处光的传播方向。即光是沿着波面法线方向传播的。因此，波面法线即为光线。与波面对应的所有光线的集合称为光束。

通常，波面可分为平面波、球面波和任意曲面波。与平面波对应的光线束相互平行，称为平行光束。与球面波对应的光线束相交于球面波的球心，称为同心光束。同心光束可分为汇聚光束和发散光束，如图1-2-1-2（a~c）所示。

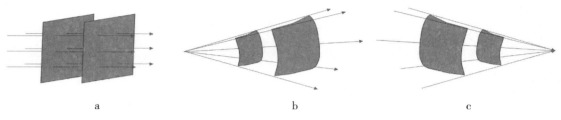

a.平行光束；b.发散光束；c.汇聚光束。

图1-2-1-2　光束示意图

## （二）光波的波函数及光波的分类

前面已经提到，光是一种电磁波，凡做加速运动的电荷都是电磁波的波源。例如天线中的振荡电流，分子或原子中电荷的振动等。由于光是一种电磁波，具有波动性，是电磁振动在空间的传播，即从发光处（光源）以交变的电磁场相互激发形式传播到远处（图1-2-1-3）。与水波不同的是，光波的传播不需要介质。描述光波动的物理量电场 $E$ 和磁场 $B$ 随时间和空间变化的函数称为波函数。因为电场与物质相互作用力比磁场大得多，所以通常把光波中的电场矢量称为光矢量，把电场的振动称为光振动，在讨论光的波动特性时，只考虑电场矢量即可。人眼对颜色的感觉是由光的频率决定；在光波中，对人眼和光学仪器感光起作用的是电场强度矢量。

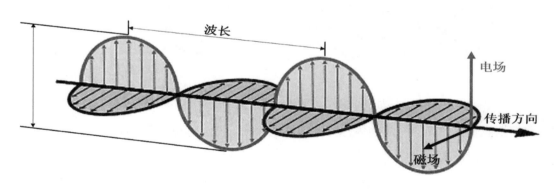

图1-2-1-3　光的传播示意图

光波的分类：按照振动方向分为标量波和矢量波。光波是矢量波。由于矢量总可以分解成直角坐标系中的相互垂直的三个分量，而每一个分量光波的振动方向都不随空间和时间坐标而变化，因此每一个分量波都可以作为标量波来处理。按照振动方式分为纵波和横波，波的振动方向和传播方向一致的波叫作纵波，如声波。振动方向和传播方向垂直的波称为横波，电磁波就是横波。按照波的维度分为一维波和三维波，光波在三维空间传播时，考察点位置坐标在三维空间取值时，对应的光波称为三维波。当光波沿一维方向传播时，考察点的空间位置只要在一维方向取值，就能够了解整个光波的传播规律，这时对应的光波就是一维波。

#### 1. 简谐波

当波函数 $E$ 取余弦或正弦形式时，对应的波动称为简谐波或单色波。所谓单色，是指该光波具有单一的频率，一个单色平面光波是一个在时间上无限延续、空间上无限延伸的光波动，在时间和空间上均具有周期性。对一维简谐波，波动方程可以写成：

$$\frac{\partial^2 E}{\partial z^2} - \frac{1}{v^2}\frac{\partial^2 E}{\partial t^2} = 0 \qquad (1)$$

取最简单的简谐振动作为波动方程的一个解，则一维简谐波的波函数可以表示为：

$$E(z - vt) = E_0 \cos\left[\frac{2\pi}{\lambda}(z - vt) + \varphi_0\right] \qquad (2)$$

波函数 $E$ 是空间坐标 $z$ 和时间坐标 $t$ 的周期函数。$E_0$：称为振幅，表示扰动 $E$ 可能达到的最大值；$\varphi(z,t) = \frac{2\pi}{\lambda}(z - vt) + \varphi_0$ 称为波的位相或相位；$\varphi_0$ 表示 $z=0$ 处的初始相位；$v$ 表示波传播的速度，它是波的位相传播速度，也就是相速度。$v > 0$ 表示沿 $z$ 轴的正向传播，$v < 0$ 表示沿 $z$ 轴的负向传播。

#### 2. 简谐波的时间参量与空间参量

时间参量用来描述某一位置波的位相随时间的变化；空间参量用来描述某时刻波的位相随空间的变化。如图 1-2-1-4a 所示，在某一个时刻，即时间 $t$ 不变时，$E$ 在空间上具有余弦分布，即为 $E$ 的波形图。如图 1-2-1-4b 所示，当 $z$ 不变即相对于空间某一个固定的点 $z_0$ 而言，$E$ 随时间 $t$ 余弦分布，即为 $z_0$ 点的振动图。

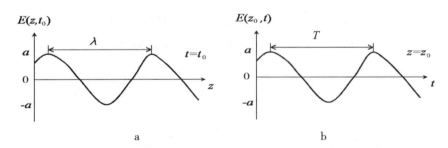

图1-2-1-4　一维简谐波的波形图和振动图

空间参量有①空间周期：波形变化一个周期，波在空间传播的距离称为波的空间周期，又称为波长，用 $\lambda$ 表示，具有长度量纲，在光波中通常以纳米（nm）为单位，且永远为正值。②空间频率：空间周期的倒数，用符号表示，对于一维简谐波有 $f_{空间} = \frac{1}{\lambda}$，物理意义为单位长度上波动空间周期数。③空间角频率：用 $k$ 表示，其定义为 $k = \pm 2\pi/\lambda$。它也称为传播数，可正可负。$k > 0$ 时，表示光波沿 $z$ 的正方向传播，而当 $k < 0$ 时，表示光波沿 $z$ 的负方向传播。

时间参量有①时间周期：空间中任一点的振动周期，也即是振动一周所需要的时间。常用符号 $T$ 表示，$T$ 的量纲一般用 s 表示，它永远为正值。由一维简谐波的波动方程可以得到 $T = \dfrac{1}{f_{\text{时间}}}$。②时间频率：时间周期的倒数，它表示的是单位时间内振动的次数，用符号 $f_{\text{时间}}$ 表示，量纲一般用秒分之一即 1/s，永远为正值，$f_{\text{时间}} = \dfrac{1}{T}$。对于简谐波而言，$T$ 和 $f_{\text{时间}}$ 具有唯一确定的值。在可见光范围内，一个时间频率对应一种颜色。也正因为如此，简谐波又称为单色波。③时间角频率：时间角频率数值上等于时间频率的 $2\pi$ 倍，表示在任一个考察点，单位时间内振动位相变化的弧度数。常用符号 $\omega$ 来表示，量纲与时间频率相同，永远为正值，$\omega = 2\pi f_{\text{时间}} = \dfrac{2\pi}{T}$。

## （三）光的干涉

光的干涉现象在日常生活中随处可见，肥皂泡、水面油膜以及许多昆虫翅膀上的彩色花纹，都是薄膜干涉的典型例子。按照波动光学的观点，光的干涉是指两个或者多个光波在同一空间域叠加时，若该空间域的光能量密度分布不同于各个分量波单独存在时的光能量密度之和，则称光波在该空间域发生了干涉，各分量波相互叠加且发生了干涉的空间域称为干涉场。若在三维干涉场中放置一个二维的观察屏，屏上出现的稳定的辐照度分布图形则称为干涉条纹或者干涉图形。通常，干涉问题包含三个要素：光源、干涉装置和干涉图形。干涉问题就是研究三个要素之间的关系。VLE's 成像的核心之一 OCT 就是基于光的干涉原理进行的生物组织成像。

## （四）光波的叠加原理和综述

光的干涉、衍射等波动现象是光波叠加的必然结果。叠加原理是波动光学的基本原理之一，也是解决光的干涉、衍射、偏振等波动问题的理论基础。在介绍波的叠加原理之前，首先了解波的独立传播原理，当从光源 A 和光源 B 发出的两列光波在同一空间区域传播时，它们之间互不干扰，每列波如何传播，都按各自的规律独立进行，完全不受另一列波存在的影响。这就是波的独立传播。在真空中，波的独立传播原理是普遍成立的；但在各种媒质中，则只有波的扰动比较小时，独立传播原理才能成立。当光波在媒质中传播时，必然引起空间每个点的扰动。当两个或多个光波同时在同一空间区域传播时，空间每一点都将同时受到各分量波的作用，如果波的独立传播原理成立，则在它们叠加的空间区域内，每一个点的扰动将等于各个分量波单独存在时该点扰动之和，这就是波的叠加原理。

一般情况下，当两个或多个光波在空间相遇时，总会发生光波的叠加现象；当参与叠加的各个分量波的传播方向、振动方向或时间频率关系不同时，叠加的结果也不相同。如前所述，干涉问题包含光源、干涉装置和干涉图形三个要素。根据光的干涉定义，干涉场中光能量密度的空间分布是干涉现象是否存在的判断依据。考虑到光和物质相互作用过程中，起主要作用的是光波的电场，而电场的能量度 $We$ 正比于考察点电场强度的平方，并随时间快速变化，探测器所能反映的只是 $We$ 的时间平均值。在干涉问题中，$E$ 表示任一考察点 $P$（$r$）处，各个分量波叠加的瞬时合电场强度。在通常的情况下，有意义的是干涉场中光能量密度的相对分布，因此可以用 $We$ 的相对分布来描述一个干涉图形，定义为干涉场强度，并表示为 $I(r)$，$I(r)=(E_1 \cdot E_2)$，干涉场强度 $I(r)$ 的单位是 $J/(s \cdot m^3)$。如果在三维干涉场中放置一个二维观察屏，屏上的辐照度正比于对应的干涉场强度 $I(r)$，于是，观察屏上 $I(r)$ 的单位为 $J/(s \cdot m^2)$。

下面以两个单色平面波叠加为例，来分析干涉的基本条件。设在空间一点 $P(r)$ 面波 $E_1$ 和 $E_2$ 的波函数分别为：

$$E_1(r,t)=E_{10}\cos(k_1 \cdot r - \omega_1 t + \varphi_{10}) \tag{3}$$
$$E_2(r,t)=E_{20}\cos(k_2 \cdot r - \omega_2 t + \varphi_{20})$$

其中，$E_{10}$ 和 $E_{20}$ 表示振幅，$k_1$ 和 $k_2$ 为波数，$k=\dfrac{2\pi}{\lambda}$，因空间相位变化 $2\pi$ 相当于一个全波，$k$ 的大小又可以衡量单位长度内具有的全波数目，故称为波数。$\omega_1$ 和 $\omega_2$ 为角频率，也称圆频率，表示单位时间内变化的相角弧度值。频率（$f$）、角频率（$\omega$）和周期（$T$）的关系为 $\omega=2\pi f=\dfrac{2\pi}{T}$。

应用波的叠加原理，可知 $t$ 时刻，$P(r)$ 点处的合扰动为：

$$E(r,t)=E_1(r,t)+E_2(r,t) \tag{4}$$

干涉场的强度为：

$$\begin{aligned} I(r)&=\langle(E_1+E_2)\cdot(E_1+E_2)\rangle \\ &=\langle E_1 \cdot E_1 \rangle + \langle E_2 \cdot E_2 \rangle + 2\langle E_1 \cdot E_2 \rangle \\ &=I_1(r)+I_2(r)+2\langle E_1 \cdot E_2 \rangle \end{aligned} \tag{5}$$

式中 $I_1(r)$ 和 $I_2(r)$ 是 $E_1$ 和 $E_2$ 单独存在时 $P(r)$ 处的强度。所以，按照光的干涉定义，只有当 $2(E_1 \cdot E_2)$ 不为零时，才说明该处发生了光的干涉，因此称 $2(E_1 \cdot E_2)$ 为两束光干涉的干涉项。不难看出，干涉项的出现是光波叠加的结果。下面具体分析干涉项不为零的条件。将 $E_1$ 和 $E_2$ 的波函数代入干涉项的表示式，可得：

$$2\langle E_1 \cdot E_2 \rangle = E_{10} \cdot E_{20} \left\{ \langle \cos[(k_2+k_1)\cdot r - (\omega_2+\omega_1)t + (\varphi_{20}+\varphi_{10})] \rangle + \langle \cos[(k_2-k_1)\cdot r - (\omega_2-\omega_1)t + (\varphi_{20}-\varphi_{10})] \rangle \right\}$$

在上式中，第一项为和频项，由于其时间周期 $\dfrac{2\pi}{\omega_2+\omega_1}$ 远小于探测器的响应时间 $\tau$，所以第一项的时间平均值为零。第二项为差频项，只有当时间周期满足 $\dfrac{2\pi}{\omega_2-\omega_1}>>\tau$ 时，其时间平均值才不为零。迄今所知响应最快的响应时间 $\tau$ 也大于 $10^{-9}$ 秒，这就要求 $\omega_2-\omega_1 << 2\pi \times 10^9 \text{rad}/s$，才能保证差频项的时间平均值不为零，这个频率差只有 $\omega_1$ 和 $\omega_2$ 的百万分之一。当 $\omega_1$ 和 $\omega_2$ 的差值满足上述条件时，虽然可以探测到由干涉项产生的时间拍频信号，但该信号不能形成稳定的干涉强度的空间分布，只能借助于无线电频率检测或位相检测技术来探测。所以在光的干涉问题中，为了获得稳定的干涉强度空间

分布，首先必须满足的条件是：$\omega_1 = \omega_2$，干涉项不为零的第二个条件是：$E_{10} \cdot E_{20} \neq 0$。上式表明，只有两个分量波的振动方向不正交时，才能产生干涉。实际情况经常是，两个分量波的振动方向既不正交又不平行，这时可以将其分解为相互平行和相互垂直的振动分量，只有平行分量才能产生干涉。保证干涉项不为零的第三个条件是 $\varphi_{20} - \varphi_{10} = $ 常数，即要求两个分量波的初始位相差恒定。上述三个条件称为干涉条件或相干条件，完全满足这三个条件的光波称为"相干光波"。

## 二、光在生物组织中的传播规律

光与我们的生活息息相关，五彩缤纷的世界是由于不同物体与光有着不同相互作用的结果，比如吸收、散射、投射和反射等。生物医学光子学发展的技术基础得益于 20 世纪一系列技术革命成果，其中最为重要的应该是激光技术、微电子技术和纳米技术的发展及应用。激光由于其波长单一性、能量集中性和高指向性等诸多特殊性质，已经被广泛地作为光源使用在人体疾病的诊断或者癌细胞的放射治疗等医学应用领域。激光医学已成为现代医学蓬勃发展的分支之一。关于光特别是激光与生物组织相互作用的规律和有关知识，对于激光应用具有重要意义。

以光在生物组织中的传输规律为研究对象的组织光学是光学医学应用的理论和实践基础。基于光的粒子性和光子传输理论是这一问题应用最为广泛和最为成功的理论。对于生物组织体这样的混沌介质，若以超短激光脉冲入射，则出射的光可以按照其在组织中的传播时间被分为三类，如图1-2-1-5。

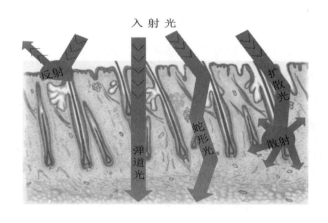

图1-2-1-5　入射光经生物组织形成三种出射光

这三类分别为弹道光、蛇形光和扩散光。各自的特点分别为：弹道光光子具有相同的且最短的光子飞行时间，在光的入射方向出射，且保持了入射光的相干性；蛇形光在组织体内的飞行时间略长于弹道光，其出射方向分布在入射光方向周围较小的立体角内且基本保持了入射光的相干性；扩散光在组织体内传播经历的飞行时间差异很大，出射方向几乎是任意的，不具有相干性。基于此，OCT 与扩散光学层析成像（DOT）两种成像方式的区别在于前者应用早期到达光（弹道光和蛇形光）保持入射光相干性的特点，而后者是通过检测经过组织体的扩散光来实现的。

人们据此建立了许多模型，如 Kubelka-Munk 理论、蒙特卡洛模拟方法、漫射近似理论以及反向倍加法等。这些模型有各自的特点，在各自适用的范围中均取得了较理想的结果。这些方法可分为两大类，一类是解析法，如漫射近似理论，Kubelka-Munk 理论和 Beer-Lambert 吸收定律等；另一类是数值模拟法，主要是蒙特卡洛模拟方法。而所有的解析理论都是在一定的近似条件下得出的，因此有特定的适用条件，与实际情况常常有较大的差距。例如 Boltzmann 传输理论只有在一维且边界条件很简单的情况下才有近似解，而从中退化而来的漫射近似理论等方法，也只有在生物组织为强散射或强吸收等极端情况下才有近似的解析解。当散射或吸收作用相当时，仍勉强使用这些解析解就可能同实际情况有很大差别。而蒙特卡洛模拟方法理论上可以处理任何条件下的光传输问题，它以光子的随机行走模型来模拟光在生物组织这种高散射介质中的传输过程，被认为是最接近实际的方法，因而成了研究生物组织光学传输问题的主要方法，甚至成为验证其他模型的工具。

光与组织相互作用现象有它本身固有的规律。用唯象的观点来看待光在生物组织体内的传播现象，突破了数学求解麦克斯韦（Maxwell）方程组的困难，使得复杂的问题有可能被解决，根据已有的研究成果，已经可以大致了解光在单一的生物组织中传播的基本现象。在可见光范围内，生物组织具有强散射的特点。由于散射，组织内表面的光能流率要比入射的辐照度大 2 ~ 5 倍，具体情况取决于组织的散射和吸收性质以及光的照射方式。一般情况下，准直光经过在组织体内 1 ~ 2 mm 的传输后，已经变为近似各向同性分布的漫射光了。光在生物组织中传播时经历几种不同的相互作用：反射、折射、散射和吸收。此外，光子在被吸收之后还可以被再次荧光发射。反射和折射发生在界面，如空气—组织界面。

散射是由于折射率不均匀造成的光子传播方向的改变，是由于组织介电性质的微观变化引起的。细胞膜、细胞内成分如线粒体、细胞核导致了这些变化。在红光和近红外波段，吸收主要由各种染色团导致，如血色素、肌血球素、细胞色素、黑色素、油脂、胆红素和水。在这里我们仅考虑光源辐射强度足够低，以至于我们可以忽略组织光学性质热致变化的情况。另外，我们的讨论集中于可见光和近红外波段。在这一波段内，光的传播行为主要由散射而不是吸收决定。有两种方法描述光在生物组织中的传播：第一种是基于 Maxwell 方程组的电磁理论，第二种是基于 Boltzmann 传输的光子传输理论。作为电磁波的光在组织中的传播行为属于光与组织相互作用问题，在不考虑吸收的情况下，理论上由 Maxwell 方程组及组织体的电磁性质 $\xi$、$\mu$ 或折射率，加上边界条件唯一地确定：即在所给定的条件下求解 Maxwell 方程，以得到电矢量在空间上和时间上的分布。其中必然会出现一般光学中所有的现象，诸如干涉、衍射、反射和偏振等纯粹的物理光学的问题。当组织存在光吸收时，应当考虑组织中原子、分子的能级结构性质。换言之，此时应采用半经典理论，最严格的处理应使用全量子理论。而生物组织是由不同大小、不同成分的细胞和细胞间质组成的浑浊介质，由于其本身的组织结构及生物组织体的电磁性质及它的折射率的不均匀性，我们无望获得 Maxwell 方程的数值解，更不用说解析解了。

事实上，光在组织中应用电磁理论是相当困难的，因为那要求我们对组织介电性质的统计变化非常了解，但实际上我们对其知之甚少且这些性质是难以测量的。与之相比，Boltzmann 传输理论提供给我们一个概念上相对简单的方法，并且已被发现对于组织光学的多数问题，它都可以给出相当精确的描述。因此，有人把光在生物组织体中传播时有光能分布的物理用一种粒子的传输过程来唯像地模拟，粒子的数密度等价为光能，并把这种假想的粒子称为光子，其可以等效于光量子（$h\nu$）的集合。同时把生物组织理解为大量无规则分布的散射粒子和吸收粒子。

这样，生物组织的光学基本参数即可理解为：

### 1. 吸收系数

吸收系数（$\mu_a$）为组织体中单位长度上一个光子的被吸收的概率，也就是单位路径（dz）内光子因吸收而损失的光能量（$d\Phi_a$），即 $\mu_a = d\Phi_a / dz$，它是由血红蛋白及肌红蛋白的血红素、胆红素、线粒体中呼吸色素、黑色素，以及光动力治疗期间所加入的光敏染料等发色团所引起的，因此吸收系数随波长的变化而明显变化，且受血的含量、氧化状态，以及其他色素含量的影响很大。在治疗窗口内（600 ~ 1 300 nm），大多数生物组织中的吸收系数在 0.01 ~ 1 mm。波长小于 600 nm 的可见光，光吸收系数会由于血红蛋白、黑色素及其他色素的影响而升高；在紫外波段，又会由于蛋白质、核酸的强吸收而升高，在红外波段，组织中的水吸收又很高。

### 2. 散射系数

散射系数（$\mu s$）为组织体中单位长度上一个光子被散射的比率，即 $\mu_s = d\Phi_s / dz$。它是由于在显微水平上组织折射率不均匀所造成的。软组织散射系数的典型系数是 1 ~ 10 mm$^{-1}$。

### 3. 散射位相函数

散射位相函数［$S(\theta)$］即表示散射概率角分布。当散射事件发生时，光子的轨道会偏转，这种偏转是随机的，它可以用散射角度分布函数表示。其中，吸收系数反映的是生物组织的原子能级结构性质，而散射系数和散射位相函数则由组织的电磁性质或折射率及其分布决定。

于是光在生物组织中的传播就可看成是某种要么被弹性散射、要么完全吸收的粒子在组织中的传输方法，这就是传输模型理论。它认为光在生物组织中是光子在与各种细胞不断碰撞的过程中传输的，假设相邻散射粒子之间不存在相互作用，散射体和吸收体在介质中是均匀分布的，忽略衍射光和偏振效应，忽略其波动性，而直接考虑光能量在浑浊介质中的传播。该理论最大的优点在于不再出现衍射和偏振等物理光学概念，仅有所谓的由实验确定的光波性质基本参数即吸收系数、散射系数和散射位相函数。一旦已知这些光与组织的相互作用参数，在给定的光照方式和边界条件下，光能流率［$\Phi(r)$］或其他参量如反射率 $R$、透过率 $T$ 等分布均可由相关的数学模型唯一地确定。在描述光在生物组织中传输的两类基本理论中，传输理论不及解析理论严格，但大量实验表明，它适合大多数的实际问题，同时由于生物组织散射的各向异性、介质非均匀性、复杂的几何形状及其在红光与近红外光波段具有高散射低吸收的特点，其传输方程的解多采取扩散近似理论及 Monte Carlo 模拟方法等处理。

扩散近似理论认为当红光和近红外光入射到具有高散射低吸收的介质内部之时，主要以漫散射光的形式存在，相干强度远远小于非相干强度，在这种情况下可以用辐射强度的传输特性来描述漫散射光子的统计行为。当光子经大量的散射过程之后，已失去相干性，这时可忽略其波动性，只需考虑漫辐射强度的传输，从而简化多重散射占统治地位的情况，也就是在散射比吸收强得多的介质中适用。然而大多数生物组织在红光和近红外光波段的散射比吸收高两个数量级以上，正好适用于应用扩散近似理论来描述。

Monte Carlo 方法是上述传输方程的有效率数学模拟方法之一，是假设光子是个中性粒子，并假设在有限的体积元内组织的光学特性是均匀一致的，且在不考虑干涉、荧光、偏振等效应的前提下描述光子传输的局部规律即描述光子—组织相互作用点间光子运动步长概率分布以及散射发生时光子散射目的概率分布，它不仅适用于处理复杂的边界条件，而且能获得光在组织内部传输的空间分布信息。并通过实际的组织样本进行一定的简化，生物组织的光学特性参数按照 Boltzmann 传输方程在一定条件下求近似解得到组织中光分布的理论形状，而生物组织光学特性参数的测定主要是通过对组织漫反射率和透过光谱的研究获得。

随着激光医学的发展，激光在心血管病和消化道疾病中的应用越来越受到人们的重视。近年来，出现了许多新的技术如激光血管吻合术、激光血管形成术、消化道激光标记活检等。生物组织对激光的吸收、激光的穿透深度及激光能量在组织内的分布等光学性质是激光临床应用的基础。

## 三、光与生物组织的相互作用

### （一）光与生物组织的相互作用

光作为一种电磁波，在生物组织中传播时，必然会出现各种光学现象，它既被吸收又被散射，而且是非均匀分布的，不同部位的散射和吸收各不一样。

光在组织中的吸收是由于血红蛋白及肌红蛋白的原血红素、胆红素、线粒体中的呼吸色素、黑色素以及光动力治疗期间所加入的光敏染料等发色团所引起的。在"治疗窗口"（即波长为 600 ~ 1 300 nm）中，光吸收相对较低而散射相对较强，因而有较强的散射光从组织中渗透出来成为可被探测到的光。此刻，对大多数软组织来说，其吸收最小。波长小于 600 nm 的可见光，光的吸收会由于血红蛋白、黑色素以及其他色素的影响而升高，在紫外波段，会由于蛋白质、核酸的强吸收而升高；在红外波段，组织中水的吸收又很高。

光的吸收可用吸收系数（$\mu_a$）来表示，它表示单位路径（$dz$）内光子因吸收而损失的光能量（$d\Phi_a$），即：

$$\mu_a = d\Phi_a / dz \tag{6}$$

它表示每单位长度光子被吸收的概率，或者吸收事件发生的频率。吸收系数随波长的变化而明显变化，它的值与组织的血含量、氧化状态以及其他色素的含量有关。在"治疗窗口"内，大多数生物组织的吸收系数在 1 ~ 100 cm$^{-1}$。

光的散射可以用散射系数（$\mu_s$）来表示，同吸收系数一样，它表示发生光子散射时的频率，或者单位路径内光子因散射而损失的光能量（$d\Phi_s$），即：

$$\mu_s = d\Phi_s / dz \tag{7}$$

散射是由于在显微水平上组织折射率不均匀造成的，如包围每个细胞以及某个细胞内部的水样类脂膜界面、细胞间质中的胶原纤维等就具有不同的折射率。它的典型值是 $10 \sim 100 \text{ cm}^{-1}$。

对组织来说，光子的吸收和散射事件的发生决定了光在组织中的空间分布情况。但是在边界处（空气—组织），组织折射率的影响也很大。当一束光照射到组织上时，由于二者折射率的不同，一方面在空气—组织界面将引起组织的镜面反射和漫反射，另一方面在空气—组织界面处又将产生内反射。其实由于生物组织是各向异性的介质，在组织内部的散射就是由于各处折射率不均匀造成的。大多数研究者认为，由于组织中含水量达到 80% 甚至更高，所以软体组织的折射率可以根据其含水量的大小来计算。研究表明，软组织的折射率 $n$ 在 $1.37 \sim 1.41$（水的折射率为 1.33）。而对于脂肪组织，其折射率 $n=1.45$。

在大多数生物组织中，吸收和散射同时存在，这种介质在光学上称之为浑浊介质。介质折射率的不均匀性引起散射的不均匀性，对同一波长来说，散射光强的空间分布既取决于散射体的形状和大小，又取决于散射体和介质在折射率上的差异。在皮肤光学中，瑞利散射、Mie 散射等同时存在，在没有散射时，光吸收服从 Beer 定律，即光谱透射率与介质厚度 $x$ 和吸收体的浓度 $c$ 有如下关系：

$$T(\lambda) = 10^{-\varepsilon(\lambda) \cdot c \cdot x} \tag{8}$$

对于生物组织这种高散射介质来说，大多数光子将受到多次散射，此时辐射光在进入介质后将迅速变为完全漫射，而不是单个散射的空间分布。如果辐射是各向同性的，可以证明光子通过一定厚度组织的平均行程为其厚度的 2 倍，其散射和吸收也为原来的 2 倍。对厚度为 $dx$ 的组织有：①散射体的尺度小于样本的厚度；②入射光是漫射光；③样本和外介质因折射率引起的单向反射可以忽略不计，样本内的辐射可以简单分为来回两个反向漫射的叠加。组织的散射系数 $s$ 和吸收系数 $a$ 分别表示漫射辐射在每个单位微分行程中被后向散射和被吸收的百分数，即：

$$dI = (-aI - sI + sJ)dx - dJ = (-aJ - sJ + sI)dx \tag{9}$$

其中，$I$ 和 $J$ 分别为前向散射与后向散射的光通量。

上述宏观现象都是通过微观的物理变化产生的。从微观层面来看，分子的能级比原子的能级要复杂得多，除了电子态外，原子在分子中的不同自由度决定了分子具有不同的振动能级，因此，分子的每一个电子能态通常包含有若干个可能的振动能级。在生物组织内部，不同能级之间的跃迁对应着不同的物理过程。当具有合适能量的光入射到组织体上时，光吸收可能使电子向上跃迁到不同电子激发态的不同振动能级上，当然也有可能使分子实现不同的振动能级之间的跃迁；而电子从高能级到低能级的衰变过程中也可采用无辐射跃迁的方式向周围发出热而将多余的能量消耗掉，从而形成了光热、光声、光电导等现象。对于某些组织体，电子从最低激发态的最低振动能级开始的向下跃迁过程还可能采取发出一个光子但不改变其自旋的过程的方式，所发生的光子即为荧光；对于某一类具有受激态的物质，处于基态振动能级上的分子与入射光子碰撞后获得能量跃迁到受激态，如果分子从受激态向下跃迁时回到了电子基态中的其他振动能级时，此时不但会观察到和入射光同频率的光（瑞利散射），也会同时观察到比入射光频率大和小的光，也就是发生了拉曼散射。

### （二）激光加热生物组织与疾病诊断的科学依据与原理

激光是一种光，它具有很高的能量。从能量的角度来看，当激光作用于生物组织时，生物分子吸收入射到组织中的光子能量，其振动和转动加剧，即激光光子能量转化为生物分子的动能，分子振动动能即为通常意义上的热能。热能的产生在宏观上表现为生物组织温度升高，由此产生光化学效应和热效应。生物组织的生热机制和光子能量有关，低能量光子可引起生物体直接生热，而高能量光子一般经过一些中间过程使生物体生热，故生热的途径有两种，其一为吸收生热，生物分子吸收激光特别是红外激光光能，本身运动动能增加，温度升高；其二为碰撞生热，生物分子吸收激光光能跃迁到某一激发态，再返回到原来的能态或其他低能态时与周围其他生物分子发生多次碰撞，同样使周围分子运动动能增加，温度升高。

激光生物热效应的对外表现为生物组织局部温度升高，具体表现是热对生物细胞的热杀、组织的热敷、热凝、切开、汽化、热化反应和热至压强等。而激光作用于生物组织，最终产生的热效应的形式与激光的参数、生物组织的特性及生物体的机体状态有关。

激光辐照在生物组织上产生能量的多少取决于激光的波长和组织的吸收系数，组织吸收光子能量后，假设单位组织体积元内产生的热量为 $q(\vec{r},t)$，则整个体积内所获得的热量为：

$$Q_G = \int_v q(\vec{r},t)\mathrm{d}v'$$

（10）

对激光照射的组织来说，主要的能源来自激光：

$$q(\vec{r},t) = AS(\vec{r},t)$$

（11）

式中，$S(\vec{r},t)$ 为光源函数，$A$ 为组织的吸收系数。

生物组织获得能量后将不停地向周围组织进行热交换，热交换的方式主要有辐射、传导和对流三种。假设热交换损失的热量为 $Q_L$，如果组织获得的能量严格地等于其失去的能量，则认为组织处于热平衡状态；否则，如果获得的能量与失去的不相等，那么相差的那部分能量要么被存储，要么被提取，而这都将导致局部组织温度的变化。对于激光照射来说，多余部分的能量 $Q_S$ 将在组织中被存储起来：

$$Q_S = \int_v \rho C[\partial T(\vec{r},t) / \partial t]\mathrm{d}v$$

（12）

其中，$\rho$ 表示组织的密度，$C$ 为比热，$T(\vec{r},t)$ 为组织的温度分布函数。根据热力学的能量守恒定律可得：

$$Q_G = Q_L + Q_S$$

（13）

在进行传热计算时，由于自身新陈代谢产生的能量值相对非常小，通常将其忽略。实际上生物组织的热平衡是一个非常复杂的过程，在进行热量流动分析时，要从多方面来考虑，如组织的结构和功能不同，其侧重的热传输的方式也不一样。对于体表、肌肉和内脏器官来说，由于本身存在这些温度差异，同时与外界进行热交换的条件也大不一样，因此，在对组织和激光热相互作用作数学简化以建立热平衡方程时，要针对具体的组织作全面的分析。通常在进行数学模拟时，以下因素是应当注意考虑的：组织的几何形状，组织的光学与热学特性，包括吸收系数、散射系数、比热、传热系数、组织密度以及随温度的变化，如血管分布、血液灌流速率及组织边界环境条件等。

由热学的基本原理可知，物体热量的传输有三种不同的方式：辐射、传导、对流。对激光组织的热相互作用来说也不例外，掌握和理解组织在激光作用下三种热传输方式的内涵，对于从数学上把握和模拟组织的热扩散理论是非常关键的。

热辐射是在两个非接触的系统进行热传输的一种方式，其主要的特点是无须中间介质参与。人体总是不断地向周围辐射热量。理想的辐射体是黑体，由 Planck 黑体辐射定律，物体辐射的光谱辐射出射度为：

$$W_{\mathrm{b}}(\lambda,T) = \varepsilon \bullet K_1 \lambda / [\exp(K_2 / \lambda T) - 1] \tag{14}$$

其中，$K_1$=3.743×10$^8$（W·μm$^4$·m$^{-2}$），$K_2$=1.4387×10$^4$（μm·K），$\varepsilon$ 为物体的发射率，黑体的 $\varepsilon$=1，人体皮肤在 $\lambda > 4\,\mu m$ 时，$\varepsilon$ 的平均值为 0.99，且与肤色无关，在 $\lambda \approx 2\,\mu m$ 时发射率接近 1。组织之所以辐射热量是因为吸收了热量的缘故，它的发射率和吸收系数有着密切的关系。上面的公式说明了组织的光谱辐射出射度和波长、物体的绝对温度之间的关系。如果把组织看作一个灰体，那么对于处于某一温度 $T$ 下的组织来说，其在整个光谱范围内的光谱辐射出射度由维恩位移定律得到：

$$E(T) = \varepsilon \sigma T^4 \tag{15}$$

其中，$\sigma$ 为 Boltzmann 常数。它说明灰体的辐射功率与其绝对温度的四次方成比例，注意这里的组织的发射率应取平均值 $\varepsilon = 0.97$。虽然人体是一个强辐射体，但是在考虑激光与组织热相互作用的时候，由于人体的温度相对较低，相对入射的激光来说，人体辐射的能量和组织与外界交换的热量常常可以忽略，但在有吹风冷却时不可以忽略。

热传导是激光—组织热效应需要考虑的最重要的传热方式，在连续激光或者脉冲激光作用下，组织吸收的热量主要是通过这种方式向周围的组织传递的。它的特点是由于组织内部存在温度梯度，由傅立叶定律，热能将从温度高的地方向温度低的地方流动，流动的能量为：

$$Q = -kA(T_2 - T_1)\Delta t / \Delta L \tag{16}$$

上式中，$T_2 > T_1$，$A$ 为传热方向上的截面积，$\Delta t$ 为热传导的时间，$\Delta L$ 为热传导的传输长度，$k$ 为热导率。

组织传热的另一种主要方式是对流方式，它是流体与固体之间最普遍的传热方式。对组织来说，组织内部有丰富的血管和毛细血管，血液的流动必然产生热量的传输，特别是在大动脉和静脉之间，对流是其进行热交换的主要方式。由于人体各部分的组成和各个器官的功能的差异，人体是一个高度各向异性的复杂的有机体，人体通过血液循环使热量在不同大小的血管之间交换，通过自身内在的力量达到体温调节的功能，人体通过对流方式传输热量的过程是相当复杂的。

在数学描述时，由血液流动（在组织热学研究中称为血液灌流）引起的热量变化可根据牛顿定律和一定的数学简化近似计算为：

$$Q_{\mathrm{b}} = \int_v \rho_{\mathrm{b}} c_{\mathrm{b}} w_{\mathrm{b}} [T_{\mathrm{art}}(r',t) - T(r,t)]\mathrm{d}v \tag{17}$$

上式中，$T_{\mathrm{art}}$ 为动脉血的温度，$T$ 为静脉或人体的平均温度，$\rho_{\mathrm{b}}$ 为组织密度，$c_{\mathrm{b}}$ 是血液的比热，

$w_b$ 为血流速率。在激光辐射下，这种近似只有在小血管和血流速度慢的时候是有效的，在建立组织传热方程时，是否将其计算在内，要根据组织的血含量和血流量以及曝光时间共同决定。

在激光和组织相互作用的时候，人体辐射能量与瞬态激光相比可以略去，而在组织表面由于空气的对流损失和人体体温调节等产生的热量损失也是可以忽略的，综上所述，我们可以得到组织的热平衡等式：

$$\int_v S(r',t)\mathrm{d}v = \int \rho c[\partial T(r',t)/\partial t]\mathrm{d}v' - \int k\Delta T(r',t)\cdot\hat{n}\mathrm{d}A' - \int_v \rho_b c_b w_b[T_{art}(r',t) - \mathrm{T}(r',t)]\mathrm{d}v \quad (18)$$

上式是进行生物组织传热研究的最基本的方程，概括了组织热传递的主要方程。组织灼烧、汽化和切割通常是在皮肤、肌肉组织中进行的，虽然这些组织在结构上存在大量的毛细血管，由于血液的灌流必将引起热量的传输，但是相对于入射的激光能量来说，灌流热损失是非常小的，在一定条件下，平衡方程右边的血液灌流项也不予考虑。研究表明，当温度大于65℃时，不考虑对流损失的影响，理论温度分布与实测结果的误差是很小的。

生物组织的蛋白质凝固变性通常发生在 60 ~ 70℃，根据蛋白质变性的程度可以估计生物组织的热损伤的大小。通常要测定细胞开始坏死的精确温度是很难的，但是通过计算在某个温度上所存活的分子或者细胞的损失速率可以记录组织变性的情况，这种描述热损伤的统计模型是由 Arrhenius 提出来的，通常称之为 Arrhenius 方程。假定初始浓度为 $C_o$（活的分子或细胞）的组织，在 $t$ 时刻的浓度变为 $C_t$，即分子失活的速率为：

$$\mathrm{d}C_t/\mathrm{d}t = -\mathrm{w}C_t \quad (19)$$

$C_t$ 为未被损伤的分子或细胞，w 称为失活常数。Biengruber 等人认为 w 与两种分子状态下的能量差 $\Delta E$ 有关：

$$\mathrm{w} = A\exp(-\Delta E/RT) \quad (20)$$

其中，R 是普适气体常数，其值为 $8.31\ \mathrm{J\cdot mol^{-1}\cdot K^{-1}}$，A 为 Arrhenius 常数，并可通过下式估算：

$$A \approx \frac{\mathrm{k}T}{\mathrm{h}}\exp\left(\frac{\Delta S}{\mathrm{R}}\right) \quad (21)$$

式中，$\Delta S$ 为激活熵，k 为 Boltzmann 常数，h 为 Planck 常数。由微分方程可以得到：

$$\ln C_t/C_o = -\int \mathrm{w}\mathrm{d}t' = -\Omega \quad (22)$$

因此 $\Omega$ 称为热损伤积分，由此可得，经过时间 $t$ 后仍然存活的分子浓度为：

$$C_t = C_o e^{-\Omega t} \quad (23)$$

如果 $\Omega=1$，表明只有 $1/e$（37%）的分子存活。大多数研究者将此热损伤积分值认定为组织坏死的分界点，根据这一点，可以确定在一定时间间隔组织坏死的临界温度，也可推导在一定温度下组织不发生坏死的最长时间，即它们可以用下式来确定：

$$Atexp(-\Delta E / RT) = 1 \tag{24}$$

$\Omega=1$ 作为热损伤的一个转折点，那么对于 $\Omega < 1$ 的热损伤被认为是可以恢复的损伤，$\Omega > 1$ 的热损伤被认为不可以恢复，如果 $\Omega=0$，所有的分子或者细胞都保持原有的状态，组织没有热损伤。

生物细胞只能在适宜的温度下生存，当温度上升到一定程度时，即使温度本身不太高，只要持续足够的时间，酶也会因为蛋白质变性而失去活性；从而造成细胞或组织的损伤甚至死亡。当温度上升足够高时，即使持续时间不长，也会使得一些酶的活性大大降低，即使温度恢复正常，其活性也不能完全恢复到原来的水平。

所以，生物组织的破坏是激光作用时间和组织温升的函数。就其温升来说，当温升超过体温，又在45℃以下时，只会出现温热感，重者会出现红斑；温升在45~50℃时，称为体温过高。如果这种体温过高的状态持续几分钟，大部分组织就会出现坏死；温升超过50℃时，可观察到酶活性明显地减弱，导致细胞固定，而且细胞的某些修复性机制也被损坏；在60℃时，蛋白质和胶原蛋白发生变性，而导致组织的凝结和细胞的坏死，相应在宏观上可以看到组织变暗；如果温升高于80℃，膜的通透性急剧提高；在100℃时，大多数组织中的水分子开始汽化，出现气泡，从而引起组织的机械破裂和热分解；当高于150℃时，炭化发生，可见邻近组织变黑且冒烟；当温升高于300℃时，组织出现熔化。可见，生物组织的热效应与其局部的温升密切相关。

### （三）临床医学相关背景及应用

近年来激光在临床的应用主要包括诊断和治疗两部分。目前诊断还处于研究阶段，不少很好的诊断方法尚不成熟，还未应用于临床。治疗主要包括强激光治疗、弱激光治疗和光动力学疗法三个领域。

强激光治疗是最成熟的方法，治疗范围较广，主要包括良性增生或狭窄、恶性肿瘤、色素病变和结石。治疗方式主要有体表治疗、内腔治疗、介入治疗和开放手术下治疗。强激光热作用可用于光致热凝固，实际上包括热致红斑、热致水疱、热致凝固，如肿瘤的激光温热疗法、激光组织融合术、眼科视网膜焊接术、血管瘤等凝固止血术等。强激光热作用的另一方式是切除，有激光汽化与切割，涉及生物组织的热致汽化、热致炭化、热致燃烧和热致切割等。

弱激光治疗具有设备造价低廉、安全简便的优点，是临床上最普及的治疗方法。弱激光热作用主要用于理疗，以改善局部血液循环、组织营养，促进代谢和修复，改善神经系统功能等，治疗范围包括慢性炎症、神经疼痛以及其他疾病。治疗方式主要有局部照射、穴位照射和腔内照射。弱激光治疗在中国最有特色的是激光针灸治疗包括炎症、损伤、免疫性疾病、甲状腺功能亢进、高血脂、高血压以及神经系统的病变，其特点是无创、无痛、安全、缓效、低剂量。

光动力学疗法即光敏治疗是激光医学最活跃的领域，应用范围主要是肿瘤的诊断和治疗、血管病变等其他疾病的治疗。治疗方式主要有体表治疗、腔内治疗、介入治疗以及其他治疗。光动力学疗法是利用某些光敏材料与癌细胞具有特殊亲和力这一特点，在激光的作用下发生光动力学反应，产生单态氧和其他自由基杀死癌细胞以达到治疗癌症目的，常用的光敏剂有血卟啉衍生物（HPD）等。临床上主要是利用光动力学作用治疗恶性肿瘤以及皮肤鲜红斑痣、外阴白斑，选择性去除动脉粥样硬化斑块，清除血液制品中的病毒等。

在积极开展临床应用的同时，人们正在深入研究致病机制以便开创激光医疗的新方法和新途径。激光特别是低功率激光对机体有多种生物刺激效应，涉及机体各个部分和器官，并可激活巨噬细胞活性，激活后可产生多种活性物质，增强机体抗感染、抗肿瘤及免疫调节作用。比如在 He-Ne 激光器穴位照射对小鼠腹腔巨噬细胞功能影响的研究过程中，科学家发现用激光照射人体某些穴位可调节或增强机体免疫功能等。

（黄　勇　李晓晨）

# 第二节　容积激光成像的原理与构造

## 一、容积激光成像的原理与技术发展

### （一）VLE's（或OCT）技术简介

伴随着前沿科技的进步和社会的快速发展，人类对未知世界的探索也在不断地深入。在生物领域，人们不仅越来越注重身体健康问题，也对生物组织内部的微观结构、代谢机制、基因表达以及病理特征等展开了研究；而在非生物领域，材料的内部结构性能、损伤检测等问题也影响着工业的发展。20 世纪 90 年代初，OCT 作为一种高分辨率成像的技术得到了快速发展，因为其非侵入、高灵敏度、实时成像的优势成为各个领域成像的研究热点，极大地满足了人们对于生物及非生物领域未知世界的探索需求，是一种极具潜力和应用前景的光学成像技术。

OCT 是基于干涉仪成像技术的优秀典型代表，它利用外差探测技术，将两束光通过使参考臂和样品臂发生干涉，对干涉信号进行分析处理来得到样品的结构图像。其中扫描装置能够使入射光波在被测样品表面进行一定范围的扫描，携带了样品的表面和深度结构信息的后向反射光和背向散射光会与参考光发生干涉，干涉信号被探测器接收即可实现对样品层析结构的再现。OCT 成像技术在现代临床诊断和治疗过程中都受到了越来越多的重视，它能够对一些疾病进行初期的筛查和判断，并且能够对患者的治疗和恢复过程进行实时监视，具有很多重要的医学功能。图 1-2-2-1 将超高分辨率 OCT 成像技术以及传统 OCT 成像技术与一些生物医学中常用的其他成像手段在成像质量上进行了对比。

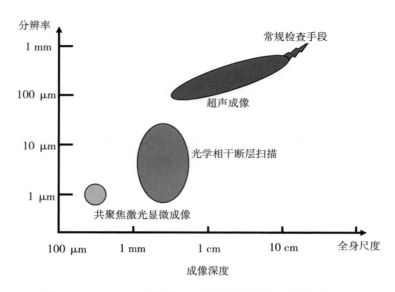

图1-2-2-1 OCT成像技术与其他常用成像方法的对比

## （二）VLE's（或OCT）技术的成像原理和过程

### 1. VLE's（或OCT）成像原理（图1-2-2-2）

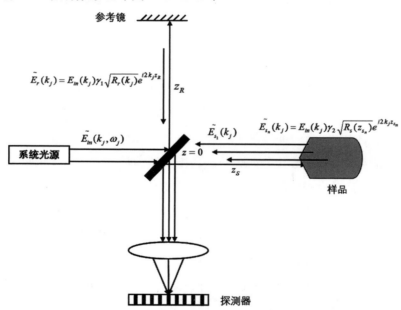

图1-2-2-2 VLE's（或OCT）成像原理图

在建立 VLE's（或 OCT）成像模型时，首先假定样品是层状结构，同时，考虑入射光中的某一单频率入射光振动：

$$\tilde{E}_{in}(k_j, \omega_j) = E_{in}(k_j)e^{i(k_j z - \omega_j t)} \tag{25}$$

其中，$\omega_j$ 和 $k_j$ 分别为该光波的角频率和波数，$E_{in}(k_j)$ 为该波长入射光的振幅。定义在分束器位置 $z=0$，假设分束器的分振幅比为 $\gamma_1 : \gamma_2 (\gamma_1^2 + \gamma_2^2 = 1)$，则经过参考镜反射后返回分束器位置的参考光的复振幅为：

$$\tilde{E}_r(k_j) = E_{in}(k_j)\gamma_1\sqrt{R_r(k_j)}e^{i2k_jz_R} \tag{26}$$

其中，$z_R$表示参考镜到分束器的光程，$R_r(k_j)$为参考镜对波数为$k_j$的光的反射率，假定$R_r(k_j)$对所有光波长均相等，即$R_r(k_j) = R_r$。

在样品臂中，样品光入射到被测样品上，穿透样品时被不同深度的样品散射。假设样品由$N$层结构构成，假设第$n$层到分束器位置的光程为$z_{s_n}$，后向反射率为$R_s(z_{s_n})$，不考虑多次散射效应，则从该层后向反射回分束器的光波复振幅可以表示为：

$$\tilde{E}_{s_n}(k_j) = E_{in}(k_j)\gamma_2\sqrt{R_s(z_{s_n})}e^{i2k_jz_{s_n}} \tag{27}$$

到达分束器的样品光是整个成像深度范围内的所有深度后向反射光的叠加，即样品光的复振幅为：

$$\tilde{E}_s(k_j) = \sum_{n=1}^{N}\tilde{E}_{s_n}(k_j) = \gamma_2E_{in}(k_j)\sum_{n=1}^{N}\sqrt{R_s(z_{s_n})}e^{i2k_jz_{s_n}} \tag{28}$$

在分束器处，样品光和参考光相遇并产生干涉：

$$I(k_j) = \left\langle \tilde{E}(\omega_j,k_j)\tilde{E}(\omega_j,k_j)^* \right\rangle \tag{29}$$

式中，$\tilde{E}(\omega_j,k_j) = \gamma_1E_{in}(k_j)\ e^{j(k_jz_r-w_jt)} + \gamma_2E_{i_n}(k_j)\sum\sqrt{R_s(Z_{s_n})}e^{i(k_jz_{s_n}-w_jt)}$，表示参考光和样品光的合成振动。该频率的干涉光经探测光路传播到达探测器阵列，并被其某个单元探测，假设由第$j$个单元探测，其输出光电流为：

$$i_d(k_j) = \eta(k_j)\left\langle \tilde{E}(\omega_j,k_j)\tilde{E}(\omega_j,k_j)^* \right\rangle \tag{30}$$

其中，$\langle * \rangle$表示对时间取平均值，$\eta(k_j)$代表探测器对波数为$k_j$的光波的光电转换效率，将上式展开得：

$$i_d(k_j) = \eta(k_j)\left\{ \left|\tilde{E}_r(k_j)\right|^2 + \left\langle \tilde{E}_s(\omega_j,k_j)\tilde{E}_s(\omega_j,k_j)^* \right\rangle + 2\mathrm{Re}\left[ \left\langle \tilde{E}_r(\omega_j,k_j)\tilde{E}_s(\omega_j,k_j)^* \right\rangle \right] \right\}$$

$$= \eta(k_j)\cdot S(k_j)\left\{ \begin{matrix} \gamma_1^2R_r + \gamma_2^2corr\left[ \tilde{E}_s(k_j),\tilde{E}_s(k_j)^* \right] \\ +2\gamma_1\gamma_2\sqrt{R_r}\left[ \sum_{n=1}^{N}\sqrt{R_s(z_{s_n})}\cos\left[ 2k_j(z_R-z_{s_n}) \right] \right] \end{matrix} \right\} \tag{31}$$

式中，$S(k_j) = E_{in}^2(k_j)$表示光源功率谱，$corr(\cdot)$表示相关运算，$\mathrm{Re}[\cdot]$表示取复数的实部。式中第一项表示参考光的自相关，又称直流项，不包含信号频谱；第二项表示样品不同深度处返回的反射光的互相关项；第三项表示参考光与样品光的互相关项，即干涉项。

### 2. VLE's（或OCT）成像过程

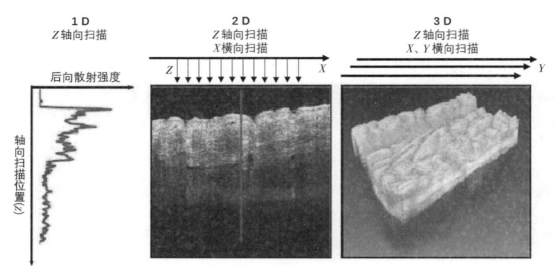

**图1-2-2-3　OCT系统成像过程**

如图 1-2-2-3 所示，为 OCT 技术三维成像过程。由于低相干光源的相干长度短，需沿光束传播方向（$Z$ 方向）移动参考臂改变光程差，称之为一次轴向扫描（A-Scan），得到样品表面一点不同深度的结构信息；进一步沿着 $X$ 方向移动样品臂，对样品进行一维横向扫描（B-Scan），得到由多个 A-Scan 构成的样品剖面结构信息图；最后沿着 $Y$ 方向移动样品臂对样品进行扫描（C-Scan），便可得到样品的三维结构信息图。该技术的轴向分辨率一般为 10 ~ 15 μm，1 μm 甚至亚微米的超高分辨率也已被报道，横向分辨率一般为几十微米，在皮肤等生物组织中的成像深度为 1 ~ 2 mm，成像速度最快的系统按等效 A-Scan 扫描速率，可简单地分类为"MHz-OCT"或"多 MHz-OCT"。

大部分 OCT 的测量对象都是生物组织，而生物组织内的介质都是不均匀的，对入射到其内部的光波也会表现出不同的特性，当光波在生物组织中传播时，可能会发生散射、反射和吸收等现象，光波的振动幅度、相位、偏振态等特性也会有变化。当光波的带宽在 650 ~ 1 400 nm 时，生物组织对光的吸收效应较微弱，所以这个波长范围是对生物组织进行探测的合适选择。

## 二、VLE's（或OCT）成像种类

### （一）TDOCT

针对传统的 TDOCT，$i_d(k_j)$ 在单个探测器上被捕获，需要扫描参考镜的位置移动来重建一个 Aline 的扫描信号。在探测器上得到的积分信号结果为：

$$i_d[z(t)] = \eta(k_t)S(k_t) \left\{ \begin{array}{l} \gamma_1^2 R_r(t) + \gamma_2^2 corr\left[\tilde{E}_s(k_t), \tilde{E}_s(k_t)^*\right] \\ + 2\gamma_1\gamma_2\sqrt{R_r(t)}\left[\sum_{n=1}^{N}\sqrt{R_s[(z_s(t))]}\cos\{2k_t[z_R(t+\tau)-z_s(t)]\}\right] \end{array} \right\} \tag{32}$$

这里假设光源的中心频率远远大于带宽 $\Delta k$，对于波束的随时间变化 $k_t$，通常描述为：

$$k_t = \left|\Gamma_{Source}(\tau)\right|k_0\Delta z(t) \tag{33}$$

其中 $k_0$ 为光源中心波数，$\tau = \Delta z/c = 2[z_r(t)-z_s(t)]/c$，$c$ 为光速。$\Gamma_{Source}(\tau)$ 是光源的时间相干函数，$\Gamma_{Source}(\tau)$ 理论上为 $S(k)$ 的傅立叶变换，通常情况下将光源的光谱看作理想的高斯分布：

$$S(k) = \frac{1}{\Delta k\sqrt{\pi}}\exp[-(\frac{k-k_0}{\Delta k})^2] \tag{34}$$

这里 $\Delta k$ 是频谱的半高全宽最大值。利用 $i = \Delta z/c$ 可以得到：

$$\Gamma_{Source}(\Delta z) = \exp[-\frac{(\Delta z)^2(\Delta k)^2}{4}]\exp(-ik_0\Delta z) \tag{35}$$

将其带入到（32）我们可以得到：

$$i_d[z(t)] = \eta(k_t)S(k_t) \left\{ \begin{array}{l} \gamma_1^2 R_r(t) + \gamma_2^2 corr\left[\tilde{E}_s(k_t), \tilde{E}_s(k_t)^*\right] \\ + 2\gamma_1\gamma_2\sqrt{R_r(t)}\left[\sum_{n-1}^{N}\sqrt{R_s[z_s(t)]}e^{-[z_r(t)-z_s(t)]^2\Delta k^2}\cos\left[2k_0z_R(t)-z_s(t)\right]\right] \end{array} \right\} \tag{36}$$

式（36）中只有一个反射器的半高全宽最大值 $\Delta k$ 决定了系统的分辨率：

$$RESOLUTION_{TDOCT} = \frac{2\sqrt{\ln 2}}{\Delta k} = \frac{2\ln 2}{\pi}\frac{\lambda_0^2}{\Delta\lambda} \approx 0.44\frac{\lambda_0^2}{\Delta\lambda} \tag{37}$$

其中 $\Delta\lambda$ 为源光谱在波长域中的半宽。由式（37）可知，更高的分辨率需要更宽的波段光源。

针对上述 TDOCT 的成像特性，其深度的成像主要靠对深度的轴向机械扫描得到，这带来了很多不可避免的缺点：首先，这对轴向扫描系统的性能要求较高，机械扫描引入的噪声会影响重构出的图像质量。其次，如要得到二维的层析图像，则需要深度的轴向扫描加上一维的横向扫描，即需要二维的扫描来得到二维的图像，如需得到三维的样品结构图，那就需要三维的扫描，这对扫描系统的精确度和扫描时间的充裕度提出了很高的要求，很多影响图像质量的因素，比如活体样品的抖动引起的误差，就在较长的扫描时间内被引入。TDOCT 的成像速度很难满足临床上对实时成像的要求。

（二）FDOCT

### 1. 谱域 OCT（SDOCT）

自 1995 年 SDOCT 技术被提出以来，国内外各研究小组围绕 SDOCT 技术开展了多方面的工作，改善了 SDOCT 系统的成像性能，拓宽了 SDOCT 技术的应用范围。SDOCT 技术在近 20 年的发展主要包括：成像性能的改善，功能型 SDOCT 系统的发展以及应用领域的扩展。

生物组织具有高散射特性，内部组织的折射率随深度和位置的变化有微小变化，光在生物组织中传播时被界面反射和散射，不同深度处的出射光的相位不同，所以，可以根据这些相位的变化对组织进行成像。OCT 是一种基于低相干光干涉测量的技术，它利用宽带光源的低时间相干性分辨检测介质不同深度的反射光或背散射光，获取样品的断层扫描图像。

SDOCT 系统中的纵向分辨率是由光源的带宽决定的，早期 SDOCT 系统的纵向分辨率由于受到光源带宽的限制，一般都在 15 μm 左右，随着光源技术的发展，出现了飞秒激光器，使得光源的带宽从几十纳米增加到几百纳米，使系统的纵向分辨率由原来的 15 μm 提高到 1 μm 左右。随着光源带宽的增加，色散对 SDOCT 系统纵向分辨率的影响也就越来越大。尽管目前提出了各种有效的方法来补偿色散对系统纵向分辨率的影响，并且补偿的效果令人满意，但是到目前为止，所有的补偿方法几乎都是补偿了整个深度内的平均色散或者只是补偿了 SDOCT 系统本身的色散。对于每个深度处的色散目前还没有行之有效的补偿方法。

OCT 系统样品臂的物镜一般所使用的都是低数值孔径的显微物镜，而不是为了获得高的横向分辨率使用高数值孔径的透镜。这是由于在 OCT 系统中，聚焦深度与横向分辨率是一种矛盾的关系。横向分辨率的提高要求使用大数值孔径的显微物镜，而焦深的增加则要求使用低数值孔径的显微物镜。为了解决 OCT 系统中的这一矛盾关系，改善系统性能，锥透镜以及多焦点 OCT 系统应运而生。当然，除了在系统上已达到改善横向分辨率的目的外，也有利用软件算法来改善横向分辨率的方法。

SDOCT 探测系统的核心是一个迈克尔逊干涉仪，光源发出的光经 2×2 光纤耦合器分为两束：一束作为参考光束射向参考臂内的平面反射镜；另一束作为测量光束射向样品臂内的样品。参考光束被平面镜反射与样品产生的背散射光在光纤耦合器内进行干涉，形成携带样品内部信息的干涉光。通过改变参考光与从样品不同深处返回的背向散射光的光程差，并使用探测器探测，可得到样品纵向的一维结构数据，再对样品臂的扫描进行横向控制，改变其光斑位置，就可以获得样品的二维测量数据。将矩阵信号经过计算机进行图像处理，并根据信号的强弱，赋予相应的灰度或者相应的色彩，从而得到样品的灰度或伪彩色的二维层析图像和三维立体结构图像。

图 1-2-2-4 描述了 SDOCT 的基本原理，SDOCT 干涉谱首先被光栅分光，在空间上分离并被阵列探测单元（$N$ 个离散单元）采样，再通过离散傅立叶逆变换得到深度方向的信息。

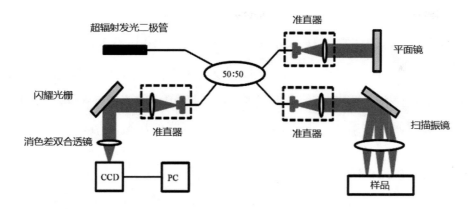

**图1-2-2-4 SDOCT系统的原理示意图**

同理，在建立 SDOCT 模型时，假定样品是层状结构，当光源为宽带光源时，将所有不同波长的单色光源的电场强度叠加：

$$E(z) = \int_{-\infty}^{+\infty} E(k,z)\mathrm{d}k = \int_{-\infty}^{+\infty} s(k)\exp\left[j(kz)\right]\mathrm{d}k = FT^{-1}\{s(k)\} \tag{38}$$

可以看出，宽带光源可以表示为光源电场强度振幅频谱的傅立叶逆变换。那么，经过分光元件分光后的参考光光场 $E_r(k,t)$ 和物光光场 $E_s(k,t)$ 分别表示为：

参考光光场：

$$E_r(k,t) = s(k)\exp(-j\omega t) \tag{39}$$

物光光场：

$$E_s(k,t) = \sqrt{TR} \cdot E_{in}(k,t)\int_0^{+\infty} R_s(h)\exp\left\{j\left[2k(r+nh)\right]\right\}\mathrm{d}h \tag{40}$$

由于样品光信号弱，所以通过光谱仪测得的干涉信号，可以将自相关项忽略不计，则测得的干涉信号强度为：

$$I(k) = TR|s(k)|^2\left\{1 + \int_0^{+\infty}\left[R_s(h)\exp(-j2knh)\right]\mathrm{d}h \right.$$
$$\left. + \int_0^{+\infty}\left[R_s(h)\exp(j2knh)\right]\mathrm{d}h\right\} \tag{41}$$

在 CCD 上获得样品的干涉信号后，得：

$$G_{\mathrm{obj}}(h) = FT^{-1}\left[I(k)\right] = \frac{1}{2\pi}\int_{-\infty}^{+\infty} I(k)\exp\left[(j2knh)\right]\mathrm{d}k$$
$$= \frac{1}{2\pi}\int_{-\infty}^{+\infty}\left\{TR|s(k)|^2\left\{1 + \int_0^{+\infty}\left[R_s(h)\exp(-j2knh)\right]\mathrm{d}h\right.\right.$$
$$\left.\left. + \int_0^{+\infty}\left[R_s(h)\exp(j2knh)\right]\mathrm{d}h\right\}\right\}\exp\left[(j2knh)\right]\mathrm{d}k \tag{42}$$

整理得：

$$G_{obj}(h) = (TR)FT^{-1}\{s(k)\} \otimes \left[\delta(0) + R_s(h) + R_s^*(-h)\right] = U \otimes H \tag{43}$$

可以看出，经过傅立叶逆变换后，干涉信号成为输入光功率$U$和相应的函数$H$的卷积。函数$H$有三部分，分别为：$\delta(0)$表示常数（直流项），即$h=0$时反射面的信息；$R_s(h)$表示样品的深度信号，是来自参考镜反射面的散射势，表示的是样品内部真实的层析结构；$R_s^*(-h)$是层析结构的镜像。

### 2. 扫频激光 OCT（SSOCT）

SSOCT 技术在原理上与光学频域测距（OFDR）技术是相通的，都采用光纤低相干干涉技术，光纤低相干干涉技术源于 20 世纪 80 年代末，其最初主要用来测量光通信系统中的背向瑞利散射，来确定光纤的损耗特性及缺陷的位置，主要结构是一个迈克尔逊干涉仪，迈克尔逊干涉仪不仅结构简单，而且精度高。如图 1-2-2-5 所示为一个迈克尔逊结构的光纤低相干干涉结构的示意图，由宽带光源发出的光经过耦合器后分为两束，分别进入迈克尔逊干涉仪的样品臂和参考臂，参考光通过镜面反射返回，样品光通过待测器件后向散射和反射作用返回，调节样品臂和参考臂的光程差使其满足相干条件，那么从两臂返回的光在耦合器中汇聚就会发生干涉。根据部分相干理论和傅立叶光谱学理论可知，两束返回的光发生干涉后形成的干涉光谱中含有待测器件的信息，因此对该干涉光谱进行分析就可以得到待测器件的一些物理特性。由于扫频光源输出的光波长随时间变化，因此干涉光谱中必定包含了不同波长的光形成的干涉信号，这些信号在时间上是具有先后顺序的，所以能够用探测器直接探测干涉光谱，根据时间先后就可以用数据采集卡采集到不同波长的光的干涉信息，对采集到的信号进行数据处理和图像重建，就可以实现样品层析结构成像。

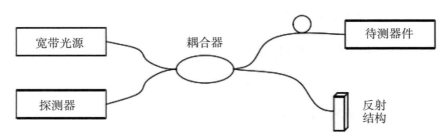

**图1-2-2-5 光纤低相干干涉结构**

SSOCT 技术与 SDOCT 技术都属于傅立叶域 OCT 技术，因此在原理上它们是相通的，区别在于光源和干涉光谱的提取方式，SDOCT 技术采用宽带光源，基于 CCD 或者 CMOS 相机获取干涉光谱数据，而 SSOCT 技术采用扫频光源，通过光电探测器获取干涉光谱。从干涉光谱信息的编码方式来说，SDOCT 技术是将干涉光谱进行空间编码，而 SSOCT 技术采用时间编码方式。由于生物组织对不同波段的光的吸收情况不同，因此各波段使用的 OCT 技术也有区别。CCD 相机在 800 nm 波段具有非常高的灵敏度，随着波长的增加灵敏度逐渐降低，并且 800 nm 波段对眼睛等弱散射组织成像时可以实现更高的分辨率，临床上的眼科 OCT 就是采用 800 nm 波段的 SDOCT 技术。但是对于其他的强散射组织，比如皮肤组织，800 nm 波段的光由于波长较短只能达到较浅的位置，因此常用 1 000 nm 或 1 300 nm 波段的光对生物组织成像，理论上波段波长越长，成像深度越深，因此为了增加成像深度，也有用 1 550 nm 波段搭建 SSOCT 系统的。由于 CCD 相机在这个波段的灵敏度较低，不适合再采用 SDOCT 技术，因此常采用 1 000 nm 和 1 300 nm 波段的 SSOCT 技术对生物组织成像。也就是说 SSOCT 技术能够利用较长波段的光对高散射组织成像。除此之外，SSOCT 系统的成像速度比 SDOCT 系统更快，这主要得益于高速扫频光源和高性能采集卡的发展，SDOCT 系统的成像速度主要受到 CCD/CMOS 相机积分时间的限制。因此，SSOCT 技术已经成为 OCT 技术的主要研究方向，但是在需要高分辨率的领域，例如眼科成像方面，还是采用 800 nm 波段的 SDOCT 技术。

### （三）功能型 OCT

针对 OCT 技术的不同应用场合发展了一些功能型 OCT 系统，这些功能型 OCT 利用样品后向散射光的相位、偏振等特性的改变实现探测，提高 OCT 技术的测量能力，常用的功能型 OCT 主要包括：光谱 OCT（SOCT）、极化敏感 OCT（PS-OCT）和多普勒 OCT（DOCT）等。

#### 1. SOCT

SOCT 与传统的 OCT 系统的不同主要是在数据处理部分，通过对干涉信号进行加窗傅立叶变换，或者通过 Morlet 小波变换实现对光谱信息的测量。对于 TDOCT 系统而言，要获得光谱信息需要选择一个合适的深度窗口函数，因为窄的深度窗口意味着所重建的信号的深度分辨率比较好，但是光谱分辨率比较差，而宽的深度窗口意味着重建信号的深度分辨率比较差，光谱分辨率比较好。对于 FDOCT 而言，由于 CCD 上探测到的是光谱干涉信号，为了既能获得深度信息同时又能获得光谱信息，需要对干涉光谱进行加窗傅立叶变换，与 TDOCT 不同的是，FDOCT 系统的窗口函数是用光谱窗口函数代替 TDOCT 系统中的深度窗口函数。目前 SOCT 在临床应用方面还处于研究阶段，其主要应用方向包括血氧饱和度测量、癌症前期病变、血管内的斑块以及烧伤等领域。

#### 2. PS-OCT

PS-OCT 是在传统 OCT 技术的基础上引入偏振元器件，利用光矢量特性探测生物组织内部的双折射信息，PS-OCT 主要被应用于牙科，这是因为牙齿中的牙釉质具有很强的双折射特性，而这种双折射特性是传统的 OCT 技术无法探测到的。

PS-OCT 是 OCT 的一种功能扩展，它可以通过控制入射光的偏振状态和使用额外的偏振光检测单元来测量样品不同深度处反射光的偏振态，进而计算样品的偏振特性，主要是双折射特性和二向色性。与 OCT 技术相同，PS-OCT 也经历了由自由空间型到光纤型的转变，由时域系统到 SDOCT 或 SSOCT 系统的转变。除这些与普通 OCT 相似的发展之外，PS-OCT 也发展出了多种不同的系统结构和计算样品偏振信息的方法。从计算方法上区分，有基于斯托克斯矢量、穆勒矩阵的计算方法和基于琼斯矢量的计算方法。从系统和工作原理上区分，有限制入射态的自由空间型的 PS-OCT，也有目前较为流行的采用多种入射偏振态的光纤型的 PS-OCT。其中自由空间型的 PS-OCT 限制了入射光的偏振态，并将其与反射光的偏振态对比求得的由双折射效应产生的相位延迟。而对于光纤型的 PS-

OCT，由于光纤会改变光的偏振态，所以通常使用两束偏振状态正交的入射光，分别得到反射光的偏振态，最后计算样品的偏振信息。

2001 年，Hitzenberger 等人发表了一篇关于自由空间的 PS-OCT 的论文，并对鸡心肌进行了成像。这种最初的 PS-OCT 通过测量生物样品的反射光的斯托克斯参数，计算样品的偏振特性。这种方法由于需要严格控制入射光的偏振状态，不能很好地适用于光纤型的 OCT 系统。

自由空间型 PS-OCT 系统需要使用大量的光学元件，还需要精确控制样品臂和参考臂的光的偏振态。这是由于自由空间型 PS-OCT 计算样品的偏振信息时需要入射光的偏振态信息和反射光的偏振态信息。为了使 PS-OCT 系统更加稳定并且便于移动和集成，研究人员希望能搭建基于光纤的 PS-OCT 系统。由于光在光纤中传输时会发生偏振态变化，使得样品处的入射光的偏振态未知，所以无法沿用自由空间型 PS-OCT 的方法计算样品的偏振特性。另外，如果以一束线偏振光作为入射态照射样品，入射光的偏振态也有可能与样品的光轴平行或正交，使得样品无法改变入射光的偏振态，从而无法正确计算样品的偏振信息。

研究人员使用多入射态的方法解决了上述问题，即使用两束偏振状态正交的线偏振光照射样品，并分别获得两束反射光的偏振态。使用这种方法的光纤型 PS-OCT 系统可以无须知道两种入射光的具体偏振态，只需要保证两种入射偏振态的正交性即可。而且，即使其中一束线偏振光的偏振态与样品的光轴正交或平行，也会有另一束偏振态正交的线偏振光进行补充，从而弥补了单一入射态的弊端。这种 PS-OCT 最终通过对比两束反射光的偏振态计算出样品的琼斯矩阵或穆勒矩阵，并将样品表面的琼斯矩阵和样品内部的琼斯矩阵作对比，消除光纤对偏振态的影响，最终得到样品的偏振信息。

### 3. DOCT

DOCT 是利用运动物体的多普勒效应测量多普勒频移实现对运动物体的速度测量。DOCT 主要应用于对生物组织的血流进行成像，目前已被成功应用于分析皮下组织的血管形状、监测光动力学疗法等领域。由于 DOCT 利用的是多普勒效应，所以它并不能够探测与探测光垂直方向上的运动。

为了获得生物组织的一些特异性参数信息，OCT 技术在功能成像方面得到拓展。DOCT 就是重要的功能成像模式之一，它将 OCT 技术与多普勒技术有机结合，可以在对被测样品内部结构进行成像的同时，根据探测到的多普勒频移来获得样品内散射粒子的流速信息，具有较高的临床应用价值。在眼科学中，DOCT 可用于获取活体视网膜血管中的血液流速信息，对眼科疾病的早期诊断、病情监控和药物疗效评价起到重要作用。在动物实验中，DOCT 可以在微米尺度下对大脑内的血管血流成像，有助于了解脑血管疾病和神经退行性疾病的发病机制，显示了其在大脑研究领域的前景。

DOCT 将多普勒技术与 OCT 结构成像技术有机结合，能对高散射的生物组织实现高分辨的组织结构和血流动力学的同时成像。最早用相干门来测量局部流速的研究始于 1991 年，当时获得了输送管中流动的散射粒子的一维速度分布。在 1997 年，利用光谱方法第一次获得了在体的二维流速图像。该方法对测得的干涉信号进行短时傅立叶变换或者小波变换以得到相应的功率谱，能同步得到在体的组织结构和流速图像，但该方法的空间分辨率和速度分辨率相互制约，并且速度分辨率受到成像速度的限制，因此不能用于快速成像。随后，加州大学欧文分校的 Z.Chen 小组提出了相位分辨的多普勒技术，利用相邻的轴向扫描信号之间的相位变化来重建流速图像。该方法解决了流速成像中空间分辨率和速度分辨率相互制约的矛盾，并且将成像速度提高了两个数量级，在成像速度和速度分辨率上的显著提高使其被用来对在体组织的微循环进行快速成像。在此之后的一些相位分辨的时域 DOCT 系统相继被报道。但是相位分辨的方法也有其缺陷，就是速度测量的动态范围受到轴向扫描速度的限制。近年来，FDOCT 的出现和发展极大地提高了系统的成像速度和灵敏度。于是一些小组结合了相位分辨的方法和 FDOCT 来进行多普勒的研究。频域的轴向扫描速度可以达到几十甚至几百千赫兹，成像速度提高的同时也拓展了速度测量的动态范围。由于相对于传统的时域系统而言频域具有很大优势，因此基于 FDOCT 的相位分辨的多普勒方法被广泛应用。

## 三、VLE's（或OCT）成像的研究

在研究初期，多采用 TDOCT，它使用机械装置使入射光波在被测组织表面进行扫描，以保证两臂的返回光在光源的相干长度范围内发生干涉，从而获取被测组织内部的深度结构信息。然而，由于机械扫描装置的存在，TDOCT 的成像速度很慢，并且由于受到低相干光源相干长度的限制，只有当携带了样品结构信息的信号光与参考光的光程差在光源的相干范围内时才能发生干涉，这大大减小了信号光的范围，为了获得组织不同深度处的结构信息，必须移动参考臂来改变参考光的光程。这些因素不仅使 OCT 技术的信噪比被大大减小，也使得 TDOCT 的应用范围受到了很大限制。

由此发展了傅立叶域 OCT 技术。FDOCT 相比于 TDOCT 的突出优势在于它不需要依靠参考臂的机械运动来进行光程扫描，而是通过将探测到的干涉信号进行快速傅立叶变换来获取生物组织的深度结构信息，这种并行扫描的方式不仅提升了成像时的速度，相较于 TDOCT，也具有更高的探测灵敏度和信噪比。根据探测机制的不同，FDOCT 又可再细分成 SDOCT 和 SSOCT。前者基于低相干宽带光源和快速光谱仪的组合，再对信号进行快速傅立叶变换来重建样品图像；而后者采用快速可调谐激光器和单点探测器的设计，采集根据时间编码的光谱信号。

在 OCT 技术发展的早期，以 TDOCT 为主，利用宽带激光在等光程点附近良好的相干性来获取样品内部的信息，这一技术最初由 MIT 的 D. Huang 等人于 1991年提出，并获得人眼视网膜与冠状动脉的层析图像。由于 TDOCT 的纵向扫描是由改变参考臂光程来实现的，所以其成像速度受制于改变光程的机械的速度。为了提高纵向扫描速度，扫描方式由一开始的步进电机扫描，改进为立方体棱镜的旋转扫描，以及光学延迟线扫描等，最终可以获得千赫兹量级的扫描速度。但是，对于三维的成像或是较大范围的二维成像，该速度仍然远远不够。

由于 TDOCT 出色的层析成像能力，虽然最初的速度不高，但潜力巨大，所以迅速吸引了一批研究者，在随后的短短几年时间里，性能更优的 FDOCT 出现，FDOCT 通过探测干涉光谱，使用傅立叶变换，一次可以获得样品的一线深度信息，无须参考臂再作机械扫描，从而极大提高了 OCT 的成像速

度。此外，FDOCT 还具有高信噪比的优势，很快成了 OCT 的主流技术。根据 FDOCT 探测光谱方式的不同，可以将其分为 SDOCT 与 SSOCT。

FDOCT 技术起源于 1995 年，由 A. F. Fercher 等人提出。他们阐述了光谱干涉仪的原理，利用干涉光谱与空间深度信号之间的傅立叶变换关系，在实验上实现了通过测量光谱来获得样品的结构信息。实验中使用中心波长为 780 nm，带宽为 3 nm 的激光，对眼模型内部进行一维测距，以及人眼角膜厚度的在体测量。此后，1998 年，G. Hausler 等人采用该技术对人体皮肤表面进行测量，同样获得了比较好的结果，并将其称为干涉雷达与光谱雷达技术。在这一时期，由于工艺上的不足，探测光谱仪的速度与光谱分辨率均无法做到很高，相应的成像速度与轴向分辨率也不够理想，限制了 FDOCT 的发展。

到 2000 年之后，半导体激光器的工艺突飞猛进，而高速 CCD 也有了飞速的发展，SDOCT 系统的成像速度和轴向分辨率均得到了很大的提高，其发展也进入了一个黄金时期。2002 年，M. Wojtkowski 等人首次使用 SDOCT 实现了人眼眼底成像，获得了清晰的视网膜图像。哈佛医学院的 J. F. de Boer 等人通过对比 SDOCT 与 TDOCT 系统，证明了 SDOCT 具有比 TDOCT 系统高出数百倍的信噪比。几乎同一时间，维也纳大学的 R. Leitgeb 等人也详细地从理论上分析了噪声源，证明了 SDOCT 即使在高速与弱光强下，也可以有 80 dB 以上的信噪比，并做了实验验证。至此，SDOCT 与 TDOCT 相比的巨大优势被凸显了出来。此后，SDOCT 系统一直在更快的速度与更高的分辨率方向上不断前进。2004 年，N. Nassif 首次使用工业高速线阵 CCD 搭建了超快 SDOCT，A-Scan 速度达到 29.3 kHz，在此速度下对人眼视网膜成像，获得了 6 μm 的纵向分辨率，同时也通过实验验证了 SDOCT 系统的灵敏度比 TDOCT 系统提高了 21.7 dB，速度快了 50 倍左右。在这一时期，SDOCT 的速度基本都可以达到几十千赫兹的量级，分辨率也高达 3 μm。2008—2009 年，SDOCT 的速度又有了很大的提升，B. Potsaid 等人和 I. Grulkowski 等人，采用高速线阵 CMOS 相机，分别得到了超过 312.5 kHz 和 135 kHz 的 A-Scan 速度。

由于 SDOCT 的优异性能，在眼科等临床应用中，OCT 一直扮演着十分重要的角色。虽然 SDOCT 的速度也在不断提高，但在高速 OCT 领域 SSOCT 始终有着强大的优势。1995 年 A. F. Fercher 等人提出的光谱干涉仪原理中，包含了 SSOCT 的描述，但在实验上，SSOCT 首见于 1997 年，由 S.R.Chinn 和 E. A. Swanson 搭建。其中使用了扫描范围 25 nm 的扫频光源，实现了对叠玻璃片的成像。2003 年，杜克大学的 M. A. Choma 等人证明了 SSOCT 同样具有远优于 TDOCT 的信噪比。如同 SDOCT 的性能很大程度上依赖于光谱仪的性能，SSOCT 的性能也依赖于扫频光源。扫频光源开始是通过改变激光腔的选频条件实现的，如利用高速旋转的棱镜，机械共振扫描振镜，FP 可调谐滤波器等，这些方法可以实现 1 ~ 10 kHz 的扫频速度。而基于傅立叶锁模技术（FDML）的扫频激光的速度则有很大提高，首个基于 FDML 的扫频激光就达到了 290 kHz 的扫频速度，随后数年间更是优化到了 20.8 MHz 的扫频速度。相应地，使用这种激光器的 SSOCT 系统的速度也可以达到很高。此外，在近年来出现的微腔激光器也有很好的速度优势，其速度可以达到兆赫兹量级。而基于色散效应的扫频激光器通过对一个激光脉冲的色散，可以实现非常高的扫频速度，且具有较好的带宽。2012 年，Keisuke Goda 等人实现了激光器的 90.9 MHz 的扫频速度，并用其实现了硅晶片的结构探测。

总体而言，FDOCT 始终都在向更高分辨率与更快的成像速度方向发展，但 SDOCT 与 SSOCT 各有所长。对于 SDOCT 而言，其光源可以通过多个波段的发光二极管并用，使用飞秒激光器等方法实现大的光源带宽，从而实现很高的纵向分辨率。对于 SSOCT 而言，扫频光源的带宽往往很难做到很宽，但在速度方面很有优势。

## 四、VLE's（或 OCT）与其他医学成像技术的比较

随着人们对医疗健康的关注，在确保人身安全的前提下，研究者们不断地开创、改进信息传递方式，提高图像显示质量，涌现出了许多新型医学成像方式。将活体影像带入人们的视野，为医师提供了更精确、更详细的组织信息，为早期诊断、早期治疗提供了依据。常见的生物医学成像技术有：US 技术、X 线计算机断层成像（X-CT）技术、MRI 技术、核医学成像技术测量信号和医学光学成像技术。

US 技术基于超声波的物理特性对人体进行扫描，通过探测并处理从人体返回的回声波信号获得人体组织器官图像。当某一频率超声波束入射到人体时，由于人体组织器官不同的声学特性，回波信号的不同物理参数（振幅、能量等），对应人体不同组织器官的信息，并以波形、曲线或者图像的方式进行显示。US 技术已知的几种类型为：A 型超声诊断仪（幅度调制型）、M 型超声诊断仪（光点扫描型）、B 型超声诊断仪（辉度调制型）、D 型超声诊断仪（超声多普勒）。US 技术为非损伤检测，但需要与人体有一定的接触性，常用于眼科、妇产科等，高频超声以及光声成像（PAT）能够在实现较大的（数厘米）成像深度的同时，具备 100 μm 左右的分辨率。

EUS 成像系统是目前在人体自然腔道内应用比较普遍的内镜扫描成像系统，与内窥式 VLE's（或 OCT）区别在于信号源不同，内窥式 VLE's（或 OCT）的信号源为近红外光波，并利用光学相干的特性获得深度层析信息，而 EUS 的信号源为超声波。内窥式 VLE's（或 OCT）与 EUS 的比较如表 1-2-2-1 所示。

表1-2-2-1 内窥式VLE's（或OCT）与EUS的比较

|  | ILUMIEN OPTIS | NvisionVLE's | Terumo EUS |
| --- | --- | --- | --- |
| 成像方式 | OCT | OCT | 超声（20 ~ 45 MHz） |
| 波段 / μm | 1.3 | 1.3 | N/A |
| 分辨率 μm | 15 ~ 20（轴向）<br>20 ~ 40（横向） | 9（轴向）<br>< 50（横向） | 100 ~ 200（轴向）<br>200 ~ 300（横向） |
| 帧率 /（frames · s$^{-1}$） | 100 | 12.5 | 30 |
| 回拉率 /（mm · s$^{-1}$） | 30 | < 1 | 0.5 ~ 1 |
| 最大成像深度 /mm | 7 | 6 | 15 |
| 组织穿透深度 /mm | 1 ~ 2.5 | 2 ~ 3 | 10 |

内窥式 VLE's（或 OCT）主要包含 ILUMIEN OPTIS 系统（主要应用于血管 OCT 成像）和 Nvision VLE's［主要应用于消化道 VLE's（或 OCT）成像］，而 EUS 系统则是用于血管或者胃肠道等系统成像。从表 1-2-2-1 可见，内窥式 VLE's（或 OCT）在分辨率上具有显著优势，为 EUS 的 10 ~ 25 倍。但在成像深度与组织穿透深度上，EUS 则优势明显。

X-CT 技术的出现，解决了常规 X 线成像技术出现的影像重叠问题，有着医学影像和计算机相结合的里程碑式意义。人体不同组织对 X 线具有不同的吸收效果，X-CT 技术通过 X 线对人体进行断层扫描，利用人体不同组织对 X 线的不同吸收效果，探测 X 线在人体不同组织内的衰减系数，通过计算机对探测信号的处理，获得人体组织结构图像。X-CT 技术扫描时间快、图像清晰，空间分辨率一般可达 1 mm，但其成本高昂，辐射剂量较大，会对人体造成一定的伤害，孕妇等特定人群不宜进行此类检测。

MRI 技术利用磁共振原理，检测的信号是生物组织中的原子核所发出的磁共振信号。此成像技术具有几十微米的空间分辨率，与 X-CT 相比，MRI 中不存在射线源，对人体组织器官无辐射伤害，安全系数高，但不足之处是其成像速度慢，对某些病变组织敏感度较低，仪器成本较高，同时由于磁场强度大，不适用于心脏起搏器及铁磁性植入者。

核医学成像技术测量信号为放射性元素在人体内所放出的射线，通过对体内靶组织及靶器官引入参与体内代谢活动的各种示踪剂，以放射性浓度作为重建变量，获得组织功能间的吸收差异，并以此评价其功能。核医学成像与组织密度变化无关，主要取决于组织与脏器的功能状态，是一种功能影像，其分类包括：SPECT、PET。核医学成像技术与 CT、MRI 相比，能更早地发现和诊断某些疾病，但由于使用了放射性元素，无疑对人体会有一定的伤害。

光学成像技术具有非接触、无损伤、高分辨等特点，在医疗领域受到广泛关注。OCT 于 20 世纪 90 年代提出并快速发展，通过干涉与共焦技术的结合，作为一种新型光学成像技术，探测并提取样品结构信息，对其进行光学切片成像，分辨率可达微米甚至亚微米量级，成像速度快，可实现活体的实时成像。OCT 技术通过透镜等将光束聚焦在样品上对其进行扫描，光波一般为近红外光源，仪器的光功率为毫瓦量级；OCT 还可与激光扫描检眼镜技术、内镜技术等其他技术结合，实现多学科、多技术的融合，对疾病病变特征进行更精确、全面、高效的多功能检测；OCT 系统的价格适中，是一种极具应用价值、可实现对活体组织实时成像的无损伤光学成像技术。

表 1-2-2-2 罗列了几种常用的医学成像技术，由表可看出，OCT 相比于其他医学成像技术有其自身的优势。OCT 技术与 US 技术类似，将探测的声波换为光波，但 OCT 具有明显的分辨率优势，并且在 US 时，超声探头需要与人体有接触，而 OCT 技术可实现对活体的实时非接触性检测，具有更好的、更安全的检测体验；与 X-CT、MRI、PET 技术相比，OCT 成像技术具有更高的分辨率，X-CT 会产生较高的辐射能量，PET 技术成像前在人体引入放射性元素，都会对人体产生一定的损害，MRI 虽然对人体没有损害，但设备体积大、价格昂贵。随着光电器件和计算机等设备的发展，OCT 技术呈现出向超高分辨率和多技术融合发展方向的趋势，在临床领域具有极高的开发和应用潜力。

表 1-2-2-2　常用医学成像技术的典型性能参数比较

| 成像方式 | 分辨率 /mm | 成像速度 | 人体损害 | 成本 |
|---|---|---|---|---|
| US | > 0.1 | 实时成像 | 无 | 较低 |
| X-CT | 0.7 ~ 2 | 快 | 有 | 高 |
| MRI | > 1 | 慢 | 无 | 高 |
| PET | 1 ~ 2 | 较快 | 有 | 高 |
| VLE's（或 OCT） | 2 ~ 10 | 实时成像 | 无 | 较低 |

共聚焦激光显微内镜（CLE）是一种可以在活体的黏膜组织学中产生高分辨率的内镜成像方式，可分为基于内镜的共聚焦激光显微内镜 (eCLE) 和基于探针的共聚焦激光显微内镜 (pCLE) 两种模式，已被证明与单独的高清白光内镜相比，可以提高黏膜组织的异型增生检出率。但是，受到成像深度有限和视野范围非常小等限制，并且 pCLE 还受到需要静脉注射荧光造影剂后才能显示黏膜组织等限制，临床应用不够广泛。

VLE's 可以产生宽视野的断层扫描图像，但分辨率要比 pCLE 成像低 10 倍左右，因此 pCLE 和VLE's 在异型增生检测中各有优缺点，如表 1-2-2-3。在临床中应用时，应该多种成像方式联合使用，才能把黏膜组织的早期病变完美地显现出来，避免漏诊和误诊。

表1-2-2-3　共聚焦激光显微内镜与VLE's的比较

| | 基于内镜的共聚焦激光显微内镜<br>（eCLE） | 基于探针的共聚焦激光显微内镜<br>（pCLE） | VLE's |
|---|---|---|---|
| 制造商 | 宾得，日本东京 | 莫纳克亚山的技术，<br>法国巴黎 | NinePoint Medical™，<br>美国马萨诸塞州 |
| 模型 | 宾得 ISC 1000 | Cellvizio 100 系列 | Nvision VLE |
| 数据格式 | 表面图像 | 表面图像视频 | 表面图像视频 |
| 轴向信息 | 多个 Z 面 | 单个 Z 面 | 多个 Z 面 |
| 轴向分辨率 /μm | 7 | 无 | 7 |
| 横向分辨率 /μm | 0.7 | 3.5 | 无 |
| Z 形深度 /μm | 0 ~ 250 | 60 | 0 ~ 3 000 |
| 帧大小 | 500 μm × 500 μm | 600 mm 直径 | 6 cm 扫描采集长度 |
| 图像大小 / 像素 | 1 024 × 1 024 | 580 × 576 | 无 |
| 速度 | 0.8 ~ 1.2 帧 / 秒 | 12 帧 / 秒 | 1 200 帧 /90 秒 |
| 是否需要静脉注射荧光造影剂 | 需要 | 需要 | 不需要 |

（黄　勇　乔正钰　陈靖思　孟丹婷）

# 第三章　容积激光显微内镜系统的原理与构造

## 第一节　容积激光显微内镜系统的原理

　　VLE's（或 OCT）的成像原理与超声波成像原理相似，主要是利用光源代替超声波，是测量红外光的强度而不是声波。而 US 是通过测量超声脉冲从组织内结构中反射回来的延迟时间（回波延迟）来完成的。由于声音的传播速度较慢，可采用电子方式测量回波延迟时间；而光的速度是声音的十万倍，故而用标准的电子探测器很难测量延迟时间，需要借助低相干干涉技术来测量组织内部反射光的延迟时间。低相干干涉技术的功能是将组织样本内部微结构反射的光与穿过已知路径长度的参考路径的光进行比较。从低相干光源产生的红外光被均匀地分割，一半到样品，一半到移动的镜面；光从镜面和样品内部反射，并在分束器中重新组合。如果从样品内部反射的光与从参考镜面发出的光具有相同的距离，则将在探测器上产生干涉。VLE's（或 OCT）测量这种干涉的强度则表示为反向反射强度。移动反射镜可以改变光的传播距离，从而可以评估组织内不同深度的反向反射强度。与传统 US 类似，反向反射强度是描述深度的函数。更具体地说，如果两个路径长度在光的特性内相匹配（称为相干长度，类似于脉冲持续时间），则会发生干涉。干涉的大小与组织内部结构反射或反向散射光成比例，然后以类似于 A 型超声的方式绘制为深度函数。当光束置于样品上扫描时，通过获取多个轴向扫描来创建横截面图像，所得数据显示为灰度或假彩色图像。VLE's（或 OCT）图像中的图像对比度来源于组织的光学反射的变化。

　　VLE's（或 OCT）设备使用波长为 750 ~ 1 300 nm 的低能红外光，而光的散射是唯一的限制因素，通过测量回波时间延迟和后向散射光强度生成 VLE's（或 OCT）图像。VLE's（或 OCT）中使用的红外光波长比超声波长高一到两个数量级，因此 VLE's（或 OCT）技术可以产生大约 10 μm 的横向和轴向空间分辨率，比现有的高频 US 技术高 10 ~ 25 倍。VLE's（或 OCT）图像的空间分辨率几乎相当于组织切片。VLE's（或 OCT）成像的穿透深度为 1 ~ 3 mm，这取决于组织结构、所用探头的聚焦深度和施加在组织表面的压力。然而超声分辨率的逐渐增加伴随着穿透深度的减少，但

VLE's（或OCT）成像不存在分辨率和穿透深度之间的类似变化。

VLE's（或OCT）主要由光源和干涉仪两部分组成（图1-3-1-1），低相干光由光源输出装置发出，并经过光纤耦合器分成两束，分别进入样品臂和参考臂。当两臂返回光的光程差在光源的相干长度之内，这两束光就在光纤耦合器处发生干涉，进而形成了含有被测组织信息的干涉光，其信号被光源探测器所接收，样品及参考镜的横向、纵向移动被检测并被记录，通过对样品的横向、纵向的扫描，形成被测组织的二维图像。

VLE's（或OCT）成像时有三种扫描模式：径向、纵向和横向（图1-3-1-1）。径向扫描探头呈放射状释放VLE's（或OCT）光束，显示为圆形的雷达样图像。径向扫描通过在组织表面移动探头从而便于对大面积组织成像。径向探头在直径较小的管腔内清晰度最高；当扫描大直径管腔时，VLE's（或OCT）图像则更粗糙，这是由于随着探头与组织之间距离的增加，像素间距逐渐增大所致。线性探头和横向探头以固定角度扫描VLE's（或OCT）光束的纵向和横向位置，从而形成相对于探头角度的纵向和横向平面的矩形图像。线性扫描的优点是横向像素间距均匀，可以更好地显示被扫描组织的特定区域，特别是对于大直径和非圆形管腔（在整个圆周扫描过程中，探头与组织表面难以保持恒定的距离）的情况。横向扫描模式可获得更好的景深（离探头的距离范围），在该范围内可以获得最佳的扫描分辨率；目前的VLE's（或OCT）允许通过使用不同焦距的探头，在组织中成像深度为 1 ～ 3 mm。

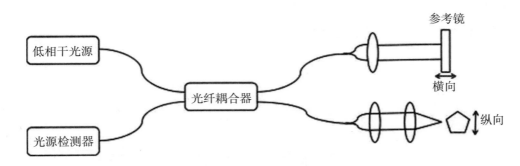

**图1-3-1-1　光学相干断层扫描技术（OCT）成像系统组成**

VLE's（或OCT）成像时的特性主要包含分辨率及探测深度两个方面。其分辨率主要由光源的时间相干性，即光源的带宽决定，并遵循如下公式：

$$\Delta z = \frac{2\ln 2}{\pi} \frac{\lambda}{\Delta \lambda}$$

其中，$\lambda$是光源的中心波长，是光源的带宽。为提高分辨率，VLE's（或OCT）一般使用低相干光源。此外，VLE's（或OCT）图像的分辨率还与光源光谱形状以及样品散射效应相关。通常通过使用功率谱为高斯函数分布的光源以及在参考臂中加入散射补偿来提高VLE's（或OCT）图像的分辨率。

另外，VLE's（或OCT）的成像特性还包括了检测样本的探测深度。VLE's（或OCT）成像利用的是光信号的相干性，当光源发出的光入射到样品中，光经多次散射后，会失去相干性，被光电探测器接收，这是图像的背景噪声。光在样品中传播的距离越长，其中失去相干性的部分所占的比率就越大，最终的图像将逐渐模糊至不可分辨。探测深度即为光在样品中传播的深度。某些特殊的制剂可以增加组织的透明度，降低光的散射，提高 VLE's（或 OCT）的探测深度。样本的吸收系数与光源的波长相关，选用小吸收系数的光作为 VLE's（或 OCT）光源可以增大返回光的光强，进而有利于提高探测深度。

1991 年以来，经过多年的技术发展和经验积累，VLE's（或 OCT）技术已从实验室探索逐渐运用到生物医学领域，并作为一种新的诊断性成像方式，可运用于胃肠道和胰管、胆管系统等多种人体自然腔道的病变检查。已有体外研究证明了 VLE's（或 OCT）在胃肠道检查中的可行性，并且 VLE's（或 OCT）成像技术不仅具有可视化肠道黏膜层和黏膜下层的能力，甚至深达肌层结构的研究也已被认可。另外，在离体组织样本中进行的研究也显示出 VLE's（或 OCT）可以清楚地识别和区分胃肠道壁的组织分层。目前，已有很多研究证实了 VLE's（或 OCT）识别胃肠道壁的多层结构的可行性，在这些研究中，人体自然腔道的壁被分为多层结构，其特征是一系列的高反射层和低反射层，并且反向散射信号具有可变的同质性。肿瘤组织和非肿瘤组织也显示出不同的光反向散射模式。此外，VLE's（或 OCT）的一个重要特征是具有可视化微观结构的能力，如绒毛、血管、淋巴样聚集物、隐窝和黏膜下腺体。当探头轻轻放置在黏膜表面时，穿透深度主要限于浅表层：清晰可见浅表上皮、固有层和黏膜下层上部。当将探头牢固地放置在黏膜表面时，可以清楚地看到黏膜下层和固有肌层，但是黏膜浅表层的细节则不能详细地被观察到。基于这些特征，VLE's（或 OCT）在识别上皮组织异型增生和人体自然腔道早期癌变中将发挥重要的临床用途。

（乔正钰　黄　勇）

# 第二节　容积激光显微内镜系统的构造

VLE's 包括容积激光主机（操控台）、内镜主机、内镜及其光源、扫描探头、气囊和附件等。

## 一、容积激光主机（操控台）

现在市场上只有企业生产的容积激光主机（操控台），国产化的主机正在研制之中，研制的 VLE's 的整机方案也采用台车式的设计方案，将所有的仪器安装在一个定制的台车上，医师以及操作人员可以随时随地将系统移动到需要的位置，如手术室、检查室以及自主诊断室等。将整机划分为五个部分，它们分别为：台车车体模块、输入输出设备模块、硬件整体模块、系统主机模块和光学处理模块。然后根据操作需求和紧凑原则进行整体的协调设计，整机台车设计结果如图 1-3-2-1 所示。

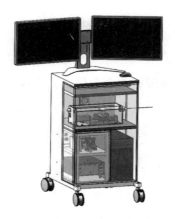

图1-3-2-1　整机台车设计图

台车车体模块主要承载着整个系统的装载和保护的功能，其他各模块都依赖于台车模块，并根据实际需求安装在台车的正确位置上，同时台车也是整个机器的外观展示，其他主要的模块都封装在台车内部。

输入输出设备模块主要指显示器以及键盘鼠标部分，这部分用于和医师或者操作人员完成交互任务、展示检查结果等。

硬件整体模块负责对末端光学探头的运动控制，包括探头的旋转控制和回拉控制等功能，除此之外，气囊和导管的固定和更换也是基于此部分完成，硬件整体模块是OCT系统扫描成像控制的关键所在。

系统主机模块主要负责图像的采集处理、硬件控制模块的计算机控制、病例管理系统的存储和处理服务等各种功能。

光学处理模块包含了VLE's光源、VLE's参考臂的搭建和调节、旋转电机和线性电机的供电以及其他光学硬件部分，这部分集成了对于整个系统成像和调节的所有功能支持。

近年来，随着容积激光显微内镜应用的不断深入，功能的不断扩展，目前的VLE's实现自动三维图像成像和重建，并实时进行激光标记。内镜图像和VLE's成像图像分屏显示，可通过软件合成3D图像，便于临床分析。随着系线式胶囊扫描探头的出现，此种VLE's就不需要内镜主机和内镜的辅助而插入人体自然腔道，随着吞咽动作进入胃内，但对于结肠等其他人体自然腔道就不适合。

## 二、内镜主机、内镜及其光源

市面上内镜主机主要以电子内镜主机为主，各生产厂商不同，其功能却一样，在容积激光显微内镜系统的中主要起辅助作用，是内镜插入时的光源和图像处理部分，而VLE's的扫描探头是通过内镜的活检孔到达扫描部位进行断层扫描。均需要通过各自不同的键盘和软件操控容积激光主机（操控台）和内镜主机。

### 三、扫描探头和气囊

扫描探头和气囊是 VLE's 的最重要的两个部件，扫描探头分为侧视型和直视型两种类型，不同的人体自然腔道有不同类型的扫描探头，其探头大小、外形及工作频率均根据不同的腔道进行设置和制备，扫描探头都位于气囊内，在市面上常用的气囊大小有 14 mm、17 mm、20 mm 和 80 mm。

### 四、附件

1.VLE's 激光标记手柄，常在扫描过程中自动发现病变，利用手柄上四个方向键调整方向，按压手柄上的开关开始标记和结束标记。

2. 成像软件。

3. 其他。

经 VLE's 激光标记后的活检与常规活检一致。

（黄　勇　王晓绪）

## 第三节　容积激光显微内镜系统的种类

VLE's 的种类主要是根据对不同系统的人体自然腔道的检查、探头结构等进行分类。

### 一、按不同系统的人体自然腔道的检查划分

**1. 与消化道的内镜相结合分为**

食管 VLE's（或 OCT）、胃 VLE's（或 OCT）、胆道 VLE's（或 OCT）、结直肠 VLE's（或 OCT）等。

**2. 与呼吸道、泌尿道、耳鼻喉镜相结合分为**

气管 VLE's（或 OCT）、泌尿道 VLE's（或 OCT）、心血管 VLE's（或 OCT）和耳鼻喉 VLE's（或 OCT）等。

**3. 与心脏血管检查的仪器相结合分为**

心血管 VLE's（或 OCT）。

### 二、按是否需要气囊划分

分为气囊式 VLE's（或 OCT）和系线式胶囊扫描探头 VLE's（或 OCT）。

### 三、按扫描探头的设计和结构划分

分为带侧视型内窥式 VLE's（或 OCT）和带直视型内窥式 VLE's（或 OCT）两种，在大腔道成像中主要使用侧视型内窥式探头扫描图像和主导活检，直视型内窥式探头则更加适用小腔道。

### 四、按与其他扫描技术相结合划分

多普勒 VLE's（或 OCT）结合光学多普勒效应，可用来获取血管内的血流速度等信息；偏振 VLE's（或 OCT）通过探测组织的光学各向异性特征，用于牙齿诊断、皮肤科等领域。在手术中也有 VLE's（或 OCT）成像，如手术的 OCT（简称 iOCT）技术已经在眼科、显微外科手术等领域有了成熟的发展，可辅助医师对血管进行定量化评估。

（黄　勇）

## 第四节　容积激光显微内镜系统的连接

### 一、硬件的连接和扫描定位

VLE's 的扫描探头与容积激光显微内镜的主机（操控台），是通过带有扫描探头的光纤与光源主机相连接的，提供光学扫描光源的同时也将获得的黏膜细胞的信息通过光纤传回控制台，通过合成分析软件把每一个断层信息合成 2D 或 3D 图像，供医师分析或自动分析使用。连接好的 VLE's 的扫描探头通过内镜的活检操作孔进入人体自然腔道进行黏膜扫描。如图 1-3-4-1 所示。

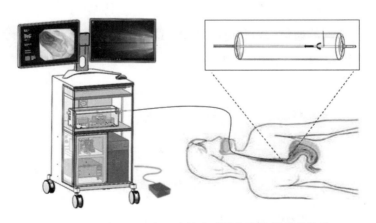

图1-3-4-1　VLE's 连接方式及气囊和导管的定位

VLE's 组件如图 1-3-4-1 所示，它们包括：控制台、监视器和扫描探头。其中这个扫描探头包含在一个气囊中，以获得高质量的横截面图像。VLE's 可在 90 秒内扫描 6 cm 长的管状人体自然腔道，可实现人体自然腔道黏膜表面以及黏膜下轴向分辨率为 7 μm、深度为 3 mm 的横截面成像。

## 二、VLE's（或OCT）扫描旋转控制软件的连接

（一）简介

在内窥成像技术中，如何设计成像光束在人体自然腔道内部的扫描方式是很重要的问题，常见的方式分为扫描探头近端驱动与远端驱动两种方式。所谓远端驱动，是依靠安装在成像探头末端，随末端光学元件一起进入人体自然腔道内，驱动成像探头的末端反射镜或直接驱动整个末端探头，达到成像光束能够旋转扫描肠道内壁的方式；而对于近端驱动而言，其工作原理是将旋转电机与回拉电机安装在内镜系统外部，其与探头之间通过一种定制设计的弹簧管传递扭矩。相较于远端驱动方式而言，近端驱动的方式就有效避免了将电线引入人体内而带来的一系列麻烦，配套软件可以控制外部电机，让医师直观地、简洁地通过计算机控制成像过程中探头的位置。

对于扫描探头的控制，需要先让探头能够以一定的转速旋转，探头每转一圈能够采集人体自然腔道内壁一定深度范围内一周的 VLE's（或 OCT）图像。开始旋转之后，要求线性电机能够同时以一定的速度将探头回拉，线性电机和旋转电机的配合便能够使得探头一边旋转扫描食管内壁，一边被向后拉回，达到扫描一段约 6 cm 长度人体自然腔道内壁的效果。

配套的软件应考虑操作医师操作便捷性，节省医疗过程中不必要的时间浪费，首先要做到界面简单化、智能化；其次要做到软件的控制方式多样，系统兼容性高，能够适应在不同计算机上使用。

（二）软件介绍

### 1. 启动软件

启动软件之后，首先显示出"Open Device"界面，这一步是为了设置旋转电机的一些初始化参数，如设备的名称（Device Name）、端口号（Port Name）、波特率（Baudrate）等参数的设置。但是当旋转电机正确连接计算机端的通信端口和电源之后，这些参数将会自动生成，无须改动。此界面还可以在之后再次进入（图 1-3-4-2 至图 1-3-4-5）。

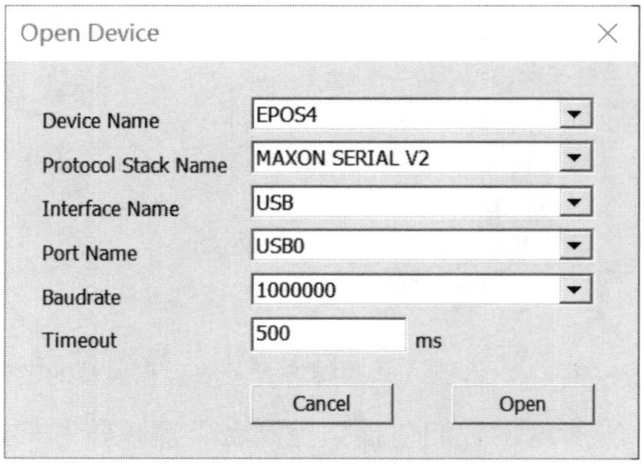

图1-3-4-2 启动界面

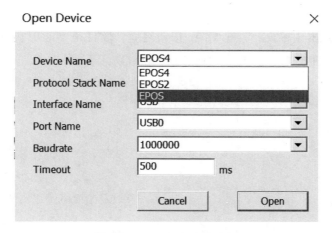

图1-3-4-3 设备名称选择

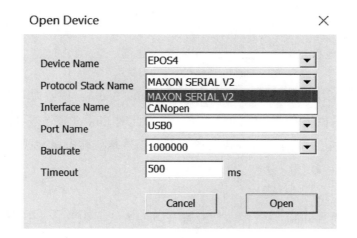

图1-3-4-4 协议名称选择

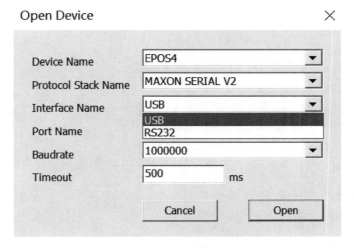

图1-3-4-5 接口名称选择

完成之后，点击 Open 按钮，软件将会进入下一步状态，点击 Cancel 按钮，将弹出提示框，然后退回至无功能状态。

### 2. 连接失败

如果旋转电机的连接出现错误，点击 Open 按钮之后，软件是不能正常启动进入下一步的，此时继续点击 OK 按钮，软件进入无功能状态，如图 1-3-4-6 所示。

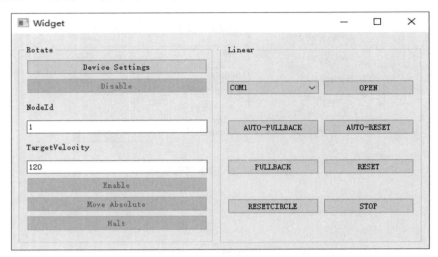

图1-3-4-6　无功能状态

此时在控制软件界面中的 Rotate 模块，将会只有 Device Settings 按钮为可用状态（对于 NodeId 编辑栏与 TargetVelocity 编辑栏将在下文详细阐述），尽管此时 Linear 部分是可用状态，但旋转电机的异常将致使成像系统无法正常工作。此时需要检查并重新连接旋转电机，或者点击 Device Settings 按钮，返回启动界面重新完成初始化设置。

### 3. 旋转电机使能

首先声明，界面中的 NodeId 编辑栏，是设置节点的方式，但是此处已经在代码中进行默认设置，无须加以改动。而 TargetVelocity 编辑栏设计是为了控制旋转电机的转速，将在之后的调试过程中不断使用。如图 1-3-4-7 所示。

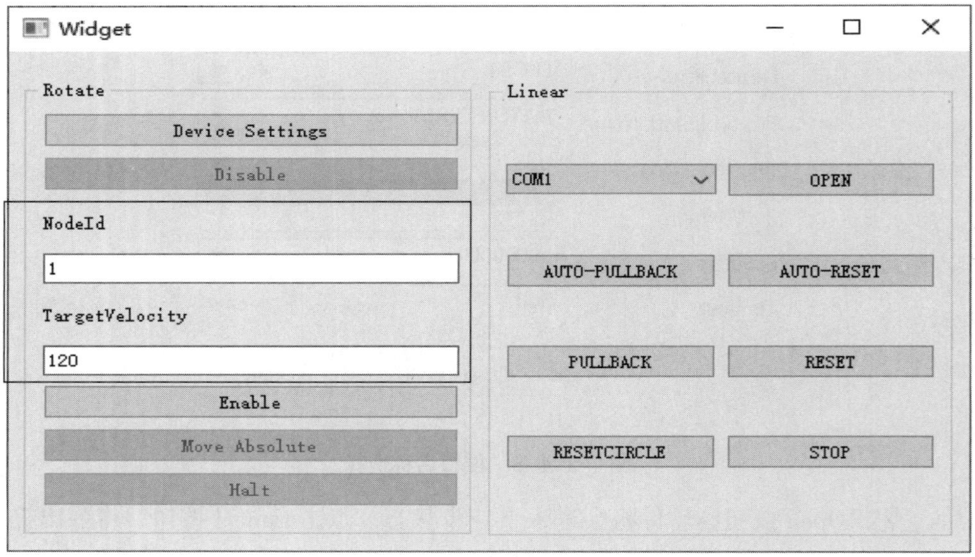

图1-3-4-7　默认设置

图 1-3-4-7 编辑栏中设置节点（默认为 1）和目标转速值（单位：r/min）。

软件启动成功之后，将会进入控制窗口界面，如图 1-3-4-8 所示。

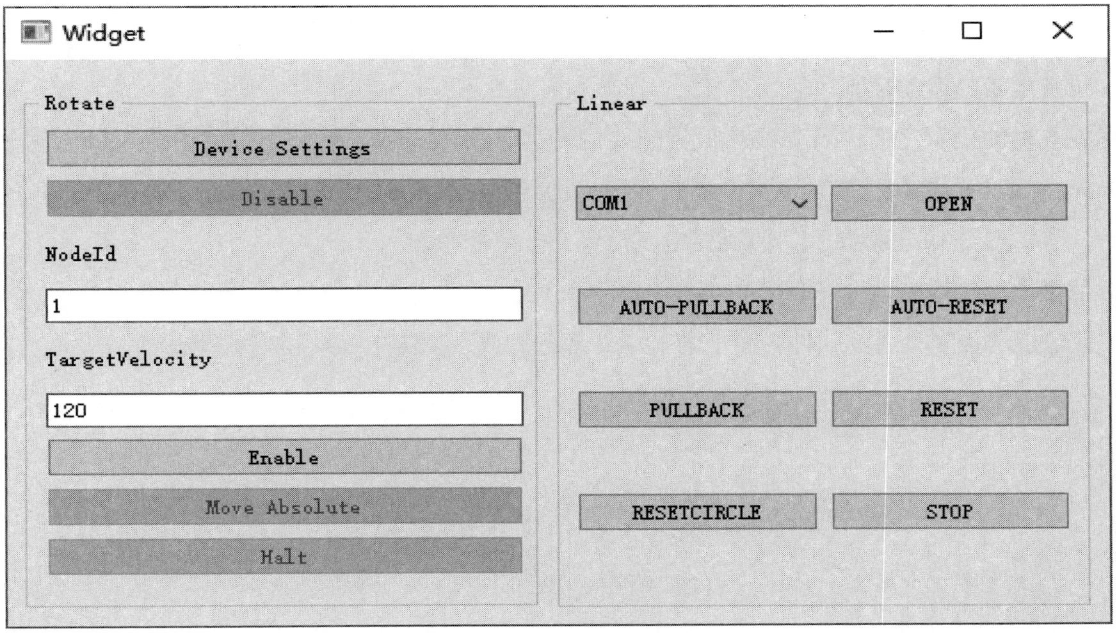

**图1-3-4-8　电机未使能**

此时旋转电机处于未使能状态，因此在 Rotate 控制部分，除 Device Settings 按钮和 Enable 按钮之外，其他按钮均处于不可点击状态。因此需要先将旋转电机使能，点击 Enable 按钮，界面如图 1-3-4-9 所示。

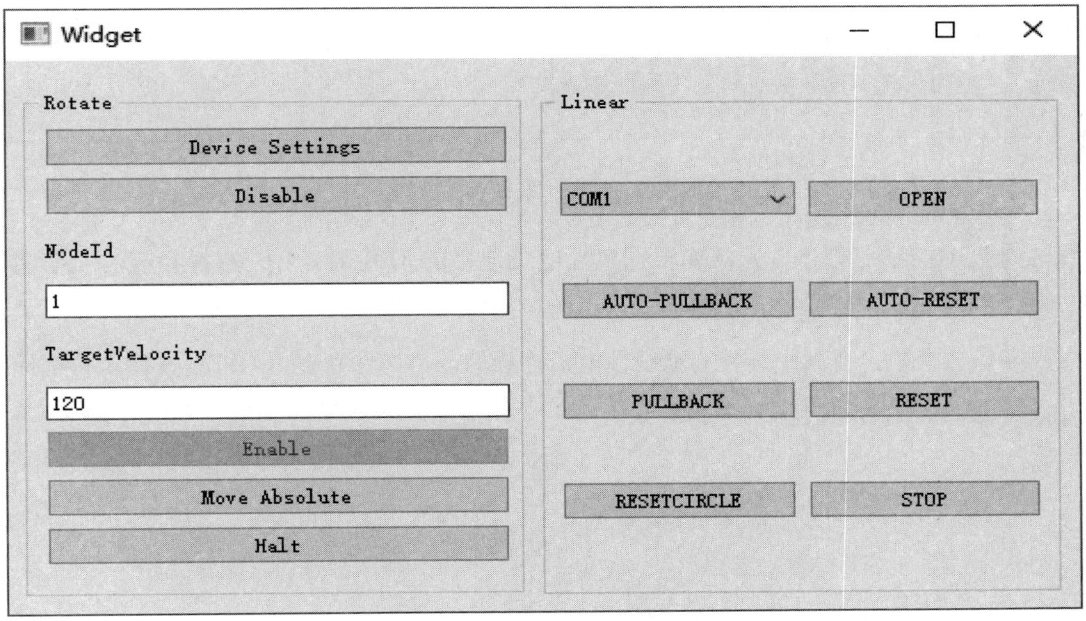

**图1-3-4-9　电机使能**

此时旋转电机完成使能，Disable 按钮（停止电机使能）、Move Absolute 按钮（使电机按照 TargetVelocity 编辑栏中的数值开始转动，单位为 r/min）、Halt 按钮（停止电机的转动）将会变为可用状态。

### 4. 旋转电机的运动控制

完成电机的设置之后，首先应该设置想要的转速，在 TargetVelocity 编辑栏中输入目标值，然后点击 Move Absolute 按钮，旋转电机开始按照既定的转速值转动，点击 Halt 按钮，转动停止。使用完成之后，需要点击 Disable 按钮，将旋转电机设置为未使能状态。

### 5. 线性电机的控制

线性电机的控制将通过软件界面上的 Linear 部分完成，如图 1-3-4-10 所示。

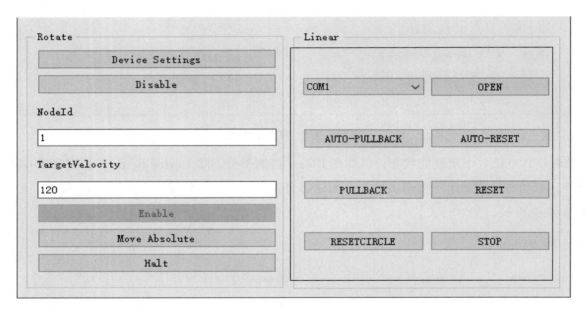

图1-3-4-10　线性电机控制

在线性电机的控制部分，首先需要根据线性电机连接的 USB 端口号，选择相应的通信端口并将其打开，操作过程如下：

先点击端口选择栏，在其中选择当前线性电机连接的端口，然后点击 OPEN 按钮，将选择的端口打开，并设置线性电机的通信端口。如图 1-3-4-11 所示。

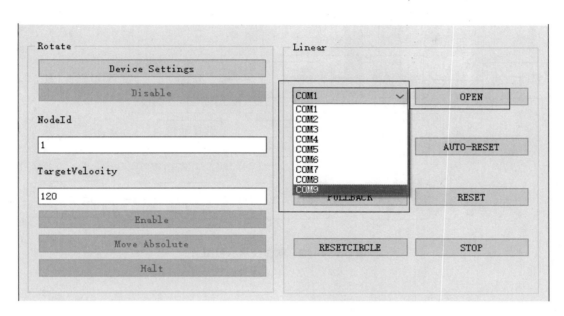

图1-3-4-11　线性电机通信端口设置

设置完成之后，便可以在线性电机功能区进行操作，其中各个按钮的功能如下：

STOP 按钮：紧急停止按钮，无论何种情况下，点击此按钮，线性电机将会立刻停止运动。

AUTO-PULLBACK 按钮：线性电机自动回拉 6 cm 的距离，在此过程中如果点击 STOP 按钮回拉将会紧急停止。

AUTO-RESET 按钮：线性电机自动恢复到初始状态（系统使用之后需要将线性电机恢复到初始状态，以便下次使用。为了防止操作者使用完之后忘记此步骤，软件默认设置在线性电机上电之后，初次自动完成复位工作，保证即使在操作者忘记复位的情况下，线性电机依旧能够正常使用），过程中如果点击 STOP 按钮将会紧急停止。

PULLBACK 按钮：线性电机将会一直回拉，直到点击 STOP 按钮或者到达线性电机的行程极限。

RESET 按钮：线性电机将会一直复位，直到点击 STOP 按钮或者到达线性电机的初始状态。

RESETCIRCLE 按钮：每点击该按钮一次，线性电机将会带动平台移动一定的长度，该长度对应为步进电机旋转一圈的长度，此设计能够更精准地对线性电机进行控制。

### 6. 软件使用流程

该软件的整体使用流程如图 1-3-4-12 所示。

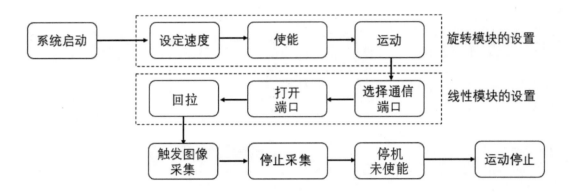

图1-3-4-12　软件使用流程图

（黄　勇　王晓绪）

# 第四章 容积激光显微内镜系统的组成

## 第一节 光源和光纤微型探头

### 一、光源、成像原理及机械原理

（一）医用内镜的光源、成像及机械原理

**1. 医用内镜简述**

随着微创医疗理念的发展，医用内镜凭借其优良的微创特性脱颖而出。医用内镜是一类结合光学、机械、信息、电子等多种技术的高科技生物医学仪器，通过微创或无创的方式进入人体体腔或内脏器官，完成对病灶的观察、诊断和治疗。

医用内镜也经历了硬式内镜、纤维内镜、电子内镜的发展历程，现在因其成像质量高、外径更小等优势在临床上的应用越来越广泛，但这些都只能观察到人体自然腔道黏膜的表面，不能对黏膜下层的病变进行扫描，易漏诊，所以就需要对黏膜的表面和黏膜下层都能扫描的诊断仪器出现，才能完成诊断使命。

**2. 电子内镜成像和机械原理**

电子内镜的成像主要依赖于镜身前端装备的CCD。CCD就像是深入人体腔内的一台微型摄像机，它将光能转变为电能，再经过图像处理器"重建"高清晰度的、色彩逼真的图像显示在监视器屏幕上。

1）电子内镜成像系统主要组成部分（如图1-4-1-1所示）

（1）光学成像系统。

（2）CCD 驱动、图像采集、编码电路（驱动 CCD、控制图像采集与编码）。

（3）彩色图像畸变实时校正系统（用于实时在线校正图像畸变）。

（4）视频驱动亮度控制系统（调节光源的发光亮度）。

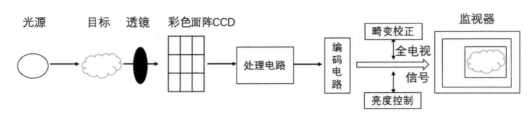

图1-4-1-1　电子内镜成像系统主要组成部分

2）电子内镜光学成像原理

光源发出的光通过传光束（光纤）照射到人体内腔，从腔内反射的光进入光学系统，在高分辨率彩色面阵 CCD 上成像，由 CCD 驱动电路控制 CCD 采集图像，经编码电路输出标准彩色视频信号。亮度控制系统根据 CCD 输出的视频信号调节光源的亮度，确保输出图像上没有白色高亮度区域。由于光学系统存在畸变，CCD 输出带有畸变的视频信号，图像畸变校正系统对其进行在线实时校正，并输出校正后的标准彩色视频信号。

内镜采用电荷耦合器件 CCD 作为图像传感器。CCD 图像传感器具有光电转换功能，又具有信号电荷存储、转移和读出功能，其工作过程可分为四步：

第一步是光积分期，即曝光时间，这时 CCD 把入射光量子按比例地转换成光生电荷，完成光—电转换。

第二步是在光积分的同时，把每个像元产生的光电荷暂时存储在相应的光敏二极管势阱中，实现信号电荷存储。

第三步是在曝光结束后，把存储的光生电荷沿 CCD 移位寄存器转移到输出区，完成电荷转移。

第四步是在读出放大器中把每个光生电荷依次转变成相应的视频信号，完成信号读出，因此 CCD 图像传感器可以看成一个光电变换器，它能把一幅空间分布的光学图像变换成按时间顺序分布的视频电压信号。

当光学图像经过物镜成像在 CCD 传感器上时，在 CCD 器件上将感生与投射光强相对应的光电荷（光电效应），这些光电荷将存储在二极管的势阱中，经过一定时间的积累，在驱动脉冲的作用下，各光敏元件的电荷包同时并行地向移位寄存器各单元转移，在光敏元件进行下一次光电荷积累的同时，在读出脉冲的作用下，移位寄存器内的电荷包开始沿移位寄存器向输出端转移，从而获得光电信号输出，由此输出的光电信号经过同步电路、同步叠加电路叠加、消除脉冲干扰、直流电平恢复与控制、线性放大、输出功率放大、二值化处理等电路处理，从而得到全视频信号输出。进一步的处理，则是按使用场合和技术要求的不同而分别进行。

3）电子内镜机械原理

（1）弯曲角度工作原理：弯曲部由环形金属组成，由角度钢丝牵拉来完成上下左右方向的活动。角度钢丝一端与角度控制旋钮连接，另一端固定在弯曲部前端。

（2）送水送气工作原理：在距离先端大约 20 cm 处，使用三通阀将水管与气管连接至喷嘴。当需送水时，按下水气按钮，气泵向水瓶内加压，将水通过水气管压入体腔内；当需送气时，堵住水气按钮，光源气泵通过水气管将气体直接送入体腔内。

（3）吸引工作原理：在软管内设有吸引通道和附件通道，它们在活检钳处汇合到先端部钳道口。按下吸引按钮时，按钮内吸引通道与先端部钳道口连通开始吸引，而未按下吸引按钮时，按钮上留有空隙可吸入空气。

（二）容积激光光源

系统中的容积激光光源主要包含两个重要的组成部分：VLE's用于扫描的激光光源和用于标记的激光光源。

VLE's的光源参数决定了系统的成像性能，本系统中使用带宽为 1 250 ~ 1 350 nm 的扫描激光光源进行扫描成像，并通过探头中的光纤作为激光光源的传输通道，能够在组织中得到 7 μm 的轴向分辨率。

## 二、光纤微型探头

### （一）光纤微型探头的设计与加工

#### 1. 光纤微型探头的原理及构造

VLE's光纤中的微型探头是一种配合内镜及气囊和导管使用，扫描成像时，光纤微型探头将能够随着电机的带动共同旋转，同时回拉，以达到线性扫描和旋转扫描共同进行的目的；内镜将气囊和导管送入食管，光纤微型探头放置在气囊和导管导丝内，保证了探头在成像时居于食管中心，用以完成扫描的工作。

这种光学相干断层成像系统光纤微型探头组成结构如图 1-4-1-2 所示，包括：单模光纤和弹簧管，为了保证光纤微型探头在旋转扫描的过程中不产生扭曲，将单模光纤插入与单模光纤尺寸相匹配的弹簧管中，弹簧管可以在保护光纤的同时起到稳定传输旋转力矩的作用，其长度可以根据具体使用的气囊和导管来进行匹配选择；第一梯度折射率透镜，套设在单模光纤的出射端的外部；第二梯度折射率透镜，套设在第一梯度折射率透镜的出射端的外部；反射微棱镜，与第二梯度折射率透镜的出射端连接。该探头通过设置单模光纤、第一梯度折射率透镜和第二梯度折射率透镜，通过拉动和旋转单模光纤达到光纤微型探头的线性扫描和旋转扫描共同进行的目的，同时通过调整单模光纤、第一梯度折射率透镜和第二梯度折射率透镜之间套设的长度，可以实现小尺寸的光纤微型探头的长距离工作。

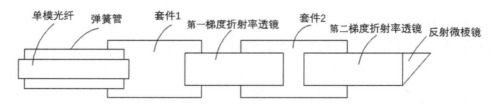

单模光纤　弹簧管　套件1　第一梯度折射率透镜　套件2　第二梯度折射率透镜　反射微棱镜

图1-4-1-2　光纤微型探头结构图

这种光学相干断层成像系统光纤微型探头的第一梯度折射率透镜的入射面与单模光纤的出射面之间存在一定间距，第一梯度折射率透镜的出射面与第二梯度折射率透镜的入射面之间存在一定间距，第二梯度折射率透镜的出射面与微棱镜的直角面胶合。其中第一梯度折射率透镜和所述第二梯度折射率透镜的直径约为 0.5 mm，长度约为 1.5 mm。

**2. 各部件参数及制造过程**

VLE 中的光纤微型探头主要针对内部导丝直径为 0.9 mm 的气囊和导管，其允许波长为 1 300 nm 的信号光以较小损失通过，且能够提供稳定的气囊内部气压。波长为 1 300 nm 的探测光通过单模光纤接入，出射后进入到 VLE's 的末端光学成像探头部分，探测光通过空气间隙后入射到第一梯度折射率透镜，第一梯度折射率透镜将单模光纤出射的光线进行汇聚后射出，经过汇聚的光线入射到第二梯度折射率透镜，第二梯度折射率透镜将已经汇聚的光线进行二次汇聚，经过两次汇聚达到了所需工作距离的光线经过反射微棱镜反射出去。

单模光纤、第一梯度折射率透镜和第二梯度折射率透镜之间套设的长度可以有多种，以使单模光纤、第一梯度折射率透镜和第二梯度折射率透镜三者的长度可以为多种长度，以产生多种较长的工作距离。

在实际诊断过程中，VLE's 成像时，光纤微型探头随着远端电机的带动共同旋转，同时回拉以达到线性扫描和旋转扫描共同进行的目的，内镜将气囊和导管送入食管，光纤微型探头放置在气囊和导管导丝内，保证了光纤微型探头在成像时居于食管中心；同时较小尺寸的光纤微型探头将能够适应不同导丝内径的气囊和导管，这大大降低了旋转时由于摩擦所带来的转速不均匀的问题。

弹簧管的一端套设在第一梯度折射率透镜内，单模光纤套设在弹簧管的内部，且单模光纤的两端延伸至弹簧管的外部。两者共同从 VLE's 的电机一端连接到末端光纤微型探头，能够固定光纤微型探头并带动整个光纤微型探头同步旋转和回位。其中弹簧管的内径为 0.4 mm，外径为 0.6 mm，单模光纤的直径为 0.25 mm。

VLE 中的光纤微型探头的应用效果示意图如图 1-4-1-3 所示。

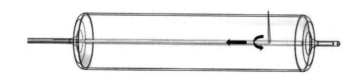

图1-4-1-3　应用效果示意图

光纤微型探头将最终应用于食管内窥成像探测中，放置在气囊和导管中心处。使用时微型探头将插入充气的气囊和导管共同被送入食管目标区域，初始时光纤微型探头将会位于气囊和导管末端。到达目标区域后，随着气囊和导管充气扩张，光纤微型探头处于气囊和导管中心位置，即为食管中心位置，随后开始旋转扫描成像。扫描过程中，远端的旋转电机将会带动光纤微型探头旋转，电机与光纤微型探头之间通过弹簧管传递扭矩，同时整个微型内窥成像探头还会被向后拉动，旋转与回拉过程中做好速度配合，最终实现在气囊和导管支持的距离上，对目标食管区域进行扫描成像。

波长为 1 300 nm 的探测光通过单模光纤接入，出射后进入到 VLE's 的末端光学成像探头部分，探测光通过空气间隙之后，入射到第一梯度折射率透镜的入射面，第一梯度折射率透镜将从单模光纤出射的光进行第一次汇聚；从第一梯度折射率透镜出射的光再通过空气间隙，入射到第二梯度折射率透镜，该第二梯度折射率透镜将已经汇聚的光进行二次汇聚以产生 9.44 mm 的工作距离；第二梯度折射率透镜的出射面直接与末端反射微棱镜的直角面相连接，以使经过两次汇聚达到了所需工作距离的光以与光轴垂直的方向反射出去。使用 Zemax 软件进行光路结构模拟和光斑分析得到最终结果。如图 1-4-1-4 所示。

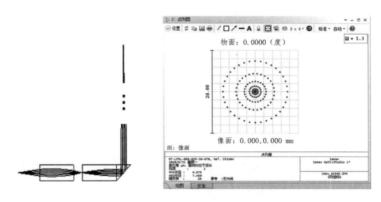

**图1-4-1-4　光路结构图（左）和光斑图（右）**

由于光纤微型探头中的各个光学组件都选用商用的成品光学元件，所以在光路优化的过程中仅需要考虑对于各个元件之间的距离优化。通过模拟，在目标工作距离上得到直径小于 20 μm 的聚焦光斑，可以达到较好的成像效果。

### （二）旋转回拉成像模块

光学探头在食管内的旋转和回拉等功能，都要依赖于一套特定的模块作为支撑，硬件模块的设计就是为了解决这一问题。硬件模块主要的作用在于负责驱动末端光学探头的旋转和运动，因此其内部两大重要的部分就是旋转回拉控制部分和线性回拉控制部分。

#### 1. 旋转回拉成像模块的设计原理

根据上文中所介绍的，硬件模块主要完成两种功能，控制末端光学探头的旋转和控制末端光学探头的线性运动，因此，在硬件模块设计中需要考虑将两种控制模式结合并有效控制的问题。

对于旋转模块的设计，首先需要能够旋转光纤，并能带动光纤末端的光学成像探头的旋转目的。这里有两种方法能够实现目的：传动式设计方案和内嵌式设计方案。

传动式设计方案：使用电机从外侧带动光纤同步旋转，中间使用传动皮带或者传动铰链的方式，完成光纤的伴随旋转。这种方式的优点在于设计简单，且易于更换零件，但是也有一些缺点。在这种设计方法中，由于运动的传递是通过传动的方法，因此一定会产生相对位移导致的速度偏差问题，这所带来的问题是，在电机高速旋转的时候，带动光纤旋转的速度并不能达到实际设定的转速，除此之外，传动式设计方案需要使用一个能够旋转的光纤耦合器，即光纤旋转耦合器，如此也是会增加系统设计的复杂度。

内嵌式设计方案：这种方案的设计原理是，将光纤从电机中轴穿过，并固定电机中轴两端和光纤的连接点，一次固定两者之间的相对位置关系，这样在电机旋转的时候，就能同步带动光纤进行旋转。这种设计方案的优点是，能够避免传动式设计方案中可能会出现的速度不匹配的问题，同时将光纤穿过电机，也能节省使用光纤旋转耦合器所需要的额外的设计空间，而且这种简单的设计思路更加简化了组装难度，但是其相应的缺点在于，中空电机的造价昂贵，如果自行加工普通的电机，在中轴常会穿孔，可能破坏电机的内部结构和功能，在这种情况下，设计简单所带来的优势便不再存在，因此下文中的具体设计方案采用了传动式的设计。这种方法尽管在设计空间上有缺陷，但是这并不是我们重点关心的设计参数，并且转速不匹配所带来的实际问题并不会对成像质量产生致命影响，因为成像的触发是按照旋转周期的间隔而设置的，所以转速的不均匀问题，在一定的范围内也是可以被接受的。

### 2. 旋转回拉成像模块的设计方案

根据上文中阐述的关于旋转回拉成像模块的设计原理，这里详细介绍传动式的设计方案。旋转电机通过传动皮带带动光纤旋转耦合器旋转，同时同步带动光纤和末端光学探头一起旋转，另外，采用单独的带有编码器的步进电机运动滑块负责控制旋转电机和光纤旋转耦合器的同步回拉。步进电机的使用需要有一个信号发生器发出方波波形，来控制步进电机的转速和方向等控制信息，所以采用单片机，比如 Arduino 控制板完成信号发生的功能。除此之外，为了更好地控制步进电机滑块的运动范围以及断电之后的位置恢复问题，引入两个限位开关完成这种功能的实现，同时限位开关的工作也可以基于 Arduino 控制板来实现控制。

无刷直流电机由电机主体和驱动器组成，是一种典型的机电一体化产品。由于无刷直流电机是以自控式运行的，所以不会像变频调速下重载启动的同步电机那样在转子上另加启动绕组，也不会在负载突变时产生振荡和失步。中小容量的无刷直流电机的永磁体，现在多采用高磁能级的稀土钕铁硼（Nd-Fe-B）材料。因此，稀土永磁无刷电机的体积比同容量三相异步电机缩小了一个机座号。电机的定子绕组多做成三相对称星形接法，同三相异步电机十分相似。电机的转子上粘有已充磁的永磁体，为了检测电机转子的极性，在电机内装有位置传感器。驱动器由功率电子器件和集成电路等构成，其功能是：接受电机的启动、停止、制动信号，以控制电机的启动、停止和制动；接受位置传感器信号和正反转信号，用来控制逆变桥各功率管的通断，产生连续转矩；接受速度指令和速度反馈信号，用来控制和调整转速；提供保护和显示等。

无刷直流电机因为具有直流有刷电机的特性，同时也是频率变化的装置，所以又名直流变频电机，国际通用名词为 BLDC。无刷直流电机的运转效率、低速转矩、转速精度等都比任何控制技术的变频器还要好，所以值得业界关注。

结构上，无刷直流电机和有刷直流电机有相似之处，也有转子和定子，只不过和有刷直流电机的结构相反；有刷直流电机的转子是绕组线圈和动力输出轴相连，定子是永磁体；无刷直流电机的转子是永磁体，连同外壳一起和输出轴相连，定子是绕组线圈，去掉了有刷直流电机用来交替变换电磁场的换向电刷，故称之为无刷直流电机。

总的来说，无刷直流电机的结构是比较简单的，真正决定其使用性能的还是无刷电子调速器，好的电子调速器需要单片机控制程序设计、电路设计、复杂加工工艺等过程的总体控制，所以价格要比有刷电机高出很多。

旋转回拉成像模块中的无刷直流电机选用瑞士 maxon 公司研制的市售产品，型号为 ECXSP22LBLKLASTD48V，如下图 1-4-1-5 所示。

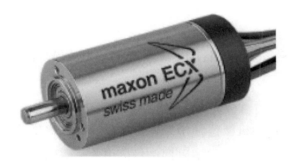

图1-4-1-5　maxon电机

### 3. EPOS4 控制器

1）EPOS4 简述

目前使用的 EPOS 控制器为 EPOS4，故此处介绍 EPOS4。EPOS4 是新一代 CANopen 位置控制器，不但可以提供最大功率密度，还拥有更佳的控制性能和功能性。模块化概念还可提供大量的扩展模块，以及基于 Ethernet 接口的 EtherCAT 或绝对值旋转编码器。作为新模块化系统的一部分，EPOS4 控制器可以匹配即插即用的连接板，完美融入多种紧凑型解决方案，从而轻松满足各种各样的需求。选装的扩展模块可以提供多功能的解决方案。

EPOS4 是一款模块化数字式位置控制器。适用于配增量或绝对值编码器的永磁体直流电机和电子换向式无刷直流电机，最大连续功率可达 1 050 W，多种操作模式提供了很高的灵活性，适用于各种自动化和机电一体化驱动系统。

2）周期性同步位置模式

EtherCAT 主机完成路径规划，通过网络将位置指令周期性同步发送给 EPOS4。位置闭环控制在

EPOS4 上运行。EPOS4 将测量到的实际位置、速度和电流值发送给主机。

3）周期性同步速度模式

主机完成路径规划，通过网络将速度指令周期性同步发送给 EPOS4。速度闭环控制在 EPOS4 上运行。EPOS4 将测量到的实际位置、速度和电流值发送给主机。如果 PID 位置环路控制通过主控制器关闭，通常可使用周期性同步转矩模式。

4）周期性同步转矩（CST）模式

主机完成路径规划，通过网络将转矩指令周期性同步发送给 EPOS4，转矩（电流）闭环控制在 EPOS4 中实现。EPOS4 发送测量到的实际位置、转速和电流值到主机。如果 PID 位置环路控制通过主控制器关闭，通常可使用 CST 模式。

5）点到点运动

在 "轮廓位置模式" 下，实现电机轴从 A 点到 B 点的运动。定位可以是与 Home 零点位置之间的绝对位置，或者是与当前位置之间的相对位置。

6）带前馈的位置和速度控制

反馈控制和前馈控制的结合可提供理想的运动控制特性。前馈控制可减少控制误差。EPOS4 支持前馈加速度控制和转速控制。

7）转速控制

在 "轮廓速度模式" 下，电机按照设定的转速运行。电机保持该转速恒定，直至给出一个新的转速设定值。

8）归零模式

归零模式是寻找一个特定的机械位置作为参考零位。可以提供范围广泛的多种方式。反馈选项和双闭环，可以同时评估两个不同的编码器信号。由此，双闭环控制可以自动补偿机械间隙和弹性变形。允许使用多种类型的传感器：数字增量式编码器、模拟增量式编码器和 SSI 绝对编码器。

9）防护等级

定位控制器可防止电流过载、温度过高、电压过低和过高、电压瞬变、电机电缆短路以及防备反馈信号丢失。通过可调电流限制保护电机和载荷。

10）安全转矩关闭

凭借 GB/T 12668.502—2013 调速电气传动系统第 5-2 部分：安全要求功能，两个相互独立的数字式输入令驱动随时处于安全状态。生成转矩的功率供给中断。可通过一个附加数字输出对状态进行监控。输入和输出被光耦隔离。

11）输入信号捕获（接触式测头）

数字量输出端口可配置，当某一个输入信号出现上升沿或下降沿变化时，存储当前实际位置数值。

12）输出触发（位置比较）

配置一个数字输出端口，当运行到一个设定位置值时，输出数字量信号（按需提供）。

13）位置保持制动器控制

位置保持制动器控制可以集成到设备状态管理内。制动器吸合和释放的延迟时间可单独进行设置。

硬件模块选用的 EPOS 控制器型号为 EPOS4 Compact 50/5 EtherCAT 数字位置控制器，5 A，10 ~ 50 VDC，其外形如图 1-4-1-6 所示。

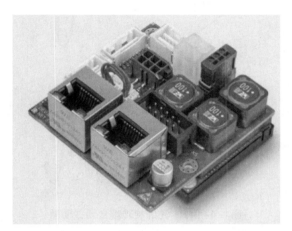

图1-4-1-6　EPOS4 Compact 50/5 EtherCAT数字位置控制器外形图

此款控制器采用即装即用的紧凑型解决方案，设计用于带编码器的有刷直流电机和带霍尔传感器和 250/750 W 以下编码器的无刷交流电机。

通信方式选用 USB 接口控制，控制主机直连 EPOS 控制器 USB 串口通信接口，接收来自控制主机的控制信号，同时向主机实时发送自己的位置信息。

### 4. 光纤旋转耦合器

1）简介

光纤旋转耦合器（FORJ）是一种允许光信号通过连续旋转平台与其固定支撑结构之间的界面传输的设备。也被称为光纤旋转接头或光学滑环，对光信号的作用就像电滑环对电信号的作用一样，是一种在旋转界面上传递信号的手段，特别是在传输大量数据时，保持了光纤端到端的固有优势。它允许在沿光纤轴线旋转的同时不间断地传输光信号。FORJ 广泛用于导弹制导系统、机器人系统、遥控车、石油钻探系统、传感系统、医疗设备、广播和许多其他领域，其中无扭曲的光缆是必不可少的（图 1-4-1-7）。

2）单通道或多通道

FORJ 有单通道和多通道两种选择。单根光纤在旋转接口的任一侧进入 FORJ，当一根光纤相对于另一根光纤旋转时，光信号在它们之间耦合。总的来说，单通道通过使用透镜、光纤束或大直径光纤扩大耦合光的直径来工作。到目前为止，最常见的方法是使用透镜来扩展光束，从而最小化机械失准的影响。单通道 FORJ 的第一个专利方法之一是在旋转界面的两侧使用 1/4 节距梯度折射率透镜，每个透镜的长度等于 1/4 节距。透镜将光信号准直，否则光信号将从光纤端面以直径不断增加的锥形传播成圆柱形的类似激光束，该激光束在相对较长的距离内保持其形状。由旋转界面一侧的一个透镜准直的光被引导到旋转界面另一侧的透镜，该透镜将光聚焦到输出光纤中。透镜和光纤都被定向成与FORJ 的旋转轴重合。

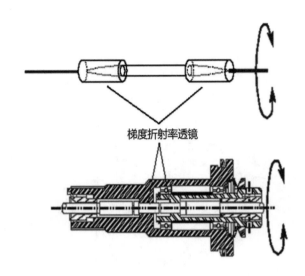

**图1-4-1-7　光纤旋转耦合器截面图**

单通道 FORJ 具有非常简单的机械结构，这使得该设备具有紧凑、高速、高度可靠和持久的特点。一根单模光纤可以承载几十甚至几百个通道的电子数据通道。一个 n 通道多路复用器和一个单通道 FORJ 结合起来的成本可以比没有多路复用器的 n 通道的 FORJ 低很多。最节约成本和尺寸的选择是单通道和双通道设计。如果系统中存在两根以上的光纤，可采用多路复用解决方案，将多个通道合并到一根或两根光纤上，以允许使用单通道或双通道 FORJ。

3）单模或多模

单模光纤中的小得多的光纤芯（9 μm）保持着最纯净的光束，这是一个数学上完美的高斯轮廓。单模光纤的带宽容量远大于多模光纤。它的带宽对光纤长度的依赖性也要小得多，而且可以很容易地扩展。总的来说，多模系统仍然比单模系统具有成本优势。然而，随着单模系统流行程度的提高，这种差距正在缩小。单模光纤由于其较小的纤芯尺寸和较小的数值孔径，允许单一模式的光能传播，因此它们在波长 1 270 ~ 1 650 nm 表现出非常高的带宽。由于这些较小的核心尺寸和数值孔径，单模 FORJ 的设计必须具有非常精确的机械对准。对准要求取决于 FORJ 的工作波长。标准的单模 FORJ 是在 1 310 ~ 1 550 nm 波长下工作的，这些 FORJ 在 1 270 ~ 1 650 nm 的其他波长下使用时，可望达到相同的规格，例如，在粗波分复用（CWDM）波长下，包括 1 271 ~ 1 611 nm 的 18 个波长，增量为 20 nm。

多模光纤具有大芯和大数值孔径，允许多种模式的光能传播。这些特点允许从 LED 和 VCSELs 等来源传输更多的光，但会导致更高的衰减和色散。由于这些衰减和色散的特点，多模光纤系统通常用于较短的数据通信链路。大多数多模光纤系统在 850 nm 和 1 300 nm 处工作。

4）光纤旋转耦合器高速旋转驱动方式

目前市面上常见的商用光纤旋转耦合器都可高速旋转，最大转速可达到 10 000 r/min，例如美国普林（Princetel）公司光纤旋转耦合器 MJP 系列的单通道光纤旋转耦合器启动转矩较低，可高速旋转，最大速度 10 000 r/min，适合 OCT 应用。光纤旋转耦合器高速旋转要靠无刷直流电机驱动，图 1-4-1-8 展示了标准的 MJP 旋转耦合器以及带驱动结构（齿轮）的光纤旋转耦合器。

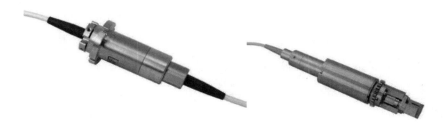

**图1-4-1-8　左图为Princetel公司系列的MJP光纤旋转耦合器，右图是该光纤旋转耦合器加了齿轮驱动**

根据驱动方式，一般有齿轮驱动和皮带传动两种驱动方式。齿轮驱动传动效率更高，可用于高速旋转，但是容易造成抖动，皮带传动效率不高，但是旋转稳定。如图 1-4-1-9 所示，当前系统所用的光纤旋转耦合器为皮带传动方式，接光源一端的光纤接口为 FC/APC，接探头的一端光纤接口为 SC/APC。

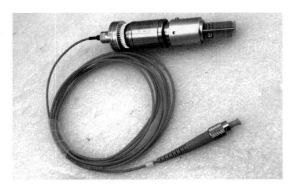

**图1-4-1-9　光纤旋转耦合器**

将电机和光纤旋转接头通过设计的铝合金底座固定到合适的位置，电机通过皮带传动，带动光纤旋转接头高速旋转。图 1-4-1-10 是旋转电机部分设计图。

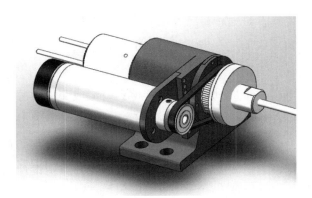

**图1-4-1-10　旋转电机部分设计图**

### 5. Arduino 控制板

1）Arduino 简介

Arduino 是一款由一个欧洲开发团队于 2005 年冬季开发的便捷灵活的开源电子原型平台。

主要包含两个的部分：硬件部分是可以用来做电路连接的 Arduino 电路板；另外一个则是 Arduino IDE，是计算机中的程序开发环境。只要在 Arduino IDE 中编写程序代码，并将程序上传到 Arduino 电路板后，程序便会给 Arduino 电路板下达指令。

可通过 USB 连接主机进行供电，或者直接连接外部电源进行供电。

2）Arduino Uno 开发板

Arduino Uno 开发板以 ATmega328 MCU 控制器为基础，具备 14 路数字输入 / 输出引脚（其中 6 路可用于 PWM 输出）、6 路模拟输入、一个 16 MHz 陶瓷谐振器、一个 USB 接口、一个电源插座、一个 ICSP 接头和一个复位按钮。

它采用 ATmega16U2 芯片进行 USB 到串行数据的转换。Uno PCB 的最大长度和宽度分别为 2.7 in[①] 和 2.1 in，USB 连接器和电源插座超出了以前的尺寸。4 个螺丝孔让电路板能够附着在表面或者外壳上。请注意，数字引脚 7 和 8 之间的距离是 160 mil[②]，不是其他引脚间距（100 mil）的偶数倍。它包含了组成微控制器的所有结构，同时，它需要一条数据线连接至电脑。目前，Arduino Uno 已经成为 Arduino 主推的产品。

ATmega328 具有 32 kB 闪存（其中 0.5 kB 被启动加载器占用）。它还具有 2 kB SRAM 和 1 kB EEPROM（可以利用 EEPROM 库读取和写入）。

Arduino Uno 可通过 USB 连接或者直接连接外部电源供电。外部（非 USB）电源可以是 AC–DC 适配器，也可以是电池。通过将 2.1 mm 中心正极插头插入电路板的电源插座即可连接适配器。电池的引线可插入电源连接器的 Gnd 和 Vin 排针。电路板可由 7 ~ 12 V 外部电源供电。然而，如果电源电压低于 7 V，那么 5 V 引脚可能会提供低于 5 V 的电压，电路板也许会不稳定。如果电源电压超过 12 V，稳压器可能会过热，从而损坏电路板。

3）步进电机（带编码器）

步进电机，又称为脉冲电机，是一种将脉冲信号转换成相应角位移或线位移的电机。每输入一个脉冲信号，转子就转动一个角度或前进一步，其输出的角位移或线位移与输入的脉冲数成正比，转速与脉冲频率成正比。

作为一种控制用的特种电机，步进电机无法直接接到直流或交流电源上工作，必须使用专用的驱动电源（步进电机驱动器）。在微电子技术，特别是在计算机技术发展以前，控制器（脉冲信号发生器）完全由硬件实现，控制系统采用单独的元件或者集成电路组成控制回路，不仅调试安装复杂，要消耗大量元器件，而且一旦定型之后，要改变控制方案就一定要重新设计电路。这就使得需要针对不

---

① 1 in=2.54 cm；

② 1 mil=25.4 μm。

同的电机开发不同的驱动器，开发难度和开发成本都很高，控制难度较大，限制了步进电机的推广。

由于步进电机是一个把电脉冲转换成离散的机械运动的装置，具有很好的数据控制特性，因此，计算机成为步进电机的理想驱动源，随着微电子和计算机技术的发展，软硬件结合的控制方式成了主流，即通过程序产生控制脉冲，驱动硬件电路。单片机通过软件来控制步进电机，更好地挖掘出了电机的潜力。因此，用单片机控制步进电机已经成一种必然的趋势，也符合数字化的时代趋势。

步进电机相对于其他控制用途电机的最大区别是，它接收数字控制信号（电脉冲信号）并转化成与之相对应的角位移或线位移，它本身就是一个完成数字模式转化的执行元件。而且它可开环位置控制，输入一个脉冲信号就得到一个规定的位置增量，这样的所谓增量位置控制系统与传统的直流控制系统相比，其成本明显减低，几乎不必进行系统调整。步进电机的角位移量与输入的脉冲个数严格成正比，而且在时间上与脉冲同步。因而只要控制脉冲的数量、频率和电机绕组的相序，即可获得所需的转角、速度和方向。

4）步进电机驱动器

步进电机驱动器是一种能使步进电机运转的功率放大器，能把控制器发来的脉冲信号转化为步进电机的角位移，电机的转速与脉冲频率成正比，所以控制脉冲频率可以精确调速，控制脉冲数就可以精确定位。

系统中所使用的步进电机驱动器采用全新的 32 位电机控制专用双核 DSP 芯片和进的矢量电流及速度和位置闭环控制算法，静态电流和动态电流可以任意设置（0 ~ 7 A），可驱动 42 ~ 60 全系列二相混合式步进伺服电机，脉冲响应频率最高可达 300 kHz，具有 16 档的细分设定和过流、过压、超速、过热、跟踪误差和超差等保护功能，同时支持指令控制模式，集成了 RS232 通信功能，并且可以支持 PC 端软件调试参数。

5）限位开关

步进电机带动的线性导轨本身是存在一定的行程范围的，但是步进电机并不能够在这个固定的范围内转动，不能做到超出这个范围就会立刻停止转动，因此在实际的运动过程中，存在步进电机转动的风险，导致导轨上的滑台触碰撞击导轨的两侧。尽管步进电机本身带有防止触碰的功能，但是由于触碰所带来的报警声音仍然是不希望出现的，因为这样的报警声音在患者检查的过程中将可能给本就处于紧张状态的检测患者，甚至操作人员和医师带来额外的心理负担，进而影响医学检查的进行，或者影响仪器检测的准确性。

实际使用过程中，会出现操作人员控制的紧急停止的操作，在紧急停止之后，步进电机并不能记忆自身已经转动的角度，也就不能正确计算接下来的行程是否有足够的检查范围，由此带来了位置不确定的问题。实际应用场景中的突然断电的问题也是需要着重考虑的情况，对于步进电机，断电之后，步进电机不会记忆自己断电之前转动的角度，也不会预判前进和后退的可用空间，这时都极有可能造成滑台撞击导轨两侧而导致的报警问题。

为了解决上述可能出现的问题，选择引入限位开关，通过此种设计方案避免超出行程和断电后无记忆的应用问题。

具体的设计思想是，在导轨的两端各安装一个限位开关，限位开关能够检测移动到其检测范围之内的物体（滑台），当限位开关检测到滑台出现在自己的检测范围之内时，就会改变自身的输出电平，控制器（Arduino）便可以通过检测限位开关的输出电平的状态来判断是否有滑台出现在限位开关的检测范围之内，从而判断滑台是否撞击导轨边界。

当 Arduino 检测到相应限位开关的输出电平状态的改变时，控制器将会立刻改变输出控制步进电机的控制波形，从而制动步进电机。

而对于断电之后的位置记忆问题，解决方案也是类似的。在电机启动后，首先会触发步进电机的回拉功能，无论此时步进电机是否位于初始位置，如果位于初始位置，初始位置限位开关的状态初始为检测到滑台，从而触发停止运动功能，电机立刻停止运动，从表现上来看，处于初始位置的电机，将直接停在初始位置。而对于滑台不在初始位置的情况，此时初始位置限位开关没有检测到滑台出现在自己的检测范围之内，不会触发电机的停止转动功能，因此电机一直回拉，直到滑台触发初始位置限位开关，控制器控制步进电机停止转动，此时滑台归位到初始位置。这样的设计方案实现了无论断电之前滑台运动到哪个位置，无论步进电机是否记得自己之前的运动状态，在系统重新上电启动之后，导轨的滑台都能够回到初始位置，从而保证了接下来一定有充足的行程空间，完成目标长度上的光学扫描任务。

限位开关是一种可以安装在相对静止的物体上或者运动的物体上的小型开关。当动物接近静物时，开关的连杆驱动开关的接点，引起控制电路中闭合的接点断开或者断开的接点闭合，以此通过开关接点断开或闭合的状态来控制电路。

硬件模块中为了节省空间和方便使用，选择光电限位开关进行行程的控制和原点位置触发。

光电开关是光电接近开关的简称，它是利用被检测物对光束的遮挡或反射，由同步回路接通电路，从而检测物体的有无。物体不限于金属，所有能反射光线（或者对光线有遮挡作用）的物体均可以被检测。光电开关将输入电流在发射器上转换为光信号射出，接收器再根据接收到的光线的强弱或有无对目标物体进行探测。安防系统中常见的光电开关烟雾报警器，工业中经常用它来计数机械臂的运动次数。光电开关是传感器的一种，它把发射端和接收端之间光的强弱变化转化为电流的变化以达到探测的目的。

本设计中所用光电开关型号为三线 NPN 常开导轨限位开关行程感应开关 24 V 红外线传感器，其配合步进电机导轨使用的效果如图 1-4-1-11 所示。

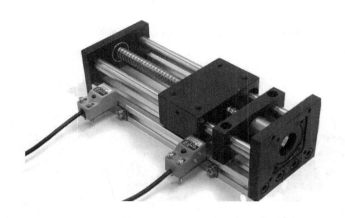

图1-4-1-11　限位开关结合步进电机整体配合

**6. 旋转回拉成像控制模块的整合**

根据上述部件的使用，将整个控制模块进行统一的整体设计。整体设计如图 1-4-1-12 所示。

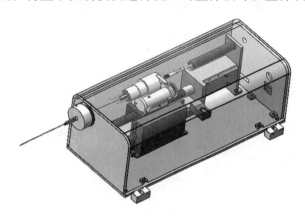

图1-4-1-12　电机控制模块整体设计

整体设计思路是，所有关于扫描控制的硬件部分都封装在一个模块中，并且固定在定制的底板上，其中包括步进电机导轨、步进电机驱动器、旋转电机控制器（电源模块占据空间较大，所以设计选择将电源模块放到外侧，通过电线接入模块内部）以及 Arduino 控制板。由于回拉装置需要带动选装装置，保证旋转和回拉两个操作的同步进行，所以选择将旋转模块固定在导轨的滑台上。

除此之外，设计定制的外壳将整个模块完成封装，保证此模块的美观性。考虑各种电线的连接问题，其中包括步进电机电源线、步进电机编码器供电电源线、驱动器电源线、Arduino 控制板供电电源线、选装电机控制单元 EPOS 板供电电源线、Arduino 控制板通信 USB 线、旋转电机控制单元 EPOS 板信号 USB 线等主要线缆。考虑设计上的电线整洁和外观美观性，使用一些接头，固定在外壳上完成模块内部线缆的封装，同时也完成了模块的完全独立化。

光纤连接器，是光纤与光纤之间进行可拆卸（活动）连接的器件，它把光纤的两个端面精密对接起来，以使发射光纤输出的光能量能最大限度地耦合到接收光纤中去，并使由于其介入光链路而对系统造成的影响减到最小，这是光纤连接器的基本要求。在一定程度上，光纤连接器影响了光传输系统的可靠性和各项性能。双口 USB 连接器能够将两根 USB 公头连接起来，使用此装置能够在两侧接入 USB 线，完成模块的分离任务。为保证不同电源的电线接入，以及图像采集的触发信号的传输，使用 5 线航空插头。在此之后，按照设计内容完成硬件模块的加工制造以及组装工作，实物如图 1-4-1-13 和图 1-4-1-14 所示。

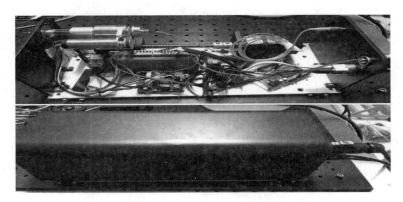

图1-4-1-13　硬件模块内部结构及外观展示

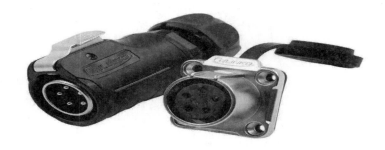

图1-4-1-14　航空插头示意图

（黄　勇　王晓绪　李晓晨）

## 第二节　气囊和导管的更换和安装

### 一、简介

气囊和导管是一种特殊的精密医用导管，其主要用于人体自然腔道的介入治疗，常规的气囊和导管包括一个导管体和一个延伸于导管体部远端的可扩张气囊，将气囊输送至目标区域后充气进行扩张，并能根据不同病变的要求对气囊或者导管进行改进，外形及使用场景如图 1-4-2-1 所示。

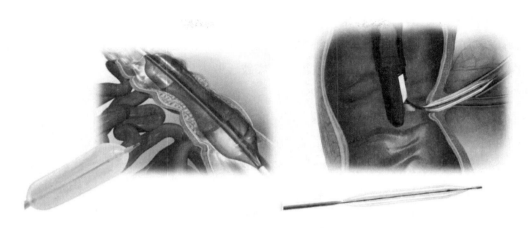

图1-4-2-1 气囊和导管示意图

## 二、医用导管成型材料的种类及其基本要求

医用导管材料多种多样，一般为热塑性聚合物，用于医用导管的有机高分子材料就有数十种，以其不同的性能用在不同用途的产品上。这些材料包括硅橡胶、聚氨酯（PU）、聚四氟乙烯（PTFE）、聚乙烯（PE）、聚丙烯（PP）、聚氯乙烯（PVC）、聚甲基丙烯酸甲酯（PMMA）、聚对苯二甲酸乙二醇酯（PET）、尼龙（PA）、聚碳酸酯（PC）等。医用导管的基本要求：①具有可使其在高压釜中用射线或其他方法消毒的热稳定性；②具有抗氧化和耐腐蚀的化学稳定性，以及与体液接触不发生变化的化学惰性；③具有组织适应性和血液适应性，具有抗血栓性，不会发生凝血；④不会致癌和导致过敏反应；⑤具有优良的力学性能和功能性，并且能够长期植入体内而不会丧失拉伸强度和弹性模量等物理力学性能；⑥具有优良的可加工性。

## 三、医用气囊材料的发展

一般来讲，医用气囊都是由高分子材料制成，最初用于医用气囊的材料是软质PVC，PVC的数均分子量为3.6万～9.3万u，聚合度为590～1 500。PVC不但具有良好的化学稳定性、较好的耐有机溶剂的性能和耐化学药品性，在常温下对酸、碱及盐的作用稳定，并且具有良好的机械性能、力学性能和电学性能。但是PVC的耐光和耐热的稳定性较差，其软化点为80℃，玻璃化转变温度较高，它的熔点和分解温度很接近，而且材料的硬度较大，不易加工。用PVC做出的气囊与现在的气囊相比，它具有较厚的壁，但是耐压性能却很差。近期的研究表明，由PVC制成的导管，生物相容性差，并且还发现单体PVC有致癌作用。随着高分子材料的发展，从20世纪80年代初期开始，研究者开始用交联PE和PET来制作气囊，使气囊的性能得到了很大的改善，在当时，由这两种材料制作的气囊占到所生产气囊的90%以上。PE是链状的非极性分子，具有良好的化学稳定性，在常温下对酸、碱和盐都很稳定。具有高绝缘性和很好的耐腐蚀性，生物相容性也很好，植入体内无不良反应。PET 是分子间中含有芳环的一种聚酯，并且是一种线性聚酯，由于这种材料具有良好的刚性和抗蠕变性、较高的尺寸稳定性以及较低的吸湿率，因此发展非常迅速。PET 的黏度越大，它的结晶度越低，加工性就越好。它制作的气囊的耐压性很好，爆破压可达 27 个大气压[①]，交联 PE 制作的气囊虽然不如 PET 制作的气囊的耐压性好，但是交联 PE 制作的气囊形状保持极佳。这两种材料制作的气囊虽然解决了部分耐压力和形状保持力的问题，但是它们制作的气囊硬度很大，实际应用时仍然是不尽如人意。随着科研人员的不断探索和研究，在 20 世纪 80 年代末 90 年代初，PA 和热塑性 PU 材料逐渐用于气囊。热塑性 PU 是一种线性聚合物，它的结构中包括硬段和弹性软段，具有在弹性网络中起到交联键作用的高玻璃化转变温度的硬段和网络中弹性分支的低玻璃化转变温度的软段，具有良好的加工性，并且生物相容性和耐磨性都很好。但不能进行蒸汽消毒，因为它的耐水解性很差。PA 具有很高的机械强度，韧性好，有较高的抗拉、抗压强度；耐疲劳性能突出，表面光滑，摩擦系数小；耐腐蚀，有很好的抗老化能力，但是吸水性大、耐光性差。由 PA 制作的气囊在国内已经生产并且占很大的份额。新的气囊材料多是一些共聚和共混物，它们是由一些刚性链段和柔性链段共聚，或者是一些可以相容的聚合物简单相混，以使它们的性质更加优良。PTFE 以及 PA 和 PU 或其他材料的合金是生产高级介入导管的首选材料。虽然这些材料的性能优良，并且附加值很高，但是它们的加工难度很大。随着科学技术的不断发展，会有越来越多的性能优异的高分子材料用于气囊的制作，为医学的发展奠定很好的基础。

## 四、医用气囊和导管的应用

医用气囊和导管广泛用于血管疾病的治疗，较为常见的就是用于治疗动脉狭窄。通过使用末端带有扩张气囊的导管，医师通过荧光透视，指引气囊和导管进入血管，在血管病变处定位，然后通过加压液体使气囊扩张，以达到治疗的目的。利用气囊和导管治疗血管狭窄的优点是：创伤小、操作简便、并发症少，利用内科介入的方法替代了外科手术，减少了患者的痛苦。医用气囊的最大的应用领域为经皮腔内冠状动脉成形术（PTCA）。近年来，药物支架的发明给医用气囊带来了更大的发展空间。以前气囊和导管的主要用途是治疗血管狭窄、扩张血管和塑形，现在的主要用途是支架的输送、扩张，还用于支架置入前的预扩张和置入后的精确定形。在冠状动脉、颅内神经、肾动脉、股动脉、胆道和胃肠系统都得到了广泛的应用。医用气囊在骨科中也得到了应用，对于骨质疏松椎体压缩性骨折的患者，通常的治疗方法只能是保守治疗，非常痛苦且治疗效果不好，但是利用医用气囊，不但效果好而且最大限度地减轻了患者的痛苦，也提高了治疗的效果。一般是经皮及椎弓根先将可膨胀性骨气囊置入椎体，气囊膨胀扩张，骨折椎体复位，在骨折椎体内制造一个安全有效空间，放气后退出气囊并在低压下注入骨水泥。随着高分子材料和医用气囊制作技术的进一步提高，医用气囊的应用越来越广泛。医用气囊一些新的应用是用于激光导管及光活化治疗和药物输送导管等。用于激光导管及光

---

① 1 个大气压 = 0.1 MPa。

活化治疗的气囊材料都是由透明的、对光低吸收性的材料来制作。在气囊的内部安装上激光器，在气囊的锥部和管段涂上一层不能透光的物质，只有在工作段可以透过激光。使用时，气囊和导管在病变部位定位后，先扩张气囊，然后把激光激活来治疗病变部位。这种方法能有效地控制治疗区域，并且对未病变部位不会有影响。医用气囊应用于药物输送导管中，主要是针对那些昂贵的且副作用很大的药物。药物输送导管和普通气囊和导管的不同点就是：药物输送导管的气囊表面有很多微孔，并且微孔是有一定严格要求的，当气囊在病变部位扩张以后，微孔的大小恰好能使药物通过，对局部病变部位进行药物治疗，当气囊泄压以后，药物可以重新回到气囊，这不仅减少了用药量，还避免了对正常机体的伤害。

## 五、主要的技术分类

根据气囊和导管在介入治疗中的不同应用，可以将气囊和导管分为用于支架的移入、用于消除血栓、用于释放药物及其他用途等 4 个分类。如图 1-4-2-2 所示，用于支架移入和用于消除血栓的气囊和导管分别占总申请量的 11.5% 和 34.5%，是气囊和导管领域专利申请所主要涉及的方面，这也是气囊和导管在心血管介入治疗中主要完成的工作。此外，通过气囊和导管在病变部位释放药物，也是介入治疗中的重要手段，用于释放药物的气囊和导管占总申请量的 40.5%。

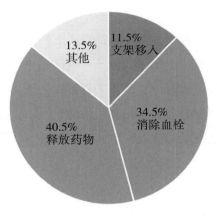

**图1-4-2-2　气囊和导管主要技术分类**

## 六、气囊和导管的更换和安装

气囊和导管内部需要通过光纤，保证光纤在其内部旋转的过程中能够保持位置，同时在每个患者检查之后，需要能够拆卸并更换气囊和导管。为此系统采用了如下的设计方案，如图 1-4-2-3。

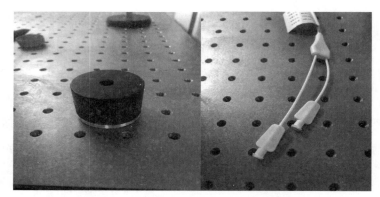

**图1-4-2-3　气囊和导管连接头（左）和气囊和导管的接头（右）**

使用一个气囊和导管连接头，一端通过外螺纹固定在侧面板上，另一端设计适配气囊和导管上的接口螺纹，通过这样的方式将气囊和导管旋转固定在旋转扫描机械装置的侧面板上，也能达到便捷更换的目的。

安装时，先将光纤连接到旋转扫描机械装置的旋转电机上，然后将探头以及光纤伸入气囊和导管内部，再将气囊和导管固定到连接头上，便完成了安装的流程。更换时，只需要将气囊和导管从连接头上拆下，再换上新的气囊和导管即可。

随着对高分子材料的不断探索和气囊制作技术的不断提高，医用气囊的应用将会得到更大的发展。未来的医用气囊和导管应用的发展将重点集中在肿瘤的介入治疗、心脏介入技术、神经介入技术、非血管内介入技术、门静脉高压症血管内介入治疗、非肿瘤性病变及周围血管病变的血管内介入治疗技术，及急诊出血的动脉内栓塞治疗细胞或分子（基因）水平的介入治疗等。医用气囊的发展方向是性能更加优良和精细化。性能优良是指管壁越来越薄、耐压越来越好，并且柔软度好，这些都有利于气囊的推送和扩张，但是这三个方面又是相互制约的，在未来的研究中希望能够找到三者的平衡点。由于各个领域使用的气囊用途不同，要求也不同，所以气囊的制作将会更加精细化和专门化。

（黄　勇　王晓绪　李晓晨）

# 第 二 篇
## 容积激光显微内镜系统的临床

# 第一章　容积激光显微内镜系统检查的基本方法

VLE's检测的操作虽然具有一定的难度，特别是在VLE's还未普及的情况下，初学者包括图像的识别、病变范围的显示等都有困难，这就要求我们在使用时必须要有熟练的腹腔镜、膀胱镜和电子支气管镜等内镜检查的基础知识和技术，同时还要有被检查的人体自然腔道的解剖、组织学、断层扫描、超声影像学等基础知识和完整的培训，才能真正地完成一次VLE's检测。

## 第一节　容积激光显微内镜系统扫描探头的使用

VLE's扫描探头大多为侧式扫描型，特殊要求时是直式扫描型，如冠状动脉的扫描就是采用直式型的。侧式型扫描主要通过各种内镜的活检孔，如大于2.8 mm的电子内镜和电子支气管镜、腹腔镜、膀胱镜的活检孔进入人体自然腔道，进行断层扫描和合成，由于光波的能量限制，扫描的深度也在3 mm，因此只能对人体自然腔道黏膜及黏膜结构扫描，而对于冠状动脉的检查是通过冠状动脉造影时完成的。扫描探头达到病变区域后，一般是由远端到近端开始扫描，亦可由近端到远端重复扫描一次，扫描长度可达到6 cm，特别是对人体自然腔道狭窄处的扫描有非常大的意义。对于大腔道（如胃腔）的扫描目前开发出系线式胶囊扫描探头，不需要内镜系统的辅助直接扫描。

最近，通过对VLE's的升级还可以对人体自然腔道病变可疑区域进行浅层激光灼烧标记，为精确定位夹活检或内镜切除标本提供了便利。目前，重新设计的VLE's激光标记系统已上市，包括一个位置控制器，该控制器连接在内镜体上（活检孔下1 cm）。这个控制器具有多种功能，包括VLE's扫描的手动控制、对感兴趣区域的图像捕获和标记以及激光标记触发器。操作医师可以选择用单激光标记或双激光标记感兴趣的区域，激光标记间隔约1 cm。而用双激光标记感兴趣的区域可以实现更精确的活检定位，详细使用方法见本章第四节。

（单　晶）

## 第二节　扫描探头的插入方式

不同的内镜有不同的检查方式，大致可分为侧式型和直式型两种方式，直观的人体自然腔道，如食管、肠道、气管和泌尿道等可采用直式型内镜方式直接插入，对于侧方开口的人体自然腔道就需要侧式型内镜的辅助插入。冠状动脉的扫描是在冠状动脉造影时通过特殊器械的辅助插入和扫描。

在检查过程中，先用气囊定位于人体自然腔道内，然后插入带扫描探头的光纤，目前市场上也有气囊与扫描探头合成一体，插入后先自动充气，按开始按钮自动扫描，可以避免多次插入损伤探头，缩短检查时间。在检查时要避免过度牵拉，气囊压力过大，对人体自然腔道黏膜的压迫，造成VLE's检查时人体自然腔道的结构层次的变化，影响诊断结果。系线式胶囊扫描探头对胃等大腔道检查主要是靠重力作用和吞咽的蠕动进入胃腔，但在检查过程中最困难的是如何使胶囊扫描探头与病变区域充分接触，目前还在研究解决方法。

（单　晶）

## 第三节　容积激光显微内镜系统图像获取和气囊的使用

VLE's由控制台、监视器和光学扫描探头组成，如图2-1-3-1，获取成像的路径如图2-1-3-2。扫描探头安装在商品化的直径为14 mm、17 mm和20 mm，长度为6 cm的气囊的顶端，部分气囊的大小还要根据人体自然腔道的大小设计。在检查过程中，如果人体自然腔道没有弯曲或没有狭窄，20 mm的气囊可以用于所有情况。如在检查食管时，气囊的远端定位于距食管胃连接处（EGJ）远端边缘1 cm处，这使得一次扫描可以同时显示贲门、EGJ和远端食管。当气囊被竖直无扭结地固定到合适的位置后，根据不同的解剖结构，对气囊进行充气至10~15 psi，如若气囊没有在最佳的居中位置，可将气囊的压力增加到25 psi，然而有时因为管腔狭窄的存在，医师需要综合考虑其穿孔的可能。VLE's的成像是通过探头在90秒内从气囊远端到近端的自动螺旋回拉来完成的，从而产生实时360°立体图像，在该6 cm段上共生成1 200个横截面扫描，VLE's扫描可通过软件界面查看，该界面获取实时横截面和纵截面图像。

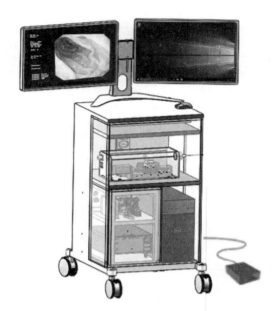

图2-1-3-1　VLE's构成图和激光标记脚踏板

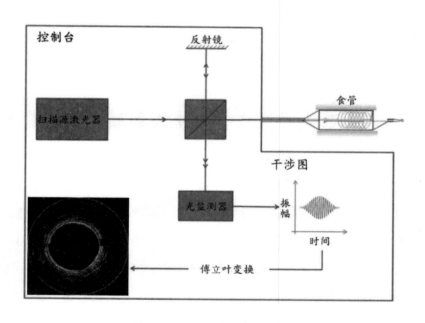

图2-1-3-2　VLE's检查食管获得高分辨率图像产生的路径图

　　在气囊上可以看到一条定位线，它的方向与在横截面成像上看到的定位线相匹配（视为一条细阴影线），从而定位任何看到的异常。病变定位通过三角测量，利用病变与EGJ的关系和配准线。如果需要多次扫描来显示人体自然腔道的一个长段，那么在两次扫描上都可以看到独特的目标，从而精确地重叠它们。一些操作医师沿着人体自然腔道节段的长度放置电烙印，可以在VLE's上看到。这样做是为了使多个扫描准确对齐，以帮助病变定位，然而这项技术的安全性已经得到充分评估。

（吕一品　徐　辉）

# 第四节 容积激光显微内镜系统的激光标记过程和标记脚踏板

在VLE's（或OCT）实时检查的过程中，尽管发现病变部位也是不能直接切除的，因为数据集是通过充气的气囊不断获取的。所以为了实现内窥式OCT系统引导的活检，引入一种新技术，在食管上放置可见的标记，描绘出与扫描过程中选择的感兴趣的图像区域相对应的组织。这些痕迹是由短暂的、高功率的激光通过气囊和导管的光学元件传输而产生的。取下气囊和导管后，对标记之间的组织进行活检。

## 一、标记激光

标记激光采用1 450 nm波长的激光进行灼烧标记，它被耦合到一根光纤中，该光纤通过一个光合成器被多路复用到气囊中心导管的光纤中。结合标记和成像激光器，通过同一光学导管发射，可同时在气囊和导管成像窗口内的任意点对食管进行成像和标记。与VLE's（或OCT）光源所产生的光一样，在通过导管内的光学器件后，标记激光的光聚焦在充气的气球外约0.5 mm处聚焦成一个约40 μm的斑点，然后对患者食管内的目标位置进行灼烧标记。

## 二、 激光标记脚踏板

在进行激光灼烧标记的处理过程中，需要有一个触发开关完成标记激光的灼烧触发功能，所以使用一个脚踏板来完成此功能。

激光标记脚踏板的使用如图2-1-3-1中的激光标记脚踏板图所示，其用来驱动一个快门，使灼烧激光在预先设定的2秒的时间内传输到患者食管内，并完成灼烧标记的工作，标记效果如图2-1-4-1所示。先前的研究表明，这些参数的激光照射产生的热介导损伤主要局限于体内黏膜。

## 三、激光标记引导活检过程

激光标记引导活检的流程如图2-1-4-1。将系统的气囊和导管放置在导丝上方的食管，充气至约0.5个大气压。为了确保正确的气囊放置，进行初始的侦察扫描，如果有必要，将气囊放气并重新定位，然后对食管开始螺旋成像。

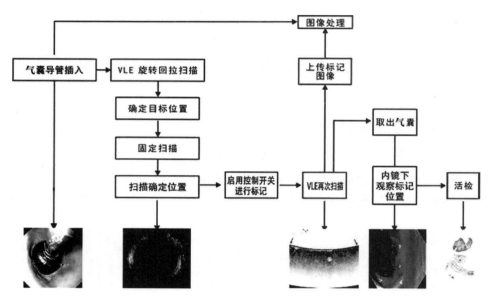

图2-1-4-1 激光标记引导活检流程图

实时的，在拉回过程中，在VLE's的图像解释方面有经验的操作人员在横断面显微镜图像上识别出一个约6cm距离的目标区域。当导管的光学元件继续旋转时，停止拉回，使相同的横截面图像在计算机屏幕上连续实时显示。根据先前VLE's标准用于目标地点的图像数据，操作人员记录了食管鳞状、柱状或同时为鳞状或柱状的"意图活检"诊断。然后将鼠标光标放置在所显示图像上目标的中心，并单击鼠标按钮，保存在目的活检目标处覆盖的预标记图像。然后，成像探头内的光学器件被自动控制，以将光聚焦在距离患者的目标部位周围3mm的位置。用脚踏板启动灼烧激光达2秒，在目标部位附近的组织上产生浅表的灼烧痕迹。灼烧激光然后自动移动聚焦光3mm的另一边的目标地点，在那里放置另一个激光灼烧标记。将所形成的激光烙痕以靶区中部为中心，间隔6mm。激光烙痕标记后，将导管光学镜向远端推进，重新启动回退成像，获取标记组织的图像（标记后图像），后退成像持续到确定下一个目标位置。在每个被扫描患者的病变区域进行3组，每组2个进行灼烧标记，激光灼烧标记后，气囊放气，拔除导管。然后使用传统的高清晰度内镜查看标记区域，记录激光灼烧标记部位，并使用超大容量穿刺活检钳对其标记区域进行多点位活检，其活检标本像往常一样使用5mm厚石蜡包埋的切片、苏木精和伊红染色（HE）处理。

（单 晶 徐 辉 黄 勇）

# 第二章　容积激光显微内镜系统检查的标准

## 第一节　容量激光显微内镜系统的诊断标准

早期干预和消除组织低级别、高级别上皮内瘤变是有效阻断其向癌症转化最有效的治疗方法，如何发现和诊断是难中之难的问题，不论何种检查方法，统一诊断标准是唯一正确诊断的基础之一。虽然 OCT 评分指数是基于活体成像和与临床患者活检标本组织学的相关性而建立的标准，但这还够完善，需要 VLE's 进一步验正来完成。

### 一、人体自然腔道黏膜的VLE's特征

VLE's 能够区分正常人体自然腔道黏膜的层次（图 2-2-1-1），如食管鳞状上皮的 VLE's 扫描特征和分层：组织结构呈水平分层，上皮中无腺体。在这两种特征之间的界面上，可以在 VLE's 上看到这种连接。肠上皮化生的 VLE's 特征包括：在没有表面凹坑和隐窝的情况下失去层状结构或在肠内可见腺上皮。

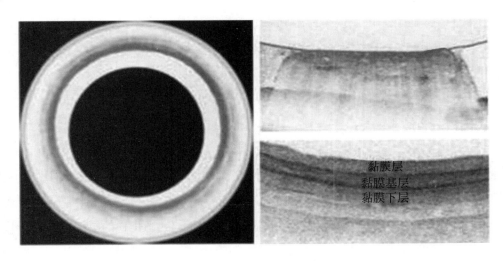

图2-2-1-1　人体自然腔道黏膜VLE's扫描层次（Kenneth K.Wang教授提供）

## 二、VLE-DA

VLE-DA 是由 Leggett 等设计的，是根据 BE 扫描的横截面视野中正常黏膜层（≥ 2 mm）残余情况，将 VLE's 图像下黏膜缺损分为完全缺损（BE 中纵向扫描，间距为 1 cm，正常黏膜范围＜ 50%）和局部缺损（BE 中纵向扫描，间距为 1 cm，正常黏膜范围≥ 50%）。与鳞状上皮相比，局部缺损的 VLE's 黏膜层表现为黏膜与黏膜下层的区别度较小。当 VLE's 图像呈黏膜完全缺损特征时，如果表面信号强度大于表面下信号强度，则考虑存在异型增生。当 VLE's 图像呈黏膜不完全缺损特征时，如果不规则腺体数目＞ 5 个，也应考虑存在异型增生，而不规则腺体数目≤ 5 个则为非异型增生。

## 三、VLE's预测评分

根据 VLE's 的图像特征包括：①分层结构消失；②表面信号强于表面下信号；③不规则的扩张腺体 / 导管等因素制定了 VLE's 预测评分（表 2-2-1-1），当总分≥ 8 时预测癌变的作用较强，其敏感性约为 85%，特异性约为 95%。

表2-2-1-1　VLE's预测评分表

| 参　数 | 程　度 | 分　值 |
|---|---|---|
| 分层结构 | 分层结构存在（＞ 50%） | 0 |
| | 分层结构消失（＜ 50%） | 6 |
| 表面信号 | VLE's 表面信号较表面下信号弱 | 0 |
| | VLE's 表面信号与表面下信号一致 | 6 |
| | VLE's 表面信号强于表面下信号 | 8 |
| 腺体结构 | 不规则的腺体结构（0 ~ 5 个） | 0 |
| | 不规则的腺体结构（＞ 5 个） | 5 |

## 四、Evans标准

Evans 标准是由哈佛大学医学院 Evans 教授等人于 2006 年提出的一个用于辅助判断异型增生严重程度的评分模型（表 2-2-1-2），并将该模型命名为 VLE's（或 OCT）评分指数或 VLE（或 OCT）-SI，也称作 Evans 标准，该研究发现当总分≥ 2 时诊断 IMC/HGD 的灵敏度和特异度均较高。Evans 标准评估异型增生的内容包括黏膜表面成熟度和腺体结构，异型增生主要表现为黏膜不成熟和腺体不规则评分指标等，与 VLE's（或 OCT）扫描对照见示意图 2-2-1-2。

表2-2-1-2　Evans标准

| 参　数 | 程　度 | 分　值 |
| --- | --- | --- |
| 黏膜表面成熟度 | 表面 VLE's（或 OCT）信号低于表面下 VLE's（或 OCT）信号 | 0 |
| | 表面 VLE's（或 OCT）信号与表面下 VLE's（或 OCT）信号一致 | 1 |
| | 表面 VLE's（或 OCT）信号强于表面下 VLE's（或 OCT）信号 | 2 |
| 腺体结构 | 规则，腺体结构正常，极少量均匀扩张的腺体 | 0 |
| | 轻度不规则，腺体缩小密度增加或腺体宽大且形态不规则，扩张腺体数目增多且间距缩短 | 1 |
| | 中/重度不规则，出现成角分支的腺体，扩张的腺体高度不对称或腺腔内碎屑沉积 | 2 |

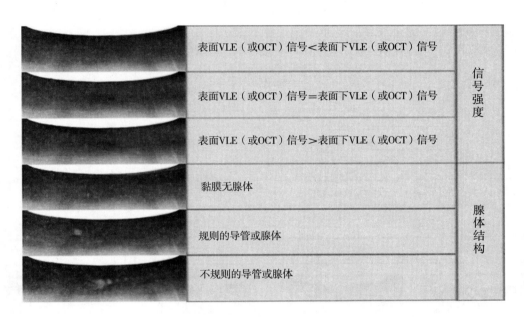

图2-2-1-2　Evans标准对应的食管VLE's（或OCT）扫描示意图

## 五、VLE's对黏膜层变化扫描名称的定义

VLE's对黏膜层扫描后对黏膜厚度的变化首先要确定黏膜消失的程度，黏膜结构是部分还是完全部消失。如果黏膜完全消失，且表面 VLE's信号强度大于表面下 VLE's信号，则需考虑异型增生。此外，如果黏膜不完全消失，而不规则腺体数目超过5个，也应考虑异型增生（图2-2-1-3）。

### （一）黏膜层消失

黏膜层消失是指在 VLE's下所观察到的鳞状上皮层黏膜分层结构的局部或完全缺损。与鳞状上皮相比，局部缺损表现为黏膜与黏膜下层的区别不大，通常可见数处黏膜中断。

### （二）黏膜层部分消失

在1 cm纵向扫描中，超过50%的横断面出现≥2 mm的黏膜层（测量的黏膜层的平均厚度）。

根据 VLE-DA，一旦判断为黏膜部分消失，则需要对异型腺体数目进行量化。异型腺体是 VLE's 扫描下表现为形状和大小不规则的一种囊性结构。若 1cm 纵向扫描中出现超过 5 个异型腺体，则考虑存在异型增生。

（三）黏膜层完全消失

在 < 50% 的扫描范围内，横截面上没有黏膜层或黏膜层厚度小于 2mm。根据 VLE-DA，如果黏膜层完全消失，则需要在 ≥ 50% 的扫描范围内比较表面及表面下 VLE's 信号（表面信号强度 > 表面下信号强度，或表面信号强度 ≤ 表面下信号强度），若表面信号强度 > 表面下信号强度，则需考虑存在异型增生。由于黏膜层部分消失可能被误解为表面信号强度 < 表面下信号强度，因此评估表面和表面下强度主要针对黏膜层完全消失。

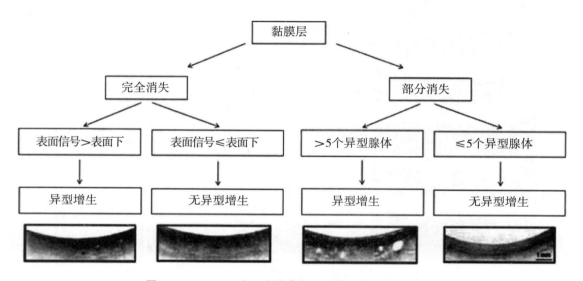

图2-2-1-3　VLE's对黏膜变化扫描的计算方法示意图

（王孝平　徐　辉　郑仕诚）

# 第二节　容积激光显微内镜系统引导的精准活检

在 WLE 模式下，活检往往有一定随意性，即使是使用四象限取材法，特殊肠上皮化生（SIM）检出率也只有 38%，且在第一块标本取材后，出血可能覆盖病灶处并影响继续取材。即使在放大内镜窄带成像（ME-NBI）模式下，病灶定位更加准确，可以靶向指导取材，但应用 NBI 模式下靶向活检 SIM 检出率也只能达到 5%，而普通 WLE 下活检的检出率为 66.3%，但还有很大一部分被漏诊。因此在人体自然腔道的黏膜病变常规内镜的检查中，WLE 被推荐为诊断和治疗异型增生和早期肿瘤最重要方法，特别是在其进展为侵袭性癌症之前，常受到质疑。近年来，随着内镜技术的发展，一些与内镜治疗相关的活检术的产生，如 EMR 是在黏膜不规则的区域进行的组织学诊断。当内镜下可见的病变 < 2 cm 时，EMR 可能也会通过切除病灶来提供治疗干预，较大的病变可以通过 ESD 的方式活检或切除，但这些技术往往对病变大小预估不准确，切除过程中会损害病变的切缘评估，造成病变残留等不确定因素。有人研究发现使用 EMR 对 HGD 或早期腺癌的病灶的边缘切除率只有 49.3%，提示高清 WLE 可能也会低估病变大小。因此精准估计病变性质和大小对内镜下开展切除术非常重要，为了能够精准估计病变的大小，达到精准活检和治疗的目的，通过 VLE's 的扫描就可更加精确地估计病变大小，因为 VLE's 能够在 3 mm 的深度上跨越 6 cm 的食管，横向分辨率为 7 mm 成像。VLE's 已经被证明可以准确地检测病变的异型增生程度，并且可以与高清 WLE 和 NBI 一起使用，以识别可疑的病变，达到精准活检和治疗。

有研究者指出，若对食管的病变使用 VLE's 检查，发现在 BE 的 VLE's 图像描述为正常的食管黏膜结构的缺失，腺体则表现为反光程度低于上皮的袋状结构或上皮内陷，腺体结构较为混乱；若反光程度增强，则提示由于异型增生或炎症引起的性质改变，VLE's 在 BE 中的活检的敏感性可达到 97%，特异性达到 92%，然而在 VLE's 技术能否判断异型增生方面，仍然是存在争议的。曾有学者设计了超高分辨率 VLE's（轴向分辨率达 5 μm），证实其在诊断正常食管上皮、BE、BE 伴异型增生、HGD 以及癌变的准确率分别达到 100%、98.1%、83.3%、100%。

VLE's 引导下的活检流程线路如下（以食管为例）：①将气囊插入食管中，直至食管与胃的交界点，使气囊充气膨胀；②当气囊膨胀时，向后螺旋扫描内镜视频拍摄食管图像；③在图像上鉴别可能的病变位点；④横截面成像；⑤预标记图像显示周围鳞状黏膜，红点和箭头指示"意向活检"位置中心；⑥压脚踏板启动激光标记；⑦在食管上间隔 6 mm 进行灼烧标记；⑧向前推 1 cm；⑨进行激光标记后图像采集；⑩激光标记后的图像；⑪ 确认在拟活检的靶点周围已经有了三个激光灼烧点定位，如无，重复 2 ~ 11 步骤，如有，进行下一步；⑫气囊放气后撤回；⑬获取靶点处黏膜组织；⑭进行组织学检测，如图 2-2-2-1。

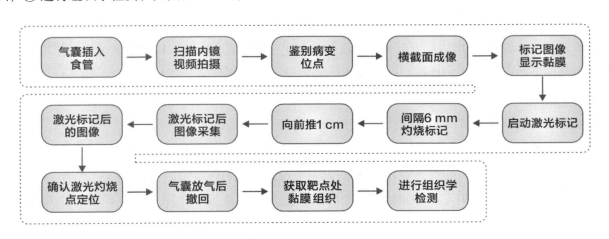

图2-2-2-1　VLE's 引导下的活检流程线路图

（徐　辉　吕一品）

# 第三章 容积激光显微内镜系统的使用

## 第一节 容积激光显微内镜系统的使用范围

VLE's 是第二代 OCT，可以在 90 秒内完成 6 cm 的人体自然腔道的黏膜扫描，能够完成实时、高分辨率（轴向分辨率为 7 μm）、宽视野的横断面内镜成像。除此之外，VLE's 作为一种更加先进的成像技术，能精准标记病灶位置，在需要进行常规活检时进行"有目标"活检来取代"随机"活检，从而获得更准确的样本。目前临床上主要用于上消化道疾病如 BE 监测与诊断。但近年来的研究显示 VLE's 还在评估胆胰管狭窄、结直肠息肉的性质、呼吸系统、心血管以及血管外科方面等都具有较大价值，适用范围更广，可对整个人体自然腔道黏膜早期病变起到诊断和监测作用。

### 一、VLE's 当前的应用

VLE's 目前已被 FDA 批准主要用于食管，但也用于其他消化道和消化道外腔道早期疾病的诊断。在实践中，VLE's 用于监测食管早期疾病的变化非常成熟。此外，可在消融治疗后使用其来监测可疑的肠上皮化生或异型增生，使其成为内镜消融术后监测的一个有利的工具。如 Trindade 等发表了一个病案报道，患者进行了两次内镜检查以处理 BE，其中随机活检的病理结果不确定为异型增生，根据 NBI 和高清晰度 WLE 检查，未发现该患者的目标区域，转做 VLE's 检查，显示了一个区域分层结构消失，黏膜层完全消失，表面信号强度大于皮下，腺体异型增生，VLE-DA 计算均显示该区域有高度的异型增生可能性。VLE's 靶向大型活检钳后，组织学检查符合 HGD。另外 Leggett 等发表了一例消融治疗后 VLE's 靶向鳞状 BE 的病例。VLE's 能显示异常，而 CLE 和 WLE 检查均未显示异常，而组织学显示为 HGD。这两例病例说明了 VLE's 对组织早期癌变具有很好地识别作用。

VLE's 作为一项相对较新的技术，目前可用数据有限，在已发表的临床指南中，VLE's 还处在研究之中，值得注意的是，尽管研究显示出比已有的一些其他先进的成像方式对组织异型增生的诊断率有所提高，但目前各种指南并没有推荐，尚需要在更大范围内得到验证。

## 二、VLE's的常见适应证和禁忌证

VLE's主要在消化道中适用，特别是对食管疾病应用最多，但第一代产品还应用到呼吸系统、泌尿系统、心血管系统等多个系统中，比较成熟的是心血管系统，现已大规模应用于临床。在消化系统中，VLE's已被用于监测未接受治疗的高危BE患者；指导已检测到癌前或癌细胞的BE患者的治疗选择（从射频消融和冷冻治疗到内镜下黏膜切除）；以及扫描表面和表面下组织，寻找治疗后复发治疗的方法。

VLE's还被用于早期鳞状细胞癌的分期，鳞状细胞癌在亚洲、非洲等地仍然很常见，因此使用VLE's在这一患者群体中进行了研究。第三种情况是贲门失弛缓症。VLE's用于指导经口腔内镜肌切开术，这是一种内镜治疗，切断食管的肌层，并帮助食物从食管进入胃。

在禁忌证方面，一系列相关研究显示，VLE's的禁忌证包括：食管静脉曲张患者以及一些影响VLE's气囊和导管使其无法完全扩张的疾病（如食管肿块、狭窄和嗜酸细胞性食管炎）患者，人体自然腔道有出血倾向的患者也不适于进行VLE's检查。

总体而言，VLE's可以适用于能安全地接受镇静的内镜检查并且没有任何禁忌证的患者。

## 三、VLE's的优缺点及兼容性

VLE's的主要优势在于，它能为6 cm长的人体自然腔道提供连续、全面的显微成像；高分辨率的横断面成像（即穿透深度为3 mm，轴向分辨率为7 μm）；全扫描的采集时间为90秒；以及激光标记的高瞄准精度。缺点是，使用该设备可能会增加设备成本。然而，通过减少对后续内镜操作的需要，实时、高速成像与激光引导图像定位将有助于内镜诊断和治疗成本的节约，使它看起来又非常合理。该设备仍然太新，国内还没有产品上市，处在研制阶段，无法进行成本效益分析。来自早期研究的信息如此之多，以至于在这一点上问题多于答案。与EUS或其他成像技术相比，VLE's的成本效益将是未来几年的一个重要课题。

同时VLE's还可以与其他成像系统一起联合开发成多模式成像设备，满足不同的扫描需求，因此，它的一些最重要的临床效用和价值很可能来自于联合其他治疗方法使用。为此，已经开发出一种激光制导设备，该设备已经可以在市场上购置。这种激光在黏膜表面上放置一个标记，与VLE's扫描上发现的异常表面和表面下区域相对应，以便于精确诊断和指导内镜治疗。

## 四、VLE's的安全性及经济性

研究结果表明，VLE's是一种安全的内镜成像技术。其他内镜成像技术，如CLE，需要静脉注射造影剂，这可能会导致对比剂的不良反应。VLE's不需要注射外部试剂，使其至少与大多数其他成像技术一样安全，而且可能比大多数其他成像技术更安全，如介入性技术EMR，有出血和穿孔的

风险，但 VLE's 检查就不存在这些风险。有人研究了 100 名患者，没有发现任何严重的不良反应。成像探头出现了几个技术故障，这些问题已在最新版本的 VLE's 中解决。

## 五、特殊疾病的举例

### （一）食管胃黏膜异位

食管胃黏膜异位（HGM）表现为颈段食管黏膜上的褐红色黏膜斑，故又称食管入口斑。因病变接近食管入口处，部位特殊，易造成漏诊，在不同的研究中其检出率在 1% ~ 10%。HGM 的病因尚不明确。由于异位黏膜内含有壁细胞为主的胃上皮细胞，并有泌酸功能，所以部分患者可出现胸骨后灼烧感或疼痛、吞咽困难或吞咽痛、咽部球状异物感、声音嘶哑、咳嗽等类似胃食管反流症状。有学者认为 HGM 是一种先天性疾病，在胚胎初期食管黏膜由柱状上皮覆盖，后由鳞状上皮所取代，HGM即为先天发育过程中，胃黏膜在食管上段残留的结果。另有学者认为，HGM 是与胃食管反流性疾病相关的一种发生在食管鳞状上皮的后天化生性改变。病变黏膜上皮可发生异型增生，与食管癌的发生相关。本病常易漏诊，可能与操作者对该病的认识不足、食管上段一些微小的异位黏膜可能被周围鳞状上皮掩盖而不易发现相关。

### （二）食管鳞状上皮下肠上皮化生的评估

鳞状上皮下肠上皮化生（SSIM）也被称为埋藏腺体，是指发生于正常鳞状上皮下的肠上皮化生。截至目前，SSIM 与 EAC 的发生发展尚不明确。标准的黏膜活检发现，约 25% 的 SSIM 伴有异型增生。此外，研究显示只有 5% 的 BE 患者在内镜治疗前检出 SSIM，约 30% 的患者在随访过程中发现 SSIM。与表面的肠上皮化生相比，SSIM 中 DNA 含量异常较少和隐窝增殖较低，SSIM 细胞可能受鳞状上皮细胞的保护而免于受回流的酸和胆汁的致癌作用。在 WLE 下，SSIM 诊断困难，而 VLE's（或 OCT）可以实时生成组织的高分辨率横截面图像，识别组织黏膜层次结构和腺体结构，特别是对于 BE 射频消融治疗前后 SSIM 的诊断与 VLE's（或 OCT）下鳞状上皮黏膜表面均匀的低散射层。SSIM 为鳞状上皮下稀疏分布的大小、形状各异的次散射结构。EMR 标本的组织学图像也证实SSIM 的存在。而 VLE's（或 OCT）可提供 30 ~ 60 倍的更广视野和探及固有层/黏膜肌层的高分辨率成像，有助于 SSIM 的诊断与检测。在患者症状完全缓解后，每个患者的 SSIM 数量显著减少。VLE's 是第二代 OCT，能提供更高分辨率的组织实时图像，有望用于 BE 患者的风险分层，并可辅助定位再消融区域。

### （三）胆胰管狭窄

术前诊断胆胰管狭窄性质是非常困难的，目前的诊断方法如细胞学刷片、胆道镜活检和激光共聚焦激光显微内镜的灵敏度和特异性分别为 56%/100%、85%/100% 和 89%/71%，特异性高，但灵敏度较低，而且细胞学刷片及胆道镜活检主要针对胆胰管管腔表面病变，共聚焦激光显微内镜只能评估小范围病灶。早在1998年OCT即用于胆道及胰腺的研究，Tearney等在体外分析了正常的胆胰管组织，并成功描绘了组织微结构。此外，体外研究显示VLE's（或OCT）与组织学的良好相关性，鉴别肿瘤和良性疾病的敏感性和特异性分别是78.6%和88.9%，恶性肿瘤与组织学符合率为100%，良性肿瘤与组织学符合率为80%。随后的体内研究证实了VLE's（或OCT）评估胆胰管微结构的价值，同时也证明了其可行性和安全性。Testoni等的研究显示VLE's（或OCT）在区分胰管内非肿瘤性病变与肿瘤性病变方面优于细胞学刷片。Arvanitakis等人发现了基于VLE's（或OCT）的恶性肿瘤鉴别点，且与单独的细胞学刷片相比，VLE's（或OCT）提高了诊断的灵敏度、特异性。然而，由于穿透性低、分辨率欠佳以及获取图像困难，VLE's（或OCT）技术并未得到广泛的应用。VLE's（或OCT）利用红外光对组织表面以下的微结构进行高分辨率横断面层析成像，对管壁表皮以下或周围病变进行评估，能实时评估胆道、胰管横断面微结构，提高性质不明的胆胰管狭窄的诊断敏感性。

新型的VLE's探头提高了成像分辨率和穿透深度，且导管更具灵活性和更强的可操作性。新型的VLE's不需要外鞘就能通过曲折的胆胰管，图像采集也不需要操作医师进行"回拉"，以上改进可能会促使此项新技术的广泛应用。研究表明VLE's或通过显示胆胰管管壁及其周围病变的微结构横断面成像，提高胆胰管狭窄的灵敏度，且在ERCP过程中加入VLE's似乎不会增加手术的风险。VLE's下良性胆道狭窄通常表现为上皮层次轮廓清晰、黏膜分层清晰、低VLE's强度信号区域扩大，而黏膜内腺体增加、表面高VLE's信号强度和管壁扇形改变与恶性胆胰管狭窄密切相关。

（徐　辉　单　晶）

# 第二节　容积激光显微内镜系统的使用方法

## 一、检查前的准备工作

由于VLE's由一个独立的成像控制台和以探头为中心的气囊和导管组成，目前主要用于消化管腔疾病的筛查与诊治。在进行VLE's前，操作医师应当仔细询问受检者的病史，全面了解受检者的临床资料，为安全有效的检查做准备。

1.掌握受检者全身状况，确定受检者是否符合VLE's的适应证，有无食管狭窄、有无检查禁忌证，必要时完善心电图、血常规、凝血功能等检查。

2.全面了解既往的内镜检查资料。

3.对于有需要进行定位辅助活检的受检者，需要排除凝血功能障碍。

4.VLE's作为一种有创的侵入性检查方式，检查前应向受检者充分交代VLE's检查的必要性、方法以及相关并发症的可能，比如出血、穿孔等，取得受检者同意并在检查前签署VLE's

检查知情同意书。

## 二、患者的准备

（一）检查前的准备

与普通胃镜检查相似，在上午检查的患者，检查前一天进食易消化食物，检查前一天晚上 9 点后禁食，检查当日禁食禁饮，空腹进行检查。若为下午检查，检查当日早晨禁食，可适当饮用无色糖水，保证检查前 6～8 小时空腹。对于高血压患者，检查前需监测血压，维持血压正常，检查当日早晨 6 点按平时常规服用降压药物。对于糖尿病患者，检查当日因禁食状态，需酌情停用降糖药物或胰岛素，避免低血糖发生。对于预定行 VLE's 辅助治疗的患者，需酌情停用抗血小板、抗凝药物。

（二）检查前的处置

咽部麻醉：咽部麻醉可选用 2% 丁卡因或 0.8% 达克罗宁胶浆在咽喉深部含服 1～2 分钟吐出。为提高成像质量，可在检查前口服西甲硅油或二甲硅油 30～50 ml。

进入检查室后，再次核对受检者的姓名、年龄、性别，受检者需摘掉眼镜和活动性义齿，将腰带松开，在检查台上左侧卧位，膝部适当屈曲，调节枕头的高度，使头部与颈部、躯干成为一条直线，全身放松，让受检者咬住口垫后开始检查。

## 三、操作方法

直接插入成像控制台的气囊导管可以通过标准胃镜（2.8 mm 或更大）的工作通道。导管的气囊部分长度为 6 cm，类似于标准的 CRE 扩张气囊，并有多种直径（14 mm、17 mm 和 20 mm），除非存在食管狭窄，否则主要选用 20 mm。成像控制台包含一个用户界面（触摸屏），可调控获得的横断面和纵向图像。首先，使探头通过内镜，远端边缘位于 EGJ 下方 1 cm 处。一旦导管直接进入食管腔内，将气囊充气（达到 15 psi 标准）。然后进行扫描以确保最佳的纵向位置（标准的扫描需包含 1 cm 的贲门）。然后通过探头在导管内自动螺旋拉出进行全面扫描。如果所需的扫描区域长于 6 cm，则可以使用相同的方式进行进一步扫描。使用标线对异常的 VLE's 图像定位。这一标线打印在气囊上，并在横截面图像上投下阴影，以便做 VLE's 数据收集。操作医师师以针对这些区域进行活检和 / 或内镜下切除。

（单　晶）

## 第三节 容积激光显微内镜系统在人体自然腔道中的应用

### 一、食管和贲门

（一）病变基础与特点

食管是人体消化管道的重要组成部分，是连接咽喉与胃的肌性管道，其主要生理功能是配合吞咽将食物输送到胃部。食管起自第 6 颈椎下缘的咽喉处，沿脊柱向下穿过横膈食管裂孔，在第 11 胸椎水平与贲门相连。食管为一长约 25 cm 的扁平管道，平均直径约 2 cm，受相邻结构压迫，其在解剖上存在三处生理性狭窄，分别位于距中切牙约 15 cm、25 cm 和 40 cm 处。食管的第 1 狭窄为食管上括约肌形成，在食管的起始部；第 2 狭窄位于第 4、5 胸椎之间，为食管与左主支气管交叉处；第 3 狭窄位于食管经横膈处。食管的狭窄处是异物滞留和肿瘤好发的部位。食管自上而下可分为颈、胸、腹三段，分别长约 5 cm、18 cm、2 cm。腹段食管的前壁和外侧壁被覆腹膜，为腹膜后位器官。

除口腔和咽外，消化管由内向外有四层结构组成，分别为黏膜层、黏膜下层、肌层和外膜层。黏膜层包括上皮层、固有层和黏膜肌层；黏膜下层为结缔组织，内有血管、淋巴管和神经分布；肌层由内环行肌和外纵行肌构成，肌层之间有神经丛分布；食管和结肠末段的外膜层为纤维膜，而胃与大部分小肠和结肠的外膜层为浆膜。食管黏膜上皮为未角化的复层扁平上皮，固有层为较密的结缔组织，而黏膜肌层则为纵行的平滑肌束。食管的黏膜下层为疏松的结缔组织，富含黏液性的食管腺，食管腺周围有较密集的淋巴细胞和浆细胞。

（二）EGJ结构及VLE's扫描

在组织学上，EGJ 为食管远端鳞状上皮与胃黏膜柱状上皮移行处，两者相接处呈锯齿状，故称齿状线。胃入口处长约 2 cm 的一个区域被称为贲门，连接着远端食管与胃底黏膜。在解剖学上，食管左缘与胃底存在明显的分界（即贲门切迹），是形态上区分食管与胃的重要标志。此外，食管下括约肌（LES）也是 EGJ 的一个重要结构，LES 在神经和体液等因素的共同调节下处于持续收缩状态，从而形成 EGJ 的高压带并发挥抗反流的屏障作用。

因为 VLE's 是通过测量消化道管壁不同组织的光散射的差异形成图像。并且 VLE's 是一种带气囊的频域 VLE's，气囊可以使探头保持居中从而更顺利地完成光学螺旋扫描，且 VLE's 探头的实时成像速度更快。VLE's 较 OCT 的检测效率也更高，其扫描 6 cm 长的食管节段仅需 90 秒。VLE's 的轴向分辨率可达 7 μm，扫描深度 3 mm，且为宽视野横断面成像。因此，VLE's 可在短时间内完整显示食管黏膜层及黏膜下层的高分辨图像。虽然 VLE's 体内检查的安全性、可行性和耐受性均较高，但能否顺利进行操作还受到探头及操作台等因素影响。在临床诊疗中，可采用 VLE's 筛查 WLE 或 NBI 未发现的 EGJ 可疑病变，从而降低漏诊率。

一般情况下，若食管无狭窄或弯曲，在进行 VLE's 扫描时选择 20 mm 直径的气囊探头通常是安全可行的。将气囊下缘置于 EGJ 远端 1 cm 处并固定气囊，通过 1 次扫描就能获得胃窦、EGJ 和远端食管的 VLE's 图像。由于气囊是笔直的，当气囊固定后，可对周围组织产生一定的压强，从而避免食管扭曲。如果气囊不能正常居中，则会导致对周围组织的压力增大。对于食管狭窄者，在气囊扩张时甚至存在食管穿孔风险。气囊长度为 6 cm，VLE's 可在 90 秒内对相应气囊节段完成 1 200 次横截面扫描。气囊内是可自动螺旋回缩的探头，在探头从气囊远端退向近端的过程中可产生实时 360° 容积图像。

体外研究发现，正常食管壁的 VLE's（或 OCT）图像特点（图 2-3-3-1）为多个分层结构，主要表现为：①表面呈中等反射且亮度均匀的食管鳞状上皮层；②高反射且亮度均匀的黏膜固有层；③中等反射且亮度均匀的黏膜肌层，且其反射程度略低于上皮层；④低反射且亮度均匀的黏膜下层；⑤弱反射、低亮度的固有层。此外，黏膜下腺体、血管和淋巴管结构也能在 VLE's（或 OCT）图像上显示。通过与体外 VLE's（或 OCT）食管壁各层厚度以及组织学相比对，可判断 VLE's（或 OCT）体内成像的特点。受 VLE's（或 OCT）探头穿透深度的影响，VLE's（或 OCT）体内扫描食管壁可显示食管黏膜层和黏膜下层，通常难以覆盖黏膜肌层，偶在体外成像时可见。在发生食管病变时，其 VLE's（或 OCT）图像可发生改变，主要包括如下四类图像特征：①四层组织中的某一层异常增厚，且亮度下降；② VLE's（或 OCT）图像表现为三层结构，从上到下依次为中等亮度、高亮度和低亮度；③ VLE's（或 OCT）图像呈现两层结构，上层为中等亮度，下层为低亮度；④ VLE's（或 OCT）图像的四层结构界限消失，亮度杂乱，无明显层次感。

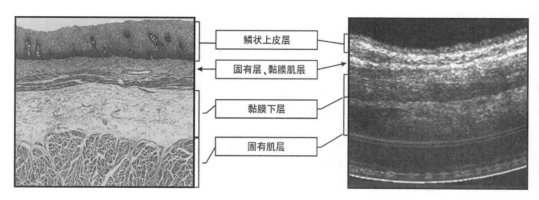

图2-3-3-1　正常食管病理和VLE's扫描对照

根据光学相干断层扫描成像情况，EGJ 部位不同组织的 VLE's 图像表现有所差异，如 VLE's 扫描的二维平面结构（图 2-3-3-2）。食管鳞状上皮的 VLE's 图像表现为缺乏腺体的分层水平结构。贲门的 VLE's 图像可见：表面反射率较高、纵向的小凹结构、规则的腺体和规则宽大的皱襞，图像穿透性较差、均匀散射。当出现肠上皮化生时，VLE's 图像则缺乏分层结构或纵向小凹结构，呈非均匀散射，表面不规则，且缺乏典型的腺体结构。正常情况下，胃黏膜小凹结构在VLE's图像上表现为黏膜表面暗带与亮带的细微交替，且其图像特征很容易受到操作的干扰。研究表明，EGJ正常胃小凹结构的局部缺失在VLE's图像中较为常见，特别是对于肿瘤、BE和贲门炎患者。当EGJ黏膜发生改变时，包括炎症、癌性及非癌性病变，其VLE's图像均可见不规则的表面或异常腺体，特别是在癌性病变中更为显著且检出率更高。相较于贲门炎及正常黏膜，EGJ上皮癌性病变或异型增生的BE患者其VLE's图像上往往更易呈现非均匀散射。

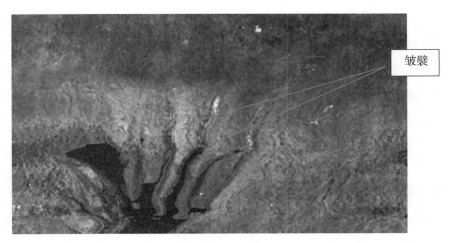

皱襞

图2-3-3-2　EGJ的VLE's扫描的二维平面结构图（Kenneth K.Wang教授提供）

（三）食管良性病变

### 1. BE

1）BE的病变基础

BE是一种常发生在EGJ齿状线数厘米以上食管远端的病理改变，表现为正常的复层鳞状上皮被单层柱状上皮替代，伴或不伴肠上皮化生。BE的发生与慢性胃食管反流（GERD）密切相关，且慢性GERD与BE是EAC的危险因素。由于BE通常无临床症状，且只能通过内镜活检明确，因此很难估算其实际患病率。根据全球范围各地区检出情况，BE总体患病率为1%～5%，其中伴GERD症状的患者BE发病率较高。

鳞状上皮黏膜和柱状上皮在内镜下分别显示灰色和橘红色。内镜检查时，BE黏膜区可见橘红色、鹅绒样不规则形病变，在灰白色正常食管黏膜的背景上呈补丁状、岛状或环状，并可继发糜烂、溃疡、食管狭窄和裂孔疝。光镜下，BE黏膜由类似胃或小肠黏膜的上皮细胞和腺体构成，在柱状上皮间有肠杯状细胞可确诊BE。内镜检查和食管黏膜活检是诊断BE的主要途径，内镜下发现EGJ近端橘红色斑片状改变时，需进一步行四象限活检及组织病理学检查。为了提高BE的发现和检出，EGJ的识别、鳞—柱状上皮交界处（SCJ）的判定以及准确的活检是内镜操作的关键。正常情况下EGJ和SCJ往往在同一水平，而内镜下发现齿状线上移或EGJ以上出现橘红色黏膜剥脱可初步诊断BE。由于SCJ上移＜1 cm者发生异型增生或食管内瘤变的概率极低，因此有学者指出将SCJ较

EGJ 上移 ≥ 1 cm 作为 BE 的一项诊断标准。经内镜检查可疑的 BE 病灶，四象限活检组织病理学确定存在柱状上皮即可最终确诊。BE 上皮化生可为胃底上皮样化生、贲门上皮样化生，甚至为特殊肠上皮化生。

2）风险筛查

自 20 世纪 50 年代发现并命名以来，BE 被视为一种癌前病变，0.1% ~ 3% 的患者进展为 EAC。由于 BE 往往无主观症状，通常在内镜检查时发现，然而总体人群筛查并非经济有效，因此临床中需考虑到哪些到访的患者需进行 BE 筛查。此外，对确诊 BE 的患者进行 EAC 监视也是临床工作的一项重点问题。调查研究显示，BE 的高危人群特征有：①年龄 > 50 岁；②男性；③有 BE 家族史；④长期（> 5 年）胃食管反流症状；⑤大量吸烟史；⑥超重或肥胖患者（BMI > 25 kg/m$^2$ 或腹型肥胖）。为明确有无肠上皮化生及异型增生（上皮内瘤变），全周型病变应纵向每间隔 2 cm 的四壁分别行 1 处活检，而舌型病变则需每间隔 2 cm 至少活检 1 次。对于无肠上皮化生的 BE 患者，应在 3 ~ 5 年再次完善内镜和活检进行筛查。BE 长度进行性增加是发展为 EAC 的危险因素之一，此外还包括：年龄 > 50 岁、向心性肥胖、大量吸烟史、确诊 BE 后未予以抑酸抗炎等治疗。

3）VLE's（或 OCT）在 BE 中的应用

采用内镜方式对 BE 进行筛查，有利于腺癌的密切监测，从而降低 EAC 相关死亡事件发生率。目前 BE 筛查的金标准为间隔 2 cm 的随机四象限活检。此外，内镜下见溃疡、包块及任何不规则的部位均应进行活检。一旦发现结节等异常改变，则有必要行 EMR。BE 中的异型增生呈不同严重程度的斑片状改变。为了更好地检测 BE 的异型增生区，目前已进行了诸多技术革新。WLE 是食管肿瘤形成的内镜图像检测的基石。近年来，从光纤内镜到电子内镜的关键转变，使得 WLE 的质量有了很大的提升。内镜前端搭载 CCD 后的像素在 100 000 ~ 300 000，产生的空间分辨率可达 100 μm；而高分辨或高清内镜 CCD 的像素甚至可超过 1 000 000，分辨率达到 10 μm，其成像甚至接近细胞水平。消化内镜通常具有一个固定范围的焦距（1 ~ 9 cm），从而造成了对黏膜血管检测的限制。高分辨 WLE 可结合放大内镜，可用于病变的检测以及指导黏膜活检。由于 BE 中的异型增生或癌性病变无法通过 WLE 准确观察，因此操作医师可采用改良的内镜成像技术进行针对性的活检取样，从而提高疾病内镜筛查的准确度，并且可补充传统 WLE 的不足。改进的内镜成像技术可清晰显示黏膜的细微结构，更有利于准确定位活检，从而提高 BE 的检出率，包括色素内镜、放大内镜、窄带光谱成像镜、共聚焦激光显微内镜等。

实际临床工作中，能在短时间内完成 BE 大片表面检查并能精确定位癌变可能区域的成像技术更能满足临床需要并提高诊疗满意度，而 VLE's 正是这样一种较新的检测技术。作为二代 OCT 技术，VLE's 可深入食管远端并完成对食管组织结构的显示。VLE's 借助光的散射而获得组织横截面图像，其成像原理是不同组织光反射率的差异。一般而言，光折射率高的组织其光散射更强，VLE's（或 OCT）信号也更高。由于 VLE's（或 OCT）能显示组织深层 1 ~ 2 mm 的显微结构，因此其清晰度较普通内镜显著升高，甚至接近组织病理学的诊断价值。操作医师通过 VLE's（或 OCT）可轻松识别黏膜层、小凹及腺体形态和腺体结构等超微结构。研究表明，低散射的隐窝腺样结构是 BE 的

VLE's（或 OCT）图像特征。VLE's（或 OCT）下食管壁的完整性尚缺乏统一结论，有研究指出 BE 的食管壁呈完整的分层结构，而有研究发现 BE 存在分层结构的破坏或部分（黏膜肌层和黏膜下层）完整。在内镜下，根据化生的柱状上皮长度，将柱状上皮累及食管全周且长度 ≥ 3 cm 的定义为长段 BE，而将未累及食管全周或累及食管全周但长度在 1 ~ 3 cm 的定义为短段 BE。长段 BE 可能是慢性 GERD 作用的结果。相关研究显示，长段 BE 异型增生的发生率约为短段 BE 的两倍，且长段 BE 发生 EAC 的风险也更高。对于没有异型增生的 BE，其 VLE's 图像可表现为分层结构的消失。当食管上皮化生为低度异型增生时，其 VLE's 图像上缺乏胃黏膜小凹结构，呈非均匀散射，并且出现异常的分隔的腺体结构。当出现高度异型增生时，其 VLE's 图像则可见不规则的表面和异常腺体结构。需注意的是，BE 在出现肠型及胃底型黏膜时，其 VLE's 图像可能呈现贲门型结构镶嵌征，因此可能对 VLE's 诊断造成混乱或出现假阳性。

（1）VLE's 激光标记：VLE's 在食管疾病的诊断中，其分辨率高，VLE's 图像下各组织结构清晰，形态易于辨认，且对比明显，可提高内镜下病变的初诊率，且更能准确地引导针对性活检取样。VLE's 的操作成功率将近 90%，但可能受到操作者及患者自身因素的影响。通过 VLE's 图像和内镜下标记联合定位，可准确夹取黏膜组织进行活检或者在内镜下切取标本。为了进一步提高 VLE's 活检准确度，有研究通过激光灼烧法对食管的可疑病灶区域进行标记，从而引导针对性的活检取样，且该研究指出的最佳标记参数可设置为 2 秒、410 mW，间隔为 6 mm。激光标记可用于标记 VLE's 下看到的异常区域，从而有利于在 WLE 下准确地进行活检。通过激光标记异常黏膜，每个激光标记即形成一处可疑靶点，进而利用 VLE's 对每处靶点的激光标记位置进行确认，激光标记显示为互不相连的暗点，异常改变的两侧为高反射区域，对标记位置进行确认主要是为了避免由于食管的痉挛或蠕动导致的偶然标记误差，并且每个靶点的相关 VLE's 表述和位置均可在操作时进行记录。在黏膜活检时，可使用大容量活检钳或通过内镜对含有激光标记的区域进行黏膜切除，进而从每个激光标记之间的区域获得组织学标本。

（2）BE 的上皮内瘤变：BE 疾病进展的主要过程为无异型增生→ LGD → HGD → EAC。组织病理学是诊断 BE 及异型增生的金标准。BE 在组织病理学上可分为：SIM、LGD、HGD、IMC 等。识别和评判 HGD 的组织病理学标准包括：①相较于下层的腺体，上皮表面成熟不够；②腺体结构紊乱；③细胞异型性改变。

在未获得组织病理学报告之前，通过 VLE's（或 OCT）图像判断 BE 是否存在异型增生的两个重要特征是腺体结构和表面成熟分化。通过对人体组织光学特性的研究，染色质的光折射率明显有别于细胞质，而光折射率高的组织其光散射更强，并且 VLE's（或 OCT）信号也更高。由此表明，随着细胞核尺寸及密度的增加，其 VLE's（或 OCT）信号也将增强。从组织病理学的角度看，表面成熟可在一定程度上阐释为表面上皮细胞核与细胞质的比值下降。由此表明，表面成熟不完全可指示细胞异型增生或细胞增殖，其表面 VLE's（或 OCT）信号强于表面下 VLE's（或 OCT）信号。腺体在 VLE's（或 OCT）图像中呈线性结构，表现为 VLE's（或 OCT）高信号（细胞质）和低信号（细胞核和固有层）的交替出现。扩张的腺体表现为黏膜内分布不均匀的空腔，而腺体不规则可能为

VLE's（或 OCT）图像下腺体大小、形状和结构的不规则。食管异型增生时，细胞核质比的改变可导致不均匀的散射，而核的大小与不均质性可决定反射程度，目前认为低反射的后向散射光往往提示HGD。由于黏膜表面不成熟，异型增生的 VLE's（或 OCT）图像表现为高表面信号。由于 VLE's（或 OCT）-SI 结合了 VLE's（或 OCT）图像特点与病理活检证据，可有效鉴别非异型增生 BE 与BE 伴 HGD 或 IMC。此外，由于 VLE's（或 OCT）技术的分辨率高达 10 μm，因此 VLE's（或OCT）也能识别 SIM 上皮成熟及腺体结构，可有效区分肠上皮化生与正常食管鳞状上皮和贲门上皮（如图 2-3-3-3）。VLE's（或 OCT）诊断 SIM 的标准包括：①正常鳞状上皮分层结构的消失，正常的胃黏膜中可见垂直的"小凹和隐窝"形态，而肠上皮化生部位胃黏膜的隐窝或凹陷结构缺失；②结构杂乱无序，黏膜表面不规则；③低反射率的黏膜下腺体位于上皮表面下或贯穿表皮。

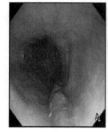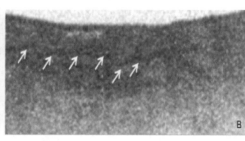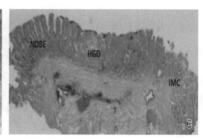

A.食管早期病变普通内镜成像（白光）；B.VLE's扫描上皮分层结构完全消失

（白色箭头指示分层结构完全消失）；C.病理检查示 HGD、IMC。

**图2-3-3-3　VLE's诊断BE伴异型增生与组织病理学对照一致性（Kenneth K.Wang教授提供）**

腺体结构根据位置可分为上皮腺或黏膜下囊性结构，上皮腺即代表 BE 腺体，而黏膜下囊状结构可能是脉管、淋巴管、扩张的黏膜下导管等结构。异型腺体结构呈现不对称性，形状不规则或边界不规整，和 / 或存在腔内碎片。正常的腺体结构则呈圆形，对称，腔内无内容物。高表面信号强度与BE 异型增生有关，可能是由于上皮细胞拥挤与核质比增加引起的光后向散射增加所致。

通过针对性的组织活检证实，VLE's 诊断 BE 伴异型增生与组织病理学的结论一致。VLE's 可有效鉴别正常鳞状上皮与 BE，同时也可借助 VLE's（或 OCT）-SI 判断是否存在异型增生。由于VLE's 与 OCT 在技术上存在一定的差异，因此判断非异型增生与异型增生 BE 的标准也应有所变化。

由于通过 VLE's 图像识别 BE 早期癌变时需要对大量的数据进行实时解读，难免费时耗力，因此有研究结合 BE 异型增生和癌变的 VLE's 图像特点，基于信号强度统计和灰度的相关性，提出了一种检测食管黏膜病变的计算机算法。该算法整合了 3 个具有临床意义的 VLE's 特征，包括：①分层现象；②分层和信号衰减统计；③信号强度分布。分层现象是在大量的分层结构中选择 8 个强度类别计算出的 VLE's 信号强度直方图；分层和信号衰减统计是指对灰度像素的统计结构；信号强度分布则利用了图像的平均信号强度。该研究发现，相较于其他图像特征，"分层和信号衰减统计"对病灶的检测性能最佳。采用 VLE's 图像特点建立的计算机算法对食管病变识别效能甚至优于 VLE's预测评分，该技术的进一步改善和运用有望减轻操作医师工作强度并提高病变检测率。

VLE's 的另一大优势是可以观察食管表面下的结构。有学者提出疑虑，认为消融术可能会把 BE

的腺体掩盖在一层鳞状上皮之下，可导致操作医师难以观察到腺体结构，而这些埋藏腺体（又称作鳞状上皮下肠上皮化生）依然可能发生肿瘤性转化。然而，围绕 VLE's（或 OCT）开展的相关研究表明，实际上在消融术前及治疗后均存在鳞状上皮下肠上皮化生现象，并且此特征也许并非 BE 癌变的高危因素。与典型的 BE 肠上皮化生相比，这些鳞状上皮下腺体的增殖能力较低，且癌变的发生率也较小。即便如此，在此类 BE 患者的随访中也需注意癌变的可能。VLE's 可观察鳞状上皮下的肠上皮化生，亦可检测任何肿瘤病变。然而，在 VLE's 下鉴别鳞状上皮下肠上皮化生与正常腺管结构也存在挑战，且仍需进一步研究证实 VLE's 下判断鳞状上皮下肠上皮化生的准确性，如图 2-3-3-4。

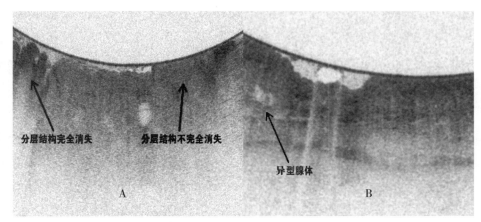

A.分层结构缺失；B.分层结构消失并出现异型腺体。

图2-3-3-4　肠上皮化生的 VLE's成像（Kenneth K.Wang教授提供）

VLE's 的分辨率接近显微镜，可观察 3 mm 范围深度的食管壁结构，对食管病变的检出具有较高的精准度。VLE's 总体上是一种安全有效的上消化道内镜检查途径，操作医师可借助 VLE's 在操作中实时横断面成像。但 VLE's 并非适用于任何情况，在临床实际问题中应根据患者情况灵活选择。对于无食管弯曲或狭窄者，可使用 20 mm 直径的 VLE's 气囊探头。VLE's 气囊和导管充气时将增加食管静脉曲张患者破裂出血的风险，而食管肿物、狭窄及嗜酸细胞性食管炎等情况则会限制气囊充分膨胀，均应避免选用。

目前，FDA 已明确指出可将 VLE's 作为食管疾病的检测途径。对于 BE 腺癌和 HGD，应积极评估病变浸润深度和淋巴结转移情况，并采取内镜下根治切除治疗。对于 LGD 的 BE，可考虑内镜下切除或消融治疗，但对未接受治疗的 LGD 患者，应长期密切监视，随访周期为 6 ～ 12 个月。虽然目前常规内镜下随机四象限活检仍然为 BE 的常规筛查途径，但对未行治疗的病变或即将予以治疗的 BE，也可采用 VLE's 技术进行随访监视。此外，VLE's 技术也可运用于消融术后的管理，从而监视肠上皮化生和异型增生的发生。研究表明，对异形增生病灶的准确定位和标记更有利于消融治疗的开展，从而预防 BE 进展为食管癌。然而想要发现局部异型增生和癌变病灶仍存在挑战，特别是对于长段 BE。如果没有对异常改变进行准确定位，则无法开展内镜下消融治疗，而 VLE's（或 OCT）图像特征可协助异型增生病灶的定位。

（王孝平　何素玉）

### 2. 贲门炎

贲门是连接食管末端与胃底的一段区域，该部位解剖结构复杂。由于贲门与胃体之间缺乏明显的解剖分界标志，因此对贲门的位置、范围以及长度均存在争议。有学者将食管鳞状上皮末端到最先出现壁细胞的黏膜区域定义为贲门黏膜，贲门黏膜由单层柱状上皮和黏液腺构成，但贲门的腺体有别于胃底腺，其仅含黏液细胞而缺乏主细胞和壁细胞。从贲门黏膜末端到完全为胃底腺的黏膜区域则定义为泌酸贲门黏膜，该区域混杂有黏液细胞和壁细胞。EGJ 实际上就是贲门黏膜和泌酸贲门黏膜的整体。在组织学上，EGJ 黏膜包括：复层鳞状上皮、由壁细胞和主细胞构成的单纯泌酸黏膜、仅由黏液细胞组成的贲门黏膜（贲门黏膜的腺体形态多样、分支丰富）、由黏液细胞和壁细胞组成的泌酸贲门黏膜、以杯状细胞为特征的肠上皮化生黏膜；其中除肠上皮化生黏膜外，其他类型的柱状上皮表面都分布有黏液细胞和具有正常胃黏膜特点的胃小凹。EGJ 鳞状上皮和柱状上皮之间常有明显的交界，但部分区域可出现重叠。

慢性贲门炎是一种炎症性病变，进展为癌的风险较低。内镜检查时，贲门炎的镜下特点可表现为①渗出型：黏膜充血、水肿、渗出；②糜烂型：黏膜粗糙，表面平坦的点片状糜烂，伴不同程度的充血、水肿、渗出；③狭窄型：有不同程度的狭窄，开放欠佳但胃镜尚可通过，黏膜表面粗糙，有细颗粒样增生和 / 或糜烂，轻度充血、水肿，无肿块和溃疡，无凹凸不平改变。贲门炎的组织学特点包括：黏膜层及黏膜下层不同程度的炎性细胞浸润，以淋巴细胞和浆细胞为主，部分见中性粒细胞浸润，可伴固有腺体萎缩或囊状扩张，被覆上皮、腺上皮增生或上皮异型增生。

正常贲门的 VLE's 图像可见垂直的小凹结构、规则的腺体结构、规则宽大的胃皱襞，图像穿透性较差，且呈均匀散射，而发生贲门炎时，其 VLE's 图像则缺乏小凹结构并可见异常的腺体。虽然 EGJ 处 VLE's 图像下小凹结构的缺失可见于任何情况，但贲门黏膜异常的患者相较于无黏膜病变的患者，其正常小凹结构消失的发生率更高。

（王孝平　何素玉）

### （四）食管恶性病变

#### 1. 食管癌

食管癌是消化道常见恶性肿瘤，排在全球肿瘤死因的第六位。食管癌的年发病率约为 3.1/10 万人，且年死亡率也高达 5.5/10 万人。食管癌好发于食管的三个生理性狭窄部位，以中段多见，下段次之，而上段少见。食管癌的发生与饮食和生活习惯密切相关，包括：吸烟、进食过热的食物、饮酒、饮食缺乏水果蔬菜。此外，超重、慢性 GERD 等也是食管癌的危险因素。食管癌在组织学上可分为 EAC 和食管鳞状细胞癌（ESCC）。鳞状细胞癌起源于鳞状上皮，可发生在食管全长的任何部位，而腺癌则来源于腺体细胞，通常发生在食管下 1/3。

1）ESCC

（1）病变基础：ESCC 是最常见（约 90%）的食管癌病理类型，可发生于食管的任何部位（尤其以中 1/3 多见）。ESCC 是一种具有鳞状细胞分化的恶性上皮肿瘤，病理活检可见具有细胞间桥和 /

或角化和 / 或鳞状分化的角质形成的细胞。ESCC 的发病具有地域差异，好发于中国、伊朗、印度、法国、日本等部分地区。我国西北地区是 ESCC 的高发区，患者数超过 1 亿（患病率可高达 1‰）。

根据病灶侵袭范围（不论有无淋巴结或远处器官转移），可将食管癌分为早期食管癌和进展期食管癌，早期食管癌的病变侵袭范围仅局限于食管黏膜（图 2-3-3-5），而进展期食管癌的病灶侵袭范围已达到或超过固有肌层。ESCC 的肿瘤可浸润至上皮层（$T_{1a}$–EP，$M_1$）、黏膜固有层（$T_{1a}$–LPM，$M_2$）、黏膜肌层（$T_{1a}$–MM，$M_3$）、黏膜下层的上 1/3（$T_{1b}$–$SM_1$）、黏膜下层的中 1/3（$T_{1b}$–$SM_2$）和黏膜下层的下 1/3（$T_{1b}$–$SM_3$）。日本食管协会提出早期食管癌行 EMR 治疗的绝对适应证为病灶数目为 ≤ 4 个，且局限于 $M_1$、$M_2$ 层、范围 < 2/3 食管周长、直径 < 30 mm；相对适应证为病灶浸润至 $M_3$、$SM_1$，直径 30 ~ 50 mm，范围 3/4 食管周长或环周浸润、病灶数目 5 ~ 8 个。根据病变浸润深度，可将 ESCC 分为 3 期：上皮层 / 黏膜固有层期、黏膜肌层期、黏膜下层期。美国癌症联合会（AJCC）和国际癌症控制联盟（UICC）肿瘤 TNM 分期将 $T_{is}$（高级别异型增生 / 原位癌）、$T_{1a}$、$T_{1b}$ 纳为浅表型食管癌（病变侵袭范围局限于黏膜层或黏膜下层，不论有无淋巴结及远处器官转移）范畴。浅表型食管癌呈粉褐色或灰白色外观，可为浅凹状、斑块样增厚或黏膜隆起。进展期食管癌可为外生性或溃疡性肿块，并且可出现管腔狭窄。

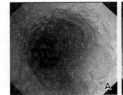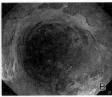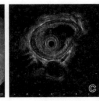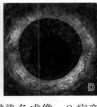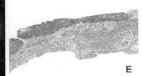

A.病变内镜成像（白光）；B.病变内镜下碘染色成像；C.病变超声内镜；
D.病变的VLE's扫描；E.病变的病理检查示早期食管鳞状上皮癌。

**图2-3-3-5 食管早期鳞状上皮癌**

（2）风险筛查与内镜检测：内镜检查在 ESCC 的诊断以及对病变侵犯范围的评估中起着非常重要的作用。内镜下，非肿瘤性和非炎症性食管鳞状上皮的表面平坦，黏膜呈粉红色，血管网不规则。相比之下，浅表型肿瘤性病变表现为不规则的表面，黏膜颜色变红或变白；而晚期肿瘤性病变则表现为明显的不规则隆起或溃疡。晚期 ESCC 常可出现肿瘤阻塞管腔并导致内镜难以通过狭窄处。

根据 ESCC 的内镜下大体表现，可了解病变的位置、形态和范围，在一定程度上可评估疾病的诊疗效果。内镜下判断进展期食管癌相对容易，而浅表型 ESCC 的内镜下改变可能较细微且难以察觉。因此，对浅表型 ESCC 的早期检测有利于患者的临床管理。常规 WLE 下，浅表型 ESCC 表现为黏膜血管网消失，和 / 或黏膜表面凹凸不平且被覆白色薄苔，或黏膜表颜色变红。内镜下，复方碘溶液染色显示，非肿瘤性鳞状上皮为深褐色，而肿瘤性病变处则不着色，由此可辅助判断 ESCC 的横向浸润范围。采用复方碘溶液染色后，浅表型 ESCC 黏膜颜色变粉，且粉色征对诊断 HGD 与鳞状细胞癌的准确性均超过 90%。部分情况下，全食管可出现多发性液体染色缺失病变（LVLs），而 LVLs 还可见于头颈部和肺部，因此如果内镜下呈现为 LVLs 则存在上消化道和呼吸道多发性肿瘤的风险，而戒酒可降低浅表型 ESCC 经内镜切除后的疾病进展风险。此外，NBI 等图像增强内镜（IEE）对诊断浅表型 ESCC 具有较高的准确度。NBI 较常规 WLE 更能清晰显示血管结构（如：上皮或黏膜层毛细血管）。在 NBI 下，浅表型 ESCC 的大部分病灶呈棕褐色，且食管上皮乳头内毛细血管袢（IPCL）形态的改变也是重要的判断标准。NBI 诊断浅表型 ESCC 的准确度约 90%，采用"棕褐色区域"和"不规则的微血管结构"这两个 NBI 标准判断浅表型 ESCC 的检出率可高于普通 WLE。结合放大内镜时，NBI 可检测微小的病变（< 10 mm）且较普通 WLE 更灵敏；而无放大的情况下，NBI 判断浅表型 ESCC 的假阳性率则较高。

病变的浸润深度与淋巴结转移密切相关，因此对病变浸润深度的评估有利于合理的诊疗。ESCC 侵犯黏膜层的淋巴结转移风险为 3%，当侵犯黏膜肌层时淋巴结转移风险为 12%，而浸润至黏膜下层时为 26% ~ 46%。对于浸润至黏膜层的 ESCC，由于其淋巴结转移风险较低，可采用 ESD 或 EMR 等微创治疗；累及黏膜肌层的浅表型 ESCC 由于存在一定的淋巴结转移风险，通常考虑外科手术切除，部分患者可予以 ESD；当病变浸润至黏膜下层时则有必要行外科干预和 / 或放化疗。然而，在临床实践中，对病变浸润深度的准确判断存在一定的挑战。因此，有研究根据内镜切除的组织学结果，提出了关于诊断性内镜下切除和选择性放化疗的微创治疗策略，且患者的生存率甚至与外科治疗相当：①切缘阴性且无淋巴血管侵犯的黏膜层 ESCC 患者无须治疗；②切缘阴性的黏膜下 ESCC 或伴有淋巴血管侵犯的黏膜层 ESCC 患者需予以局部淋巴结预防性放疗（41.4 Gy）；③切缘阳性的患者可加大原发灶放疗剂量（50.4 Gy）。

在普通 WLE 下，不规则表面是评估病变浸润深度的重要特征之一，如果出现明显的隆起或凹陷则表明肿瘤往往浸润至黏膜层以下。由于复方碘溶液深染会降低病灶与周围正常上皮的高差，从而难以评估病灶的浸润深度，因此在评估浸润深度时应谨慎选用染色内镜。NBI 能较客观地评估 IPCL 的不规则度，因此对病变浸润深度的诊断可能具有一定的价值。目前，EUS 是判断浅表型 ESCC 浸润深度的有力手段。在高分辨探头下，食管壁可显示分层结构，前 5 层分别为：管腔表面（高回声）、食管黏膜（低回声）、固有层（高回声）、黏膜肌层（低回声）、黏膜下层（高回声）；此外还可见内环行肌（低回声）、外纵行肌（高回声）以及其间的结缔组织（高回声）。肿瘤性病变在 EUS 下呈低回声，若累及黏膜下层时，EUS 图像下可见高回声层中的低回声团；然而对于隆起的浅表型 ESCC 以及进展期 ESCC，可由于超声衰减而导致成像质量不佳。此外，EUS 还可评估 ESCC 的食管旁淋巴结转移情况，其总体准确度约 64%。

（3）VLE's（或 OCT）在 ESCC 中的应用：VLE's（或 OCT）对 ESCC 的术前分期具有较高的准确度。上皮层 / 黏膜固有层期 ESCC 的 VLE's（或 OCT）图像可表现为：上皮层增厚或正常且固有层未受累，或固有层出现肿瘤信号但未浸润至黏膜肌层。黏膜肌层期 ESCC 的 VLE's（或 OCT）图像可表现为：肿瘤信号深达黏膜肌层，黏膜下层未受累。黏膜下层期 ESCC 的 VLE's（或 OCT）图像可表现为：上皮层、固有层和黏膜肌层信号完全破坏且黏膜下层信号不规则，或强散射下也不能看到固有肌层信号。肿瘤仅局限于上皮层时，其 VLE's（或 OCT）图像与正常食管壁的上皮层很相似，因而病变的检出较为困难。当浸润深度超过黏膜固有层时，可在 VLE's（或 OCT）图像下发现肿瘤信号。值得一提的是，若黏膜肌层出现高反射微结构，或有黏膜下层信号干扰，则可借助此

VLE's（或 OCT）图像特征准确评估肿瘤 T 分期。由于光穿透较厚病变的能力不足，或高细胞密度组织对光的散射，所以 VLE's（或 OCT）观察食管黏膜及黏膜下结构时也存在一定的局限。经组织病理学证实，VLE's（或 OCT）对 ESCC 浸润深度判断的总体准确度超过 90%，且其判断上皮层 / 黏膜固有层期和黏膜下层期 ESCC 的准确度高于黏膜肌层期 ESCC。相较于高分辨 EUS，VLE's（或 OCT）显示 ESCC 浸润深度与组织病理学诊断的一致性更高。

根据病变浸润程度以及 VLE's 扫描深度，不同分期 ESCC 病变的 VLE's 图像也存在相应的特点。$T_{1a}$ 期 ESCC 的病变浸润范围较浅。$T_{1a}$–EP 的 VLE's 图像呈现表面高反射，表面信号强于表面下，且分层结构存在。$T_{1a}$–LPM 的 VLE's 图像呈表面高反射，固有肌层可见高信号延伸，但仍然存在分层结构。$T_{1a}$–MM 的 VLE's 图像表现为弥漫性的表面高反射，且分层结构消失。$T_{1b}$ 期 ESCC 病变局限于黏膜下层，其 VLE's 图像呈现表面高信号且分层消失。$T_2$ 期 ESCC 病变侵及固有肌层但未向下突破，VLE's 图像呈现表面高反射伴分层结构完全消失。$T_3$ 期 ESCC 病变侵袭范围已超过固有肌层，其 VLE's 图像可见表面高反射且分层结构彻底消失。操作医师可通过 VLE's 识别浅表型（浸润深度未超过黏膜固有层）病变和侵袭性（浸润深度超黏膜固有层）病变。从早期食管癌 T 分期的角度出发，可借助 VLE's 准确量化浅表型 ESCC 的 T 分期，但不能判断侵袭性或非浅表型 ESCC 的 T 分期。实际临床工作中，评估 ESCC 的浸润深度是较复杂困难的，而 VLE's 的运用有望进一步提高对早期 ESCC 的识别。

ESCC 的治疗需根据淋巴结转移风险进行选择，且病变浸润深度是判断能否行内镜下治疗的重要标准。若病变侵袭范围未突破黏膜固有层，则其淋巴结转移的风险较小。因此，内镜治疗对于 ESCC 或鳞状上皮内瘤变病灶局限于黏膜上皮或固有肌层者是安全有效的。然而，当病变侵及黏膜下深层结构时，则需考虑手术联合放化疗。内镜治疗包括射频消融、EMR、ESD 等方式，然而内镜治疗也存在不确定的灰色地带，特别是病变局限于黏膜肌层或黏膜下层浅表结构。因此，对 ESCC 浸润深度的判断，有利于合理选择治疗方法。采用射频消融治疗时，由于不能获得组织学结果，因此难以准确判断病变淋巴结转移。对病变进行 VLE's 扫描可清晰判断病灶浸润深度，若 VLE's 图像分层结构消失，则提示病变累及范围超过黏膜固有层，此时病灶发生淋巴结转移的风险较高。因此，VLE's 技术的运用，可协助指导早期 ESCC 的诊疗，且很大程度上弥补了射频消融等治疗方式的不足。VLE's 可作为浅表型 ESCC 内镜治疗的辅助手段。体外研究表明，上皮完整度、可见层次的厚度以及浸润的深度，可作为肿瘤组织 VLE's（或 OCT）测量指标；而在肿瘤边缘组织，则应观察是否有肿瘤细胞，以及是否可见正常组织与肿瘤组织的界线。

2）EAC

（1）病变基础：食管上皮的反复损伤，可出现腺体细胞替代鳞状上皮，最终导致 EAC 的发生。EAC 的发生发展的主要进程包括：正常食管上皮→食管固有腺体过度增生→齿状线上移→BE→EAC。正常食管上皮发展为 EAC 的过程具有双向不稳定性，癌前病变可进展为 EAC，或长期维持在某一阶段，甚至逆转为恶性程度更低的状态。在大部分地区，EAC 的发病率并不高。BE 是 EAC 的重要危险因素，每年有 0.10% ~ 0.13% 的 BE 患者进展为 EAC。随着 BE 患病率的增长，EAC

的发病率也在上升。从 20 世纪 70 年代至今，发达国家中 EAC 的发病率以每年 4% ～ 10% 的速率递增，且 EAC 的发病率较其他类型癌性病变上升显著，在 30 余年的时间里上升了约 7 倍。EAC 的发病率在全球范围内总体呈上升趋势。虽然我国 EAC 在人群中的发病率较低，但许多西方国家 EAC 的发病率甚至已超过 ESCC。

（2）风险筛查与监测：EAC 是预后不良的恶性疾病，对出现临床症状并诊断的 EAC 患者，其死亡率升高且患者 5 年存活率不足 20%。疾病的早期诊断和治疗是影响患者生存率的重要因素，并且超过半数的患者需要采取姑息性治疗措施，因此疾病的筛查、监测对患者的临床管理具有积极价值。EAC 的筛查和早期监测可提供疾病治疗策略，然而在风险筛查与监测中需权衡患者的身心和经济负担，毕竟大部分癌前病变即使未予以治疗也不一定会进展为癌症。

GERD 是 BE 和 EAC 的高危因素，纵然有 5.6% ～ 25% 的 BE 患者没有明显的反流症状。BE 在无反流症状的人群中的发病率为 1.2%，而在反流患者中的发病率则高达 2.3%。约 9% 的 GERD 患者在内镜下疑诊 BE，且约 2.8% 的患者最终经组织病理学活检证实为 BE。BE 作为 EAC 癌前病变，目前已引起临床医师的高度重视，但其癌症进展率甚至已低于早前预估情况（每年 0.33%），并且在监测期间仅约 5% 的患者检测为 EAC。无异型增生 BE 患者的总体死亡率与年龄和性别匹配的队列无明显差异；而在进行监测的 BE 患者中约 7% 死于 EAC。

内镜监测的目的是尽早发现癌前病变及肿瘤，可发现尚未侵犯黏膜下层的肿瘤，肿瘤浸润至黏膜下层的淋巴结转移风险显著上升。无异型增生 BE 患者进展为癌症的年发生率约 0.5% 甚至更低，而 HGD 患者的 EAC 进展风险显著升高。对 BE 进展高危人群（如慢性 GERD 症状、年龄 > 50 岁、白色人种、男性、肥胖、BE 或 EAC 患者的一级亲属）进行筛查是疾病防治的合理措施。现有的指南推荐：无异型增生 BE 患者随访监视周期可为 3 ～ 5 年，LGD 的 BE 患者需每 6 ～ 12 个月随访一次，而对未接受内镜治疗的 HGD 的 BE 患者需缩短随访周期至 3 个月（表 2-3-3-1）。

（3）消化内镜在 EAC 诊疗中的价值：虽然食管切除术是治疗早期 EAC 的重要措施，但近年来内镜治疗已获得越来越多的认可，特别是对体质较差或难以耐受手术治疗者。研究表明，$T_1$ 期 EAC 采用 EMR 治疗的患者长期预后与接受食管切除术者相似且并发症发生率更低。由于 $T_{1b}$ 期 EAC 就已存在较高的淋巴结转移风险，因此对病变分期的准确判断是制定治疗决策的重要参考。目前，对 $T_{1b}$ 期 EAC 通常采用外科治疗方式，而 $T_{1a}$ 期 EAC 则可考虑内镜下治疗。由于 EMR 相较于黏膜活检更能评估病变浸润深度，而且可判断分化程度和淋巴管浸润等预后相关因素，所以 EMR 被视为目前 $T_1$ 期 EAC 分期的标准内镜判断方法。然而 EMR 毕竟是一种侵入性操作，并且可能出现穿孔、出血和狭窄形成等并发症，因此内镜成像技术在指导内镜下切除中具有重要的辅助作用。在内镜成像中，高频 EUS 缺乏高度分辨率而不能区分 $T_{1a}$ 和 $T_{1b}$ 期病变，导致其分期准确度较低，仅 65% ～ 85%。然而对 EMR 证实的 $T_{1b}$ 期病变，EUS 是判断是否存在淋巴结转移的最佳选择。因此，在对早期或 $T_1$ 期 EAC 分期时，目前诸多国际指南均表示无须在 EMR 前常规进行 EUS 检查。相较之下，VLE's 作为一种新型内镜下食管成像技术，其分辨率显著高于 EUS，因此其对 EAC 病变的识别效能和分期准确度也可能具有重要参考价值。

表2-3-3-1　BE内镜监测的指南推荐

| | 美国胃肠病学会 | 美国胃肠病学院 | 美国胃肠内镜外科医师协会 | 英国胃肠病学会 | 法国消化内镜协会 |
|---|---|---|---|---|---|
| 无异型增生 | 每3～5年随访一次 | 第1年行2次上消化道内镜，如果无异型增生此后每3年随访一次 | 可考虑出院或每3～5年随访一次，部分患者行射频消融治疗 | 长段BE（=3 cm）可每2～3年随访一次，短段BE（＜3 cm）每3～5年随访一次 | 超长段BE（＞6 cm）每2年随访一次，长段BE（3～6 cm）每3年随访一次，短段BE（＜3 cm）每5年随访一次 |
| 不确定的异型增生 | 无确切推荐意见 | 无确切推荐意见 | 最大限度抑酸，再次行上消化道内镜检查明确异型增生情况 | 最大限度抑酸，每6个月随访一次 | 无确切推荐意见 |
| LGD | 每6～12个月随访一次 | 6个月内再次行上消化道内镜检查，此后每年监测一次，直至连续两次随访均无异型增生 | 6个月内再次行上消化道内镜检查；如果未出现HGD则每年随访一次；可考虑内镜下切除或射频消融治疗 | 每6个月随访一次，直至连续两次随访均无异型增生 | 复查上消化道内镜，如果确诊为LGD则在第6月和1年后复查，此后每年随访一次；最大限度抑酸 |
| HGD | 若未行任何内镜下治疗则每3个月随访一次 | 3个月内复查上消化道内镜，或予以内镜下治疗，如果黏膜不规则可行内镜下切除 | 部分患者可在3个月内复查上消化道内镜，可考虑内镜下治疗或请外科会诊 | 内镜下治疗 | 复查上消化道内镜，如果确定为HGD则予以内镜或外科治疗；最大限度抑酸 |

（4）VLE's（或OCT）在EAC中的应用：EAC的VLE's（或OCT）图像与正常食管及BE明显不同，表现为形态异常，上皮细胞内含有大量黏液。EAC复杂的结构（不规则的表面和大量腺体）可导致整体的散射强度降低。EAC的VLE's（或OCT）图像可见食管规则的四层结构完全缺失，并且高散射的肿瘤细胞与低散射的非组织区交织从而呈现显著不均匀的散射信号。

EAC的VLE's图像特征性表现包括：分层结构的消失、表面下结构信号均一以及表面信号强度增加。与正常鳞状上皮相比，EAC呈现出更高的表面信号强度和信号衰减，并且通过对衰减最明显区域进行定位即可判断EAC病变。VLE's已部分应用于ESCC的分期，而对EAC分期的判断尚处于兴起阶段。VLE's信号衰竭率在EAC亚型间存在差异，是判断EAC分期最具预测性的特征。不论$T_{1a}$期还是$T_{1b}$期EAC的VLE's图像均表现为表面信号强度最高并且随深度迅速衰减，然而$T_{1b}$期EAC的信号强度高于$T_{1a}$。通过对信号衰减进行分析，$T_{1b}$期EAC的信号衰减也明显高于$T_{1a}$期EAC。

由于VLE's图像解读较复杂，有研究者提出了一种简便的判别模式，通过采用VLE's分析内镜样本边缘的上皮腺体数目的方式辅助操作医师确定是否对病灶切除完全，如果腺体数目大于28个，则表明病灶切除不完全。然而，相较于腺体数目，VLE's图像下显示食管上皮内瘤变的证据是不规则的腺体结构。因此，在实际临床操作中，还需操作医师对病灶的内镜下切除进行仔细评估，以确保患者最大限度获益。

3）VLE's（或OCT）对食管癌的完整分期的作用

鉴于内镜治疗食管癌的明显优势，精确的术前分期对于预后十分重要。EUS被认为是评价食管浅表鳞状细胞癌肿瘤浸润及分期的有效方法，但由于超声波穿透力有限，其分期准确性为 65% ~ 85%，缺乏高分辨率来区分 $T_{1a}$ 期食管癌和 $T_{1b}$ 期食管癌。VLE's（或 OCT）使用的红外光波长比超声短得多，轴向分辨率提高了大约 10 倍，可更加准确地评估肿瘤浸润深度。在研究中发现，VLE's（或 OCT）图像具有清晰的五层结构，VLE's（或 OCT）以显示的黏膜层次结构与组织学结构相符，即鳞状上皮层、固有层、黏膜肌层、黏膜下层和固有肌层。基于 OCT 图像评估 SESCCs 浸润深度的总体准确率为 92.7%（101/109），鳞状上皮层/固有肌层、黏膜肌层和黏膜下层的准确率分别为 94.9%（74/78）、85.0%（17/20）和 90.9%（10/11）。

精确的 $T_1$ 期 EAC 分期是决定内镜下治疗性切除的关键，VLE's 下 EAC 表现为黏膜层缺失，具有均匀的黏膜下结构及高表面信号强度。有研究者对 $T_1$ 期 EAC 的 EMR 术后标本进行研究发现，与 $T_{1a}$ 相比，$T_{1b}$ 标本 VLE's 下显示出更高的表面信号强度和更高的信号衰减，且 VLE's 信号衰减与分化程度显著相关，VLE's 对 $T_1$ 期 EAC 显示了良好的诊断性能，VLE's 可能在浅表 EAC 分期中发挥作用。

此外，随着人工智能在消化内镜领域的发展与应用，人工智能与 VLE's 相结合具有良好前景。有学者将人工智能与 VLE's 结合，研发出智能实时图像分割软件（IRIS）。IRIS 能识别出 3 个 VLE's 下与异型增生相关的特征，并使用不同的染色在 VLE's 图像上标记异常部位，从而简化 VLE's 图像的解读。在 IRIS 系统下粉色标记与 VLE's 高信号强度相关，提示上皮细胞拥挤，核质比的增加；蓝色标记与异型腺体相关，橙色条带提示黏膜层次缺失。此外，也有研究将 VLE's 与运用卷积神经网络构建的计算机辅助检测体系相结合，形成了一套食管癌检出准确率较高的计算机辅助检测和 T 分期运算规则。

（王孝平　单　晶　何素玉）

### 2. 贲门癌

贲门癌的发病率存在地域差异，在东亚地区，我国的贲门癌的发病率约为日韩的 10 倍。贲门癌的早期诊断和治疗有利于改善患者的临床转归，但由于早期贲门癌缺乏特征性的临床症状，因而很多患者在确诊时已处于进展期且通常预后不良。大多数早期贲门癌患者可无临床症状，部分患者可出现非特异性的临床表现，如：轻度上腹不适、消化不良、恶心、厌食、饮食习惯改变等。吞咽困难是贲门癌最常见的临床表现，进展期贲门癌患者还可出现体重下降、咳嗽、疼痛等。年龄 > 50 岁、个人肿瘤病史、肥胖、有毒物质接触史等是贲门癌的危险因素。在年龄 < 40 岁的人群中，贲门癌的发生率较低。在形态学上，大部分（约 60%）的早期贲门癌呈明显的凸起，其中少部分（不足 20%）可伴有凹陷。

上消化道内镜检查及组织活检是诊断贲门癌的准确可靠的监测途径，特别是对于高风险地区和易患人群，包括：①食管癌或胃癌高发区、年龄 ≥ 50 岁者；②有食管癌或胃癌家族史；③经活检证实的慢性萎缩性胃炎或肠上皮化生。内镜对贲门癌的诊断、分期、治疗和监测随访具有重要作用。贲门癌内镜检查的漏诊率较高（> 40%），因此内镜检查时需要对整个贲门结构进行全面观察。在普通

WLE 下，早期贲门癌的典型改变为：表面不规则，病变存在分界和色差。对疑诊贲门癌者，应进行系统或靶向活检。WLE 未见明显异常，应进行系统活检（在食管远端、胃窦小弯侧、胃窦大弯侧等部位至少取 3 处活检，比较不同部位的病理学改变，并且对小弯侧易患癌的黏膜进行随访监测）；如果胃窦黏膜出现息肉样改变、红斑、糜烂、浅表斑块、颜色改变、凹陷或溃疡性病变时，则应考虑针对病变部位进行靶向活检。

目前国际上对贲门癌的定义尚无统一标准，大多根据癌中心的解剖学位置进行界定。1998 年国际胃癌联合会和国际食管疾病协作会议将贲门癌定义为病灶或病灶中心（进展期）位于 EGJ 上下 5 cm 内的癌变，并按肿瘤所在位置对其进行分型：Ⅰ型实则为远端 EAC，病变位于距食管胃连接处 1 cm 以上的下段食管，通常起源于食管特异性肠上皮化生，可自上而下侵犯 EGJ；Ⅱ型是发生在贲门部或 EGJ 的肠上皮化生，肿瘤位于 EGJ 向上 1 cm 至向下 2 cm 的范围，是真正解剖学意义上的贲门癌；Ⅲ型为近贲门的胃癌，肿瘤常位于 EGJ 下方 2 cm 以下，可自下而上浸润 EGJ 和食管末端。国际抗癌联合会指出贲门癌的瘤体大部分（> 50%）应位于贲门部；而我国有学者则建议将贲门癌定义为发生在 EGJ 以下 2 cm 内的癌变，并强调瘤体主要位于交界线以下且极少累及食管。此外，也有学者指出把癌中心位于 EGJ 上下 2 cm 范围的肿瘤划归为贲门癌。临床病理学研究发现，贲门癌与胃癌存在明显的差异，却与远端 EAC 存在很多相似之处。有研究指出，将贲门癌大体标本沿小弯侧纵行切开并铺展成蝶状，对食管上皮进行复方碘溶液染色并确定 Z 线后可判断肿瘤与 Z 线的关系，由此根据肿瘤浸润部位可对贲门癌分型。A 型：肿瘤全部位于 Z 线下方，Z 线基本完整。B 型：肿瘤 2/3 在 Z 线下方，Z 线部分被肿瘤侵犯，不完整。C 型：1/2 位于 Z 线下方，Z 线部分被肿瘤侵犯，破坏明显。D 型：肿瘤 1/3 位于 A 线下方，大部分 Z 线被肿瘤组织破坏。E 型：肿瘤全部位于 Z 线上方，Z 线基本完整；F 型：Z 线全部被肿瘤侵犯，难以区分肿瘤与 Z 线的关系。

贲门癌的流行病学特点与食管癌相似。贲门癌的发生是一个渐进性的病理改变：正常贲门上皮→浅表型贲门炎→萎缩性贲门炎→肠上皮化生→异型增生→贲门癌。疾病的早发现有利于患者的临床管理和预后，早期贲门癌的五年生存率可达 90%，而中晚期贲门癌的五年生存率不到 15%，且大部分贲门癌通常到进展期才被发现，因此患者的预后往往较差。贲门癌的组织病理学特点明显有别于正常鳞状细胞或柱状细胞，可见大量的胃隐窝 / 腺体，部分呈形态多样的生理性扩张，且扩张的腺体通常散在分布，很少聚集或融合。当出现异型增生或癌变时，组织病理学上表现为黏膜固有层变薄，且固有层内可见复杂紧密的腺体，VLE's 图像上亦可见不规则的腺体结构。

目前食管和 EGJ 是检查频率最高的部位。由于胃黏膜的 VLE's（或 OCT）图像明显有别于食管黏膜，因此通过 VLE's（或 OCT）可方便识别 EGJ。虽然目前已有研究者提出了食管异型增生的 VLE's 标准，然而尚缺乏对贲门异型增生 VLE's 特征的研究。胃窦是异型增生消融术后复发的可能部位，且胃窦部的异型增生往往难以在内镜检查中发现。在排除了内镜可见的食管炎和贲门炎等情况后，通过激光标记异常贲门黏膜，进而可获取贲门病变的组织学标本。正常贲门黏膜的 VLE's 征象表现为正常的隐窝和小凹结构。当发生病变时则可见：①扩张的隐窝结构；②当隐窝结构被破坏且无法清晰辨认时，可呈现不规则的表面；③孤立的单个腺体；④多个异型的腺体，在观察区域出现一个以上的腺体结构；⑤复杂腺体，互不相连的多个筛状或融合腺体。表面信号强度和信号衰减是辅助判断食管异型增生的常用 VLE's 标准。贲门的 VLE's 图像没有分层结构，且相较于表面下 VLE's 信号，通常呈现较高的表面信号强度。通过病理活检，可进一步明确各病变组织类型的 VLE's 图像，从而判断贲门炎、肠上皮化生、异型增生或早期癌变的 VLE's 特征。

贲门部正常组织、贲门炎、肠上皮化生、异型增生的 VLE's 图像可呈现：宽大的隐窝、不规则的表面、孤立的腺体以及多个异型腺体，因此上述 VLE's 征象在贲门病变检测中虽具有一定的价值，但缺乏诊断特异性，故而仍需借助组织病理学活检进一步明确。值得一提的是，当排除贲门炎后，如果 VLE's 图像呈现复杂腺体征象，则对判断异型增生以及癌变具有重要参考价值，且 VLE's 的复杂腺体征象判断贲门异型增生及早期癌变的准确性超过 80%，对判断 $T_{1b}$ 期腺癌的准确度甚至高达 90%。贲门黏膜异型增生在普通内镜下可能无法辨识，而通过 VLE's 则可辨识，提高贲门病变的检出率，VLE's 下呈现复杂腺体的患者中，约 40% 在内镜下显示正常贲门。贲门部的组织学特点明显有别于鳞状或柱状细胞，贲门部有大量的隐窝 / 腺体，并且在某些区域可出现腺体管腔的生理性扩张，而这些扩张的腺体通常散在分布，很少出现融合。因此，在 VLE's 检查时，贲门部较食管可见更多腺体结构。然而，在组织学上，如果发现复杂拥挤的腺体，且腺体之间存在稀疏的固有层，则为异常改变，且在 VLE's 上表现为复杂腺体征象。如果贲门部 VLE's 图像显示复杂腺体征象，则可作为异型增生或癌变的标志。复杂腺体 VLE's 图像特征明显，且很易与贲门部其他类型 VLE's 图像特征区分开。

在食管 VLE's 检查时，若在特定区域发现异型腺体，往往表明存在异型增生；而在贲门部则通常可见大量的腺体，且对该部位特异性活检也通常很难发现异型增生。正常贲门黏膜的 VLE's 图像中亦可见大量的腺体结构。对 VLE's 下发现的位于胃黏膜上方 2 cm 内的腺体进行激光标记活检证实，其阳性检出率（包括肠上皮化生、异型增生或癌变）仅约 20%；而对 VLE's 下发现的食管特定区域腺体进行激光标记活检，约 70% 的患者可证实为肠上皮化生、异型增生或癌变。因此，VLE's 实际临床运用中，在贲门部或 EGJ 发现大量的腺体，可能并不具有特别的临床意义。

（五）展望

内镜技术的发展很大程度上促进了消化道疾病的诊治。自 1886 年以来，病理性病变的内镜下诊断主要基于肉眼检查。内镜下判断异型增生上皮可能存在漏诊，早期上皮性异型增生病变（如 BE）往往难以在内镜下肉眼识别，这为病变的内镜下诊断带来挑战。BE 是典型的具有肿瘤进展风险的病变（BE 患者进展为 EAC 的风险较正常人群高出 30 倍），由于 BE 患病率的增加，近年来 EAC 的发病率在发达国家（如美国、西欧国家）呈上升趋势。

从技术层面上讲，VLE's（或 OCT）可实现无辐射、非接触、非侵入性的高分辨成像，具有实时成像、成像速度快、成像准确等特点。现有的成像技术存在一些不可避免的不足之处：X 线和 CT 在成像过程中会对人体造成辐射损害，超声的分辨率较低，MRI 在扫描时难以进行实时观察。VLE's（或 OCT）能够在一定程度上弥补目前常用成像技术的局限性。VLE's（或 OCT）使用的光源不会对生物体造成损害，并且实现了微米分辨率和毫米级穿透深度的实时成像。

目前，BE 和 EAC 在普通内镜下的诊断率较低，而 VLE's（或 OCT）作为一种高分辨率和高清晰度的检测方法，有望提高病变的检出率。BE 的 VLE's（或 OCT）图像典型特征是呈低散射的隐窝腺样结构，而对于食管分层结构的完整性尚无统一定论。异型增生或炎症引起的黏膜性质改变可导致 VLE's（或 OCT）下光的反射程度增加，VLE's（或 OCT）判断食管异型增生的效能近乎等同于四象限活检，其图像主要可表现为：①不规则、扭曲的腺体结构；②高散射、不成熟的黏膜表面；③整体为低后向散射光。EAC 的 VLE's（或 OCT）图像表现为食管规则层状结构的完全缺失和显著不均匀的散射信号。通过对 ESD 术后食管标本进行 VLE's（或 OCT）扫描，诊断为早期食管癌的病变部位在 VLE's（或 OCT）图像上仍然全层可见，表现为明显的结构层次破坏，如上皮层变薄，光点结构不均匀、增粗，与周围层次分界不清以及与固有层结构混杂等。

早期食管癌的 VLE's（或 OCT）图像虽然具有共同之处，但由于癌组织形态的差异，VLE's（或 OCT）在食管癌检测中也存在一定的局限性，特别是组织的厚度对成像的影响。早期食管癌通常表现为浅表病变，其黏膜表面粗糙却相对平坦，且病变厚度与正常组织相近；然而部分病灶的表面可呈现结节状隆起或凹陷，其厚度与正常黏膜之间存在差异。VLE's（或 OCT）对细微结构的辨认度较高，病灶厚度与正常黏膜之间的差异可以在 VLE's（或 OCT）下被放大，而光束在组织中的穿透深度相对固定，因此可能导致难以看清病灶全层。除了组织的厚度对成像的影响外，有些病灶表面的白苔等附着物可能会影响观察效果。因此，VLE's（或 OCT）技术对判断隆起型或溃疡凹陷型病灶的浸润深度可能存在挑战。体外研究指出，借助食管壁的延展性，通过对管壁施加一定的压力，从而使观察部位的组织相对变薄，以便观察到更深的组织结构。

在 VLE's（或 OCT）成像时，图像的保真度还受其他物理因素的影响。首先，组织表面的附着物（黏液、异物等）亦可造成光的反射，从而对成像产生干扰。再者，人为抖动或食管蠕动也会导致图像失真。因此，体内成像时，既要尽量清除附着在组织表面的杂质，也应当尽可能的抑制食管壁的蠕动并且使探头放置稳固。

## 二、胃

在人体的各个内脏中，胃是最早被研究和关注的器官。胃在解剖学上可分为如下几个部位：贲门部和 EGJ、胃底、胃体、胃窦和幽门。胃底和胃体具有泌酸的腺体，而胃窦则含有泌碱的表面上皮和可分泌胃泌素的 G 细胞。在腹部探查或腹腔镜检查时，贲门切迹是辅助判断 EGJ 的重要标记，而胃小弯处的角切迹则是判断胃体和胃窦连接处的标志。幽门是分隔胃和十二指肠的环形肌，虽然没有明显的观察标记，却很容易触及。在内镜下，EGJ 表现为食管扁平、苍白的复层上皮与近端胃密集、粉红的腺上皮之间的过渡；而胃体与胃窦连接处则表现为皱襞形态的改变：胃窦部皱襞与器官长轴相平行，而胃体的皱襞则为迂曲倾斜的。幽门在内镜下则可通过下层环形肌的轮廓进行判断。

（一）病变基础与特点

胃黏膜表面有许多浅沟，将胃黏膜划分为不规则细小区域，每个区域 3 ~ 30 mm²。在黏膜表面还分布着数百万个小孔，称为胃小凹，每个胃小凹底部与 3 ~ 5 条腺体相连。胃黏膜上皮为黏液细胞组成的单层柱状上皮，可分泌非可溶性黏液，黏液中富含高浓度 $HCO_3^-$，对胃黏膜具有保护作用。黏膜固有层内则富含紧密排列的管状腺，且根据所在部位和结构的不同分为贲门腺、胃底腺和幽门腺。腺体之间为结缔组织，其内含有成纤维细胞、淋巴细胞、肥大细胞、浆细胞等。黏膜肌层由内环形肌和外纵行肌两层平滑肌组成。黏膜下层则为致密的结缔组织，内含神经、血管和淋巴管，以及成群的脂肪细胞。固有肌层由三层平滑肌组成，包括内斜行肌、中环形肌、外纵行肌。胃的外膜为浆膜。

在功能上，胃黏膜可分为泌酸区和非泌酸区。在胃体和胃底分布着泌酸和分泌胃蛋白酶的黏膜。胃底腺是胃的泌酸单位，也称泌酸腺，在腺体的底部是分泌胃蛋白酶的主细胞，在腺体的上半部则为分泌 HCl 的壁细胞。在靠近管腔顶部可见颈黏液细胞呈楔形夹杂在其他细胞之间，而在腺体开口附近则主要为柱状表皮细胞。此外，胃底腺中还含有内分泌细胞和干细胞。内分泌细胞包括肠嗜铬样细胞（ECL cell）和 D 细胞。ECL 细胞可表达组氨酸脱羧酶并合成组胺，进而刺激邻近壁细胞的泌酸功能；D 细胞可分泌生长抑素从而拮抗壁细胞泌酸。自胃底腺的顶部到胃小凹深部存在具有增殖能力的干细胞，其既可向上迁移分化为表面黏液细胞，也可以停留在局部或向下迁移分化为其他胃底腺细胞，从而实现黏膜的自我更新及修复。胃窦和幽门的胃黏膜为非泌酸黏膜，该部位的腺体结构相对简单，腺体内含有分泌黏液和 $HCO_3^-$ 的表面上皮。胃窦、胃体 / 胃底的表面上皮都是胃"黏膜屏障"的重要组成单元。老年人的胃窦非泌酸黏膜可向近端迁移并替代泌酸黏膜，可导致胃功能性泌酸能力较正常青壮年下降将近 30%。泌酸黏膜面积的削减，可增加分泌胃泌素的黏膜面积，也可导致胃的低抵抗力区域发生改变，该区域通常位于胃体和胃窦连接处 2 ~ 3 cm 范围，是胃溃疡的易发部位。

（二）胃腔容积激光显微内镜系统

近端胃的 VLE's（或 OCT）图像也有一定的分层结构，但却有别于食管的 VLE's（或 OCT）特征。近端胃黏膜上皮为腺上皮，而食管则为鳞状上皮。近端胃 VLE's（或 OCT）图像上可显示腺上皮、黏膜肌层、含血管的黏膜下层、固有肌层。贲门的 VLE's（或 OCT）图像可见一层浅表且较厚的腺体黏膜，由于固有层中的腺体间存在结缔组织夹层，因此其图像的透亮度较低。此外，受到 VLE's（或 OCT）穿透深度的影响，胃 VLE's（或 OCT）图像往往难以覆盖较深的肌层结构。

胃 VLE's（或 OCT）图像的穿透深度仅约 0.7 mm，对观察深层组织具有一定的挑战。VLE's（或 OCT）体内检查，可发现胃黏膜腺上皮与鳞状上皮的形态学差异明显，其 VLE's（或 OCT）图像没有鳞状上皮的分层样结构，而可见从表面上皮发出的表面腺体。胃黏膜典型的 VLE's（或 OCT）图像特征为垂直方向分布的隐窝和小凹结构，明显有别于食管鳞状上皮呈现的水平方向分层样 VLE's（或 OCT）图像特点（表 2-3-3-2）。胃黏膜的 VLE's（或 OCT）图像特点是对比度较小，这主要取决于腺上皮的隐窝和小凹结构，而胃小凹在VLE's（或OCT）图像定位为腺上皮内的低反射区域。在含黏液的胃黏膜区域，其VLE's（或OCT）图像呈低反射，而黏膜固有层则表现为较强的反射信号，这可能与固有层中细胞类型更多且含有胶原成分等有关，正是组织学的差异导致胃黏膜表面上皮VLE's（或OCT）图像呈现条纹状或斑点状改变。

表2-3-3-2　食管黏膜和胃黏膜VLE's（或OCT）图像特征比较

|  | 食管鳞状上皮 | 胃黏膜 |
| --- | --- | --- |
| 主要特征 | 水平方向分层样结构 | 垂直方向的小凹结构 |
| VLE's（或OCT）穿透深度 | 深（1～2mm） | 浅（约0.7mm） |
| 图像对比度 | 因层而异，固有层对比度最高 | 黏膜表面较高，深层结构则较低 |

正常胃黏膜的VLE's（或OCT）图像可见清晰的分层结构，黏膜层与黏膜下层分界明确、纹理清晰，黏膜下层的图像信号强度较低（图2-3-3-6）。胃贲门区域存在一层很厚的腺体黏膜，腺体间存在固有层结缔组织夹层，由于其穿透深度问题导致VLE's（或OCT）无法穿过肌层，但可从表面上识别4层，即腺上皮、黏膜肌层、有血管的黏膜下层和固有肌层。腺上皮与鳞状上皮之间胃窦结构存在明显差异，在含黏液组织的VLE's（或OCT）图像反射性较弱，而在固有层中含有更多异质细胞和胶原成分区域的VLE's（或OCT）图像反射性较强，从而使表面上皮呈现条纹或斑点状。VLE's（或OCT）成像是基于不同生物组织对光的散射和吸收差异，在肿瘤组织中，细胞增殖、细胞内容物增加、各种吸色分子增加，从而导致细胞的整体吸收光增加且背向散射光减少，其VLE's（或OCT）图像信号较正常组织VLE's（或OCT）信号弱。肿瘤组织在VLE's（或OCT）中呈现匀质结构的光学特征，该特征有助于对病变的诊断，VLE's（或OCT）图像可以检测癌灶边界组织在空间上的渐变（图2-3-3-7）。在运用中，为了增强深层组织的显微结构VLE's（或OCT）成像，往往需借助具有生物相容性的光透明剂（如甘油）减少光的散射，且胃黏膜显微结构VLE's（或OCT）成像的深度和对比度受光透明剂作用时间及浓度的影响。

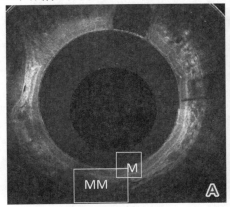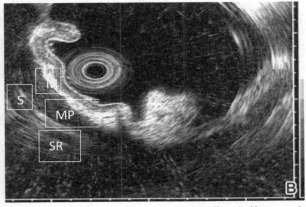

A. VLE's图像，胃黏膜可见明显的隐窝结构；B. 图A同一部位对应的超声图像，相较于VLE's（或OCT）图像，超声下可见整个胃壁结构，包括黏膜层、黏膜肌层、黏膜下层、固有肌层及浆膜层；M.黏膜层；MM.黏膜肌层；S.黏膜下层；MP.固有肌层；SR.浆膜层。

图2-3-3-6　胃（胃体）的VLE's与US（图片来源实验动物小鼠）

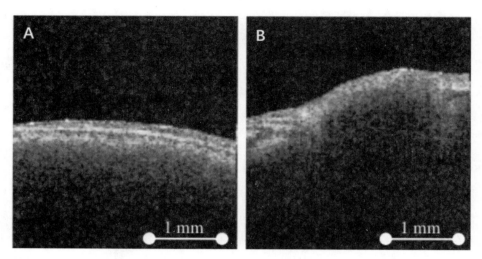

A.正常胃组织中可见黏膜下的分层结构；B.图像的中间和右侧为肿瘤组织且呈现浸润趋势，而在图像的左侧则为正常组织，正常组织与肿瘤组织之间的自然边界清晰可见。

**图2-3-3-7　小鼠正常胃组织及肿瘤组织的VLE's（或OCT）体内成像**

（三）胃良性病变

**1. 胃炎**

1）病变基础和肿瘤进展风险评估

慢性胃炎是一种可伴随终生的隐匿性疾病，其患病率随着年龄的增加而增加，世界范围内，预计1/2的人患有不同类型和程度的慢性胃炎。慢性胃炎是一种进行性的疾病过程，最终可发展为胃癌。慢性胃炎最初表现为单纯的浅表型炎症（单核细胞炎症）并伴有不同程度的炎症活动（中性粒细胞炎症）。浅表型胃炎可在数年或数十年内发展为萎缩性胃炎，表现为胃黏膜萎缩变薄、黏膜（胃窦和/或胃体）腺体减少或消失。随着病情的进展，萎缩性胃炎缺失的黏膜腺体可逐渐被新的未成熟腺体和细胞所取代，包括肠上皮化生和假幽门腺化生（泌酸腺的颈黏液细胞增生形成幽门腺样腺体，但缺乏G细胞）。将近50%的慢性胃炎患者在其生命周期中可出现胃黏膜萎缩，且浅表型胃炎进展为萎缩性胃炎或萎缩性胃炎发展为肠上皮化生的平均年进展风险为2%～3%。在幽门螺杆菌感染所致的慢性萎缩性胃炎中，约5%的患者可出现病情的进一步加重。

准确评估并严密监测胃黏膜的炎症程度是降低胃癌发病率及改善患者预后的关键。目前，内镜下胃黏膜活检是诊断胃黏膜病变的金标准，而活检取材的部位与数量起着决定性作用。新悉尼系统是较全面的内镜和组织学采样方案，可对胃黏膜慢性炎症进行分级。新悉尼系统推荐的标准取样需取5块标本：胃窦2块分别取自距幽门3 cm的小弯侧和大弯侧，胃角取1块，胃体2块分别取自靠近角切迹4 cm的胃小弯侧和距贲门8 cm的胃大弯侧；并且对可能或确定存在的病灶需另取活检。根据活检组织病理学检查情况，可对病变进行分级，包括：无、轻度、中度、重度（或表示为：0、+、++、+++）四个等级。病理活检时，正常情况下每高倍视野的单核细胞数应小于5个，当细胞数略高于正常而内镜下未见明显异常改变时可判为无明显异常。若慢性炎性细胞较少且局限于黏膜浅层（不超过黏膜层的1/3）为轻度；炎性细胞相对密集且占黏膜层的1/3 ~ 2/3则为中度；对于炎性细胞致密且超过黏膜层2/3为重度。对慢性炎症进行组织病理学分级时，以细胞密集程度为主要分级因素，且在计算细胞密集程度时需避开淋巴滤泡和周围的淋巴细胞区。在慢性炎症背景上出现中性粒细胞浸润则表明为活动性炎症，若黏膜固有层见少量中性粒细胞浸润则为轻度，在黏膜层有较多中性粒细胞且可见于表面上皮、小凹上皮、线管上皮细胞间则为中度，而重度炎症活动则表现为中性粒细胞密度较中度增加并且可出现小凹脓肿。

胃黏膜萎缩可表现为化生性萎缩（胃固有腺体被肠上皮化生或假幽门腺化生的腺体所替代）和非化生性萎缩（炎性细胞浸润所致的固有腺数目减少，或胃固有腺被纤维或纤维肌性组织所替代）。萎缩不包括如下两种情况：①肠上皮化生局限于胃小凹区域；②胃黏膜出现淋巴滤泡（应上皮观察其周围的腺体）。萎缩程度的判断是以固有腺体减少情况而定的，若固有腺数目减少不超过原有腺体的1/3则为轻度（1分），1/3 ~ 2/3为中度（2分），超过2/3则为重度（3分）。由于所有导致黏膜损伤的情况均可出现腺体数量减少，因此在判断萎缩时应结合患者自身情况进行充分评估。根据新悉尼系统推荐的活检取样要求，可通过胃炎评价标准（OLGA）对胃黏膜萎缩程度和范围进行综合评价（表2-3-3-3）。OLGA是由国际萎缩研究小组于2005年提出的分级分期标准，是基于新悉尼系统的半定量评估方法，关联了组织病理学证据与癌变风险，从而可为临床医师提供较直观的判断。长期随访结果显示，胃癌通常发生于OLGA为Ⅲ、Ⅳ期的患者，而0 ~ Ⅱ期的患者其胃炎分期可维持不变。

表2-3-3-3　胃炎评价标准（OLGA）

| 胃体黏膜萎缩程度 | 胃窦、胃角黏膜萎缩程度 | | | |
| --- | --- | --- | --- | --- |
| | 无 | 轻度 | 中度 | 重度 |
| 无 | 0 | Ⅰ | Ⅱ | Ⅲ |
| 轻度 | Ⅰ | Ⅰ | Ⅱ | Ⅲ |
| 中度 | Ⅱ | Ⅱ | Ⅲ | Ⅳ |
| 重度 | Ⅱ | Ⅲ | Ⅳ | Ⅳ |

2）慢性胃炎的内镜下特征

慢性胃炎的病理学特点是炎症反应（充血、渗出）和萎缩。WLE是判断慢性胃炎的基本方法。非萎缩性胃炎的内镜检出率为20% ~ 40%，表现为黏膜红斑、粗糙或出血点，可有充血、水肿、渗出等改变。组织病理学检查可见病灶呈灶状或弥漫性，主要位于黏膜浅层（黏膜层上1/3），黏膜充血、水肿，浅表上皮脱落坏死，固有层可见炎细胞浸润。胃黏膜萎缩内镜下表现为：黏膜白斑增多，皱襞变平甚至消失，部分黏膜下血管显露，表面呈颗粒状或结节状改变，偶有出血及糜烂。根据新悉尼系统取样活检，一旦发现固有腺体萎缩即可诊断。由于WLE诊断萎缩的灵敏度、特异性较低，且可能受观察者主观判断差异的影响，因此可采用其他的内镜成像技术提高诊断准确性。放大内镜结合染色能清楚地显示胃黏膜微小结构，可指导内镜下黏膜活检以及胃炎的诊断。胃黏膜萎缩在放大内镜下常表现为胃小凹增宽且分布稀疏。通过 ME-NBI 判断胃黏膜萎缩的依据有：正常上皮下毛细血管祥消失，可见圆形或类圆形胃小凹，汇集小静脉排列不规则或消失。

当胃黏膜发生病变时，最早出现的是胃小凹形态的改变，在大小和形态上呈现出多样性。胃黏膜表面的胃小凹形态可反映黏膜表面上皮的结构和排列，腺体及数目、形态和分布，黏膜水肿和炎症程度。在内镜检查时，可根据胃小凹结构分型对病变进行总体判断。Sakaki 分型是一种精细度和可操作性较高的分型方式，将胃小凹腺管开口分为 6 型，包括：Ⅰ型，胃小凹呈圆点状；Ⅱ型，胃小凹呈细条状；Ⅲ型，胃小凹呈脑纹状；Ⅳ型，胃小凹膨胀呈卵圆形或斑块状；Ⅴ型，胃小凹呈绒毛状；Ⅵ型，胃小凹数量明显减少、形态结构异常且排列不规则。根据 Sakaki 分型，Ⅰ型主要见于正常胃黏膜，Ⅱ、Ⅲ型可辅助诊断萎缩，Ⅳ、Ⅴ型可辅助诊断肠上皮化生，而Ⅵ型常见于恶性病变。

OCT 作为一种实时三维层析光学成像技术，通过与内镜、导管等相结合，可清晰显示胃小凹结构。发生胃炎时，其 VLE's（或 OCT）图像与正常胃黏膜相比呈现更强的散射，且腺体和胃小凹结构更明显。

### 2. 胃黏膜肠上皮化生

胃黏膜肠上皮化生（GIM）是指正常胃黏膜被分泌黏蛋白的肠黏膜所替代，是发生异型增生前的组织学改变，提示存在胃癌发生风险。GIM 的流行率在全球范围内存在地域差异，为 3.4% ~ 23.9%，GIM 在亚洲的大致流行情况为：东南亚 6.5%、南亚 9.5%、西亚 14.1%、东亚 21.0%。GIM 与遗传和环境因素有关，包括：幽门螺杆菌感染、恶性贫血、胃癌患者一级亲属、吸烟及饮酒、饮食习惯（如高盐饮食）等。

1）病变基础和肿瘤进展风险评估

GIM 是一种癌前组织病理学改变，有相关的胃癌进展风险。长期随访显示，北美地区 GIM 患者在 3 年、5 年和 10 年内的累计胃癌发生率分别为 0.4%、1.1% 和 1.6%。在西欧，萎缩性胃炎、GIM、轻到中度异型增生、重度异型增生进展为胃癌的年发病率分别为 0.1%、0.25%、0.6% 和 6%。在东亚地区，萎缩性胃炎、GIM、异型增生进展为胃癌的年发病率相对更高，分别为 1.8%、10%、73%。胃癌的发生在病理生理学上是一个级联反应过程，包括：慢性炎症→ GIM →异型增生→癌变。因此，加强对 GIM 的认识、对患者进行适当的监测，将在一定程度上降低胃癌相关发病率和病死率。

幽门螺杆菌感染以及其他环境作用均可导致 GIM，而多核巨细胞与单核细胞介导的胃黏膜慢性炎症是 GIM 前的组织学改变。由于目前对胃黏膜慢性炎症的认识和关注度较低，最终导致多灶性腺体萎缩、壁细胞数量减少、泌酸功能减退。随着萎缩的加重，胃黏膜被肠上皮所替代，并出现可分泌黏蛋白的杯状细胞。在慢性炎症的基础上，由于萎缩和肠上皮化生的进展，胃酸和胃蛋白酶原的合成逐渐下降。GIM 的进一步发展可出现胃黏膜异型增生，呈现肿瘤细胞表型特征：细胞大而深染、染色质排列紊乱。发生异型增生时，细胞虽然具有肿瘤表型，但仍存在清晰的边界且无固有层浸润。

GIM 的诊断通常借助内镜下活检，且对胃癌进展风险较高者可通过组织学评分进行危险分层。根据病变范围，可将 GIM 分为广泛型 GIM（至少出现胃体浸润，可表现为胃体及胃窦均受累或仅胃体受累）和局限型 GIM（仅胃窦受累）。在 GIM 患者中，广泛型 GIM 的比例约占 30%，且其胃癌发生风险约为局限型 GIM 的 2 倍。此外，从 GIM 组织病理学改变情况来看，不完全型（结肠上皮样）GIM 约占 47.7%，且其胃癌发生风险较完全型（小肠上皮样）GIM 更高。根据新悉尼系统采样活检，可对每块活检组织按直观模拟评分对肠上皮化生程度进行评估：若肠上皮化生部分占腺体和表面上皮总面积 1/3 则为轻度（1 分），1/3 ~ 2/3 为中度（2 分），大于 2/3 则为重度（3 分），而腺体无肠上皮化生则记为 0 分。与胃炎的 OLGA 标准一致，在评估 GIM 的进展风险时可借助胃黏膜肠上皮化生评价标准（OLGIM）对患者进行风险分层（表 2-3-3-4）。在 GIM 中，OLGIM Ⅰ、Ⅱ、Ⅲ、Ⅳ 期的比例分别约 55.5%、26.1%、10.8%、6.4%；且 OLGIM Ⅲ ~ Ⅳ 期的患者胃癌进展风险较高。

表2-3-3-4　胃黏膜肠上皮化生评价标准（OLGIM）

| 胃黏膜肠上皮化生程度 | 胃窦、胃角黏膜肠上皮化生程度 | | | |
| --- | --- | --- | --- | --- |
| | 无 | 轻度 | 中度 | 重度 |
| 无 | 0 | Ⅰ | Ⅱ | Ⅲ |
| 轻度 | Ⅰ | Ⅰ | Ⅱ | Ⅲ |
| 中度 | Ⅱ | Ⅱ | Ⅲ | Ⅳ |
| 重度 | Ⅱ | Ⅲ | Ⅳ | Ⅳ |

2）GIM 的内镜检查与随访

GIM 是肠型胃癌的癌前病变之一，在组织学上表现为肠上皮取代胃小凹或腺上皮。肠上皮化生存在较高的上皮内瘤变及胃癌发展风险，特别是 GIM 合并上皮内瘤变的患者为胃癌高危人群。临床实践中，GIM 经常是通过对内镜下正常黏膜随机活检或对轻微异常黏膜的靶向活检而偶然发现的。

GIM 往往是多灶性的，在普通 WLE 下呈弥散颗粒不平或鱼鳞状改变，且由于缺乏特征性表现，常导致内镜检查与病理活检结论不吻合。ME-NBI 技术加强了黏膜浅层上皮和黏膜下血管结构的对比度，能更清晰地辨认黏膜形态。正常胃黏膜的 ME-NBI 表现为：胃黏膜皱襞光滑、形态规则，红白相间，黏膜浆液清亮，胃小凹呈圆形且分布均匀。GIM 的 ME-NBI 特征性改变包括：胃小凹呈绒毛状、黏膜不规则、上皮表面可见淡蓝色嵴状结构、黏膜下血管密度不均。由于非产酸黏膜细胞（如肠黏膜细胞）可选择性吸收亚甲蓝或靛蓝胭脂红，从而可通过染色内镜观察 GIM 情况。染色内镜可显示微小的胃黏膜表面不规则以及组织学异常改变的解剖范围，有助于评估早期胃癌的浸润深度，也有助于确定 ESD 的边界。由于染色内镜的操作时间较长，可能导致患者耐受性降低。pCLE 可对胃肠黏膜上皮进行高度放大（1 000 倍），若观察到杯状细胞、柱状吸收细胞、纹状缘或绒毛状上皮的任一征象即可诊断 GIM。激光共聚焦图像特征可辅助 GIM 分型：若观察到具有完整纹状缘（pCLE 图像表现为细胞游离侧的黑色长线）的非分泌性吸收细胞（pCLE 图像表现为较胃黏膜上皮细胞更加透亮的高柱状细胞）和散在分布的杯状细胞（pCLE 图像呈黑大的细胞）则通常为完全型 GIM；而观察到胃黏膜上皮细胞（pCLE 图像呈透亮性较差的柱状细胞）和散在的杯状细胞，或可见迂曲分支状的胃小凹开口（由高柱状细胞与散在分布的杯状细胞构成，且无纹状缘）则更倾向于不完全型 GIM。

GIM 是否需进行内镜监测应视其胃癌进展风险高低而定，GIM 的内镜监测尚无指南推荐的最佳随访周期。美国胃肠病学会指出，在北美地区 GIM 的患病率较低（约 5%）且患者的年胃癌发生风险不高，因此 GIM 患者无须常规进行内镜监测，而具有胃癌高风险者可合理进行内镜监测。胃癌高风险患者人群包括：不完全型 GIM（至少部分为结肠型化生）、广泛型 GIM、有胃癌家族史者。虽然目前尚无确切证据表明胃癌高发区的 GIM 患者的进展风险更高，但这些患者的总体胃癌发生风险较高，故可适当予以内镜监测。对 GIM 合并幽门螺杆菌感染者应予以根除幽门螺杆菌，根治后可根据患者意愿视情况进行内镜检查。根据 GIM 患者累积胃癌风险，对于偶然发现的 GIM，建议每 3 ~ 5 年进行 1 次内镜监测，应仔细检查胃黏膜并对胃窦、胃体或任何可疑部位进行活检。如果连续两次检查未发现异型增生，则可以暂停内镜监测。欧洲胃肠内镜学会指出，对存在胃癌家族史的局限型 GIM、不完全型 GIM 以及持续性幽门螺杆菌胃炎患者，在首次内镜检查确诊后可考虑 3 年内再次行内镜监测；胃窦和胃体存在严重萎缩或肠上皮化生、OLGA 或 OLGIM 分期为 Ⅲ ~ Ⅳ 期的患者，建议每 3 年进行 1 次内镜监测；而对存在胃癌家族史并伴有如上任意情况的患者可考虑缩短随访周期（1 ~ 2 年监测 1 次）。

3）容积激光系统在 GIM 中的应用

肠上皮化生的 VLE's（或 OCT）表现为：①正常胃黏膜垂直"隐窝和小凹"结构的消失；②结构紊乱，组织对比度不均匀，黏膜表面不规则；③出现黏膜下腺体，表现为上皮表面下或嵌入上皮内的囊状呈低反射外观。如果存在 2 个或以上的证据，则可诊断 GIM。

诊断 GIM 的组织病理学证据是存在杯状细胞。VLE's（或 OCT）的诊断准确性主要是基于组织形态学，而并非细胞层面。目前，VLE's（或 OCT）的分辨率（10 μm×25 μm）尚无法显示单个杯状细胞。杯状细胞约为 20 μm，因此在 VLE's（或 OCT）图像中仅为 1 ~ 2 像素，还不足以分辨单个细胞。此外，VLE's（或 OCT）需要细胞间存在足够的对比度，以此产生光的反射，而杯状细胞则可能无法提供明显的对比信号。管状的小凹结构是贲门或交界型黏膜的特征，几乎完全由分泌黏液的柱状细胞和腺体组成，腺体由分泌黏液的柱状细胞排列而成并且缺乏泌酸的壁细胞。当发生炎症时，胃黏膜失去其规则的"隐窝和小凹"结构，变得更加杂乱无章。这种情况下，胃黏膜的腺体在组织形态上与 GIM 相似，可能导致胃炎 VLE's（或 OCT）图像的假阳性。因此，如果应用黏蛋白染色增加杯状细胞唾液黏液蛋白的光反射性能，也许将有助于通过 VLE's（或 OCT）更好地区分 GIM 与炎症。

胃黏膜发生肠上皮化生时，特别是对肠上皮化生伴 HGD 的患者，在细胞层面上可出现核质比的增加，此细胞学特性的改变也可能导致光学反射特性的变化。因此，通过对 VLE's（或 OCT）信号的定量分析，可辅助判断胃黏膜异型增生的程度。此外，也可通过胃黏膜腺体结构的 VLE's（或 OCT）图像特点直观反映胃黏膜异型增生，并且随着其程度的加重，胃黏膜 VLE's（或 OCT）图像中腺体不规则程度也更显著。

目前，基于导管的 VLE's（或 OCT）主要通过组织学特性判断组织之间的差异。有研究指出，借助超短脉冲激光探头技术，可进一步提高 VLE's（或 OCT）的轴向分辨率（1 μm），甚至可观察单个细胞核结构。高分辨的 VLE's（或 OCT）可能进一步提高胃黏膜早期癌变的检出率，但其探头并非导管型，以至于在临床实践中受到限制。

### 3. 胃溃疡

胃肠道的防御机制发生改变时，可出现黏膜损害，最终导致糜烂甚至溃疡。消化性溃疡（PUD）与胃酸和胃蛋白酶分泌引起的自我消化有关，以胃肠道内壁缺损为特征，通常发生在胃和十二指肠近端。PUD 是一个全球性的问题，总体发病风险为 5% ~ 10%。在 PUD 中，十二指肠溃疡较胃溃疡多见，约占 75%，而胃溃疡占 25% 左右，两者均存在的复合性溃疡约占 5%。

1）病变基础与转归

多种因素均可引起胃黏膜壁细胞丢失和炎症，进而导致胃溃疡和肠上皮化生。损伤和修复不足是胃溃疡的主要发病机制。一方面，多种生物、化学、物理因素可导致胃黏膜损害，包括：胃酸和胃蛋白酶对胃黏膜的直接消化作用、幽门螺杆菌感染、药物、饮酒、应激等。另一方面，黏膜屏障和修复作用受损可导致胃黏膜损伤后的自我保护能力下降，再加上胃排空延缓及胆汁反流等因素的影响，进而形成胃溃疡。

胃溃疡好发于胃角附近或胃窦小弯侧，表现为胃黏膜的炎性缺损，病变直径超过 5 mm，可穿透黏膜肌层。胃溃疡的肉眼观多呈圆形或椭圆形病灶，直径在 20 mm 以内，边缘整齐，状如刀切，底部平坦、洁净，通常穿透黏膜下层，深达肌层甚至浆膜层。受胃蠕动的影响，溃疡的贲门侧往往较深且边缘耸直，而幽门侧则较浅并呈现阶梯状，表现为局部胃壁各层相断呈阶梯状显露。受溃疡底部瘢痕组织的牵拉，溃疡周围的胃黏膜皱襞呈放射状。组织病理活检可见溃疡底部由内向外分四层结构，最表层覆盖少量的炎性渗出物（白细胞、纤维素等），其下为坏死组织，再下层为较新鲜的肉芽组织，而最外层为陈旧性的瘢痕组织层。由于炎性刺激，瘢痕底部的小动脉常可见增殖性动脉内膜炎，从而导致小动脉管壁增厚、管腔狭窄或血栓形成；这种改变可防止溃疡血管破裂出血，但也可造成局部血供不足、妨碍组织再生，从而导致溃疡不易愈合。

胃溃疡创面的修复包含 4 个重要且连贯的过程：①血管收缩止血或扩张；②伤口部位的炎症反应；③上皮再生（包括细胞增殖、迁徙、重塑等过程）；④细胞分化成熟。在组织学上，可将溃疡分为如下几个区域：①溃疡边缘；②由结缔组织和浸润的免疫细胞组成的肉芽组织；③溃疡边缘的新生化生腺体（溃疡修复的关键细胞谱系）。溃疡周围的腺体扩张形成一个"愈合区"，该腺体主要可表达表皮生长因子，并且在溃疡底部的肉芽组织上增殖形成再生上皮，而快速有效的上皮再生是防止感染及化学损伤的关键。胃溃疡边缘的再生腺体中可出现解痉多肽表达化生（SPEM）的短暂性反应。化生是由炎症发展为癌的重要原因，但也在溃疡后胃黏膜修复中起着积极作用。胃溃疡的损伤修复反应是一个复杂的过程，包括细胞增殖迁移、肉芽组织炎细胞浸润、血管再生等。SPEM 最初是在感染幽门螺杆菌小鼠的胃黏膜细胞系中发现的，该细胞系可表达三叶因子 2（TFF2），又名解痉多肽（SP）。SP 主要存在于胃体的颈黏液细胞以及胃窦腺体。在胃体、胃窦和胃癌附近存在可表达 TFF2 的 SPEM 腺体。此外，SPEM 腺体还可表达 CD44v9、凝集素、Muc6、GSⅡ-lectin 和 HE4 等胃窦腺体特异性表达的标记物。虽然这些分泌黏液的 SPEM 腺体在细胞标记物和细胞组分上与胃窦腺体十分相似，但 SPEM 腺体却不表达胃泌素。急性胃黏膜损害通常伴有壁细胞丢失，而壁细胞丢失可在短期内引起 SPEM，且损伤修复后 SPEM 反应也随之消除。值得一提的是，慢性炎症发生肠上皮化生和进展为胃癌者也仅见于伴有壁细胞丢失的情况。SPEM 虽然有进展为肠上皮化生和胃癌的潜能，但 SPEM 细胞系也可在溃疡边缘再生腺体中短暂出现，因此其作用可能是多面性的。

病灶的愈合是胃溃疡的理想结局，但也可出现出血、穿孔、幽门狭窄、癌变等严重并发症。出血是胃溃疡较常见的并发症，10% ~ 35% 的患者可因溃疡底部血管破裂出血，严重者可能出现失血性休克。此外，约 5% 的 PUD 患者可能出现穿孔，且超过 1/3 的胃溃疡穿孔患者可能有非甾体抗炎药服用史。长期慢性的溃疡容易形成较大的瘢痕，约 3% 的 PUD 患者可由于瘢痕收缩导致幽门狭窄，患者常因胃扩张而出现反复呕吐。虽然 PUD 癌变的比例不足 1%，但长期胃溃疡的癌变风险较高，且病变主要起源于溃疡边缘的腺体和上皮。

2）内镜系统在胃溃疡诊治中的作用

胃镜检查是 PUD 的首选检查方法，可直接观察溃疡的形态并对其性质作出初步判断，内镜下黏膜活检是诊断的金标准。PUD 病程不同阶段的内镜下表现有所不同，根据日本畸田隆夫分期法，可分为活动期（A 期）、愈合期（H 期）和瘢痕期（S 期）。活动期是发病的初始阶段，溃疡通常为单个病灶，但也可出现多个，病灶呈圆形或卵圆形，边缘较规整，且多数活动性溃疡直径 < 10 mm，溃疡发生糜烂，周围充血、水肿，且可见裸露的血管或大块的血痂形成。A1 期溃疡在内镜下可见溃疡底部有较厚的白苔覆盖，可见血管裸露及出血，周围黏膜有较明显的炎症水肿；A2 期内镜下表现为溃疡底部白苔清晰，无活动性点状出血，溃疡面可附着黑色血凝块，周围黏膜炎症水肿减轻。随着炎症的消退，溃疡面逐渐缩小并开始愈合，此阶段为愈合期。愈合期溃疡向中心集中，溃疡中央的白苔基本消失，无血痂或裸露的血管，再生上皮和皱襞集中明显，黏膜充血水肿缓解。H1 期内镜下表现为溃疡缩小，周边炎症消退，皱襞集中到达溃疡边缘且再生上皮明显；H2 期溃疡病灶变浅且范围明显缩小，周围黏膜皱襞集中且再生上皮范围变广。在溃疡刺激因素消退、坏死组织和渗出物排出的同时，溃疡底部的肉芽组织增生并以瘢痕形式修复创面，此阶段称作瘢痕期。S1 期表现为缺损的黏膜已完全由再生上皮所覆盖，新生上皮呈红色，皱襞平滑并向中心集中；S2 期的再生上皮进一步增厚，颜色和外观与周围黏膜大致相同，可见黏膜集中现象。

在胃溃疡活动期，溃疡底部血管破裂可导致出血。当毛细血管破裂时，内镜下可见溃疡面少量出血；而发生大血管破裂时，则可出现呕血及柏油样便。约 80% 的急性上消化道出血为非静脉曲张性出血，其中 PUD 是首要病因。经内镜诊断消化道出血的患者，可根据溃疡基底特征采用 Forrest 分级对溃疡再出血风险进行评估。Forrest 分级通过内镜下征象将 PUD 病灶进行分类，包括：Ⅰa 级为喷射样出血，Ⅰb 为活动性渗血，Ⅱa 可见血管显露，Ⅱb 可见血凝块附着，Ⅱc 为黑色溃疡基底，而Ⅲ级则基底洁净。Forrest 分级简单、准确地描述了溃疡出血的内镜下表现，可作为消化道出血临床干预措施选择的标准以及疗效评估方法。Forrest Ⅰa、Ⅰb 和Ⅱa 的再出血风险较高（> 40%），应予以积极的内镜下止血干预；若内镜下见溃疡面附着血凝块（Forrest Ⅱb 级），则应冲洗后对病灶进行治疗；而 Forrest Ⅱc 级或Ⅲ级的再出血风险较低，无须进行内镜下止血。然而，消化道再出血风险低并不代表患者的死亡风险也低，因此对 Forrest Ⅱc 级或Ⅲ级的患者也应密切评估病情。采用 Glasgow-Blatchford 评分和 Rockall 评分可辅助判断上消化道出血患者的病情严重程度；Glasgow-Blatchford 评分≥1分即可予以内镜检查或干预。对非静脉曲张性上消化道出血的患者，若具有内镜下干预指征则应在24小时内行急诊内镜，若无法完成急诊内镜则可先予以PPI治疗。

目前，在胃溃疡中尚缺乏VLE's的人体内检查数据。在大鼠胃溃疡模型的动态观察研究中发现，VLE's（或OCT）下溃疡性炎症病变区域为弱散射，该区域图像颜色较暗，活检提示为液化坏死的组织。在溃疡愈合过程中，胃壁黏膜下层可见组织仍呈弱散射，但病变范围缩小，随着炎症损伤后的组织修复与机化，胃壁黏膜层逐渐修复但黏膜下层可见小范围的强反射。

### （四）胃恶性病变

#### 1. 胃癌

胃癌是全球性公共卫生问题，是世界第五大常见癌症，每年的全球新发病例数超过100万，同时也是病死率第三的恶性肿瘤，每年约70万人死于胃癌。东亚、东欧和南美洲是胃癌的高发区，约占全球胃癌病例数的2/3且病死率将近80%。胃癌确诊时，将近1/2的患者已处于疾病晚期，其5年生存率甚至低于30%。

1）病变基础及特点

胃癌是由多种易感条件和病因所致的异质性的上皮病变，是源于胃黏膜上皮和腺上皮的恶性肿瘤。胃癌中绝大多数为非贲门型胃癌，主要发生于胃窦、胃角、胃体及胃底部。从胃癌的发病部位上看，近端胃癌的发病率较远端更高，约占所有类型的30%，其发病可能与反流有关，而远端胃癌则与幽门螺杆菌感染的关系更紧密。当病变范围较宽，甚至跨越胃的多个解剖部位时，对肿瘤位置的精确定位则存在较大的挑战，然而观察肿瘤的相对位置有助于病变的大致分型，也有利于评估疾病严重程度和病灶的切除边缘。

胃癌在组织学上具有异质性，可根据最常见的组织学表型进行分类，且分型与预后有关，目前最常用的胃癌组织学分类方法包括Laurén分类标准和世界卫生组织（WHO）分类系统，并且两者之间存在诸多共同点。根据Laurén标准，可将非贲门型胃癌分为肠型和弥散型，而同时具备肠型和弥散性胃癌特征的则称作混合型。肠型胃癌和弥散性胃癌均具有典型的形态学特征和不同的临床病理特征（表2-3-3-5）。肠型胃癌的特征性表现是出现不同分化程度的腺体，伴或不伴细胞外黏蛋白生成；而弥散性胃癌则无腺体形成，弥散性胃癌中还可见印戒细胞。肠型胃癌是一系列癌前阶段组织病理学的恶性转化，是遗传、环境、微生物等复杂因素相互作用的结果，有胃黏膜萎缩及腺体肠上皮化生，占胃癌的50%~70%，是目前最常见的病变类型。肠型胃癌的癌前病变包括慢性炎症、肠上皮化生、腺体异型增生。由上皮异型增生（Ⅰ型）所致的肠上皮化生可表现为息肉样病变或结肠腺瘤样，但却有别于典型的结肠管状腺癌。在胃癌中，肠上皮化生进展为腺癌是一个逐渐累积且涉及多基因异常的过程。相比之下，胃小凹异型增生（Ⅱ型）则更少见，该组织学改变具有胃黏蛋白表型。目前，对异型增生的分型价值尚存争议，在实际工作中无须予以分型讨论。异型增生的自然发展史取决于其分级、程度和形态。根据细胞学和结构特征，可将异型增生分为LGD和HGD。内镜活检诊断LGD的病例中，有38%~75%可出现好转，19%~50%仍维持在LGD，而0~9%进展为HGD。

表2-3-3-5　胃癌Laurén分类标准

| | 肠型胃癌 | 弥散性胃癌 |
|---|---|---|
| 发病年龄 | > 50 岁 | < 50 岁 |
| 性别因素 | 男性多于女性 | 男女相当 |
| 流行区域 | 亚洲（中国、日本、韩国） | 任何国家和地区 |
| 癌前病变 | 肠上皮化生 / 异型增生 | 印戒细胞原位癌 |
| 好发部位 | 胃窦或贲门 | 胃体 |
| 肉眼形态 | 息肉型、蕈伞型、溃疡型 | 弥散浸润型 |
| 遗传关联 | HNPCC，AFP | 遗传性弥散性胃癌、增生性息肉病 |

　　WHO 的肿瘤分类和分期法是目前使用较广泛的临床实践指南。2019 年，WHO 对消化系统肿瘤分类标准进行了更新（第 5 版），将胃肿瘤分为：良性上皮性肿瘤与癌前病变以及恶性上皮性肿瘤。根据 WHO 消化系统肿瘤分类标准，胃恶性上皮性肿瘤包括：腺癌、鳞状细胞癌、腺鳞癌、未分化癌、胃母细胞瘤、神经内分泌肿瘤、神经内分泌癌、混合型神经内分泌—非神经内分泌肿瘤（MiNEN）等。胃腺癌是常见的恶性肿瘤，包括如下几种亚型：管状腺癌、混合型腺癌、乳头状腺癌、微乳头状癌、黏液腺癌、差黏附性癌（包括印戒细胞癌等）、癌伴淋巴细胞间质、肝样腺癌；各种亚型的组织学特征有所不同（表 2-3-3-6）。

表2-3-3-6　胃腺癌组织学特征

| 腺癌亚型 | 特　征 |
|---|---|
| 管状腺癌 | 最常见的腺癌亚型（45% ~ 64%）；肿瘤由大小不同、裂隙样有分支或扩张的管腔组成；可存在腺泡样结构；肿瘤细胞形态呈立方形或柱状，当腺腔内黏液较多或存在细胞碎片时可出现瘤细胞被挤压而呈扁平状，有时可有透明细胞样变异（贲门 / 食管区域）。由于肿瘤细胞的分化程度不同，分化差的亚型也可呈实体癌样结构或难以辨认的管状结构 |
| 乳头状腺癌 | 较少见（2.7% ~ 9.9%）；高分化、外生性癌，柱状或立方状的癌细胞沿纤维血管结缔组织组成的轴心排列成细长的指状突起。有的肿瘤还含有小血管；肿瘤的边界清楚，与周围组织界限明显；肿瘤中可见急性、慢性炎细胞；易发生肝脏转移 |
| 差黏附性癌（包括印戒细胞癌等） | 占胃癌的 20% ~ 54%，由孤立或小团状肿瘤细胞构成；没有分化良好的腺体；可分为印戒细胞型或非印戒细胞型。印戒细胞型主要或完全由印戒细胞组成，胞内有黏液，胞核位于一侧 |
| 黏液腺癌 | 占胃癌的 2.1% ~ 8.1%，多位于近端 / 贲门部位，胃黏液腺癌呈巢状或团块状生长，癌细胞分泌大量黏液聚集在癌巢内呈局部隆起结节样改变；可有细胞外黏液池。黏液池大小不等，其中有多少不等的黏液细胞或深染细胞核的细胞单个或成团漂浮，有时可见散在印戒细胞 |
| 混合型腺癌 | 占胃癌的 6% ~ 22%，有两种或以上的不同组织学成分：腺体（管状 / 乳头状）和印戒细胞 / 差黏附性 |
| 微乳头状癌 | 肿瘤细胞呈小团簇状，无纤维血管结缔组织组成的轴心向外凸起；在 10% ~ 90% 的肿瘤中可见此现象，合并管状或乳头状腺癌；预后不良，常伴有淋巴结转移 |
| 癌伴淋巴细胞间质 | 占胃癌的 1% ~ 7%，又名淋巴上皮瘤样癌、髓样癌；常见于近端胃或残胃，以男性多见，组织学特征为形成欠佳的腺管结构伴间质内大量淋巴细胞浸润，预后相对较好 |
| 肝样腺癌 | 肝样腺癌由类似肝细胞的大多角性细胞构成，细胞质嗜酸性。可在癌组织或患者血清中检测出 AFP，细胞质内可见胆汁以及 PAS 和 PAS-D 阳性的嗜酸性小体。而其他伴有透亮细胞质的高分化乳头状或管状腺癌以及卵黄囊瘤样癌也可出现 AFP 阳性 |

　　根据胃癌病情进展情况，可分为早期胃癌和进展期胃癌。早期胃癌的病灶仅局限于黏膜层或黏膜下层，伴或不伴淋巴结转移；若癌组织浸润深度超过黏膜下层或累及胃壁全层则为进展期胃癌。近年来，浅表型胃癌和早期胃癌的检出率有所上升，占新诊断胃癌的 20%～50%。根据肉眼形态，可将早期胃癌分为隆起型（Ⅰ型）、浅表型（Ⅱ型）、凹陷型（Ⅲ型）；其中浅表型又可分为浅表隆起型（Ⅱa 型）、浅表平坦型（Ⅱb 型）和浅表凹陷型（Ⅱc 型）。对于进展期胃癌，在大体上可根据Borrmann 分类法将其分为不同的类型，包括：浅表型（0 型）、隆起型（Ⅰ型）、局限溃疡型（Ⅱ型）、浸润溃疡型（Ⅲ型）、浸润型（Ⅳ型）、其他不能归入上述分型的胃癌（Ⅴ型）。当浸润型胃癌累及近乎全胃时又称作革囊胃，属于弥散性胃癌组织学亚型，而Ⅰ、Ⅱ、Ⅲ型则为其他的组织学亚型。Ⅱ型是最常见的胃癌亚型，占所有进展期胃癌的 36%，好发于胃窦小弯侧。Ⅰ型和Ⅲ型分别占进展期胃癌的 25%，常见于胃体，特别是大弯侧。

　　2）内镜系统在胃癌诊治中的应用

　　目前，内镜技术已广泛应用于胃癌的筛查、监测、诊断、分期和治疗。在我国，胃癌的诊治现状呈现"一高三低"的特点：死亡率高、早期诊断率低、手术治疗率低、5 年生存率低。胃癌患者在进展为晚期阶段前通常无明显临床症状，仅约 20% 的早期胃癌患者可出现轻微症状，且临床表现不具有特异性，易与 GERD、胆绞痛、肠易激综合征等混淆，并且予以抑酸等治疗后可掩盖病情甚至延误诊断。如果患者出现厌食、体重下降、吞咽困难、反复呕吐、早饱等预警表现时，应警惕并考虑胃癌可能。胃癌患者可出现上腹疼痛，程度通常较轻，疼痛类似于胃溃疡，甚至可在进食后缓解，然而随着疾病的进展，疼痛的程度加重且持续时间延长。结合患者的主诉可大致判断肿瘤发生的可能部位，贲门或 EGJ 肿瘤往往表现为吞咽困难，胃窦部肿瘤可出现反复呕吐，而早饱则常见于弥散性胃癌。

　　胃癌的发病率具有地域差异，因此世界范围内对胃癌的筛查建议尚不统一。在南美、东欧、中亚和东亚等胃癌高发地区，胃癌筛查是一项经济可行的防治策略。日本的研究指出，幽门螺杆菌感染和年龄是胃癌的风险因素，对年龄小于 20 岁的幽门螺杆菌感染者应进行根治，而年龄大于 50 岁者则应予以幽门螺杆菌根治和内镜检查。韩国癌症筛查计划则建议 40 岁以上的公民每间隔一年接受一次上消化道内镜检查。在西欧和北美等胃癌发病率较低的地区，基于人群的胃癌筛查则缺乏经济效益。即便如此，对慢性萎缩性胃炎、肠上皮化生、异型增生等癌前病变的筛查也是预防胃癌发生的重要手段。虽然慢性萎缩性胃炎和肠上皮化生恶变的年进展率不足 1%，然而世界范围内将近 1/3 的人口患有萎缩性胃炎，约 1/4 的人口有肠上皮化生，因此合理的筛查有利于降低胃癌的总体发病率。WLE 无法从视觉上区分幽门螺杆菌胃炎和萎缩或肠上皮化生。内镜下，胃窦结节诊断幽门螺杆菌感染的阳性预测值＞90%，而血管显露和皱襞消失可支持萎缩的诊断但缺乏灵敏性。虽然染色放大内镜对组织学的识别能力较强，但在一般临床实践中尚未广泛采用。内镜检查对病变的判断具有一定的价值，但目前诊断癌前病变的金标准仍然为新悉尼系统指导的内镜下活检。普通内镜诊断萎缩和肠上皮化生存在一定的局限性。研究表明，对组织学检查确诊的患者，内镜诊断萎缩的敏感性为 45%～60%，而诊断肠上皮化生的误诊率可高达 24%。因此，萎缩和肠上皮化生患者在行胃癌筛查时应予以多次活检取样，并且可根据 OLGA 和 OLGIM 标准进行适当的筛查。萎缩或肠上皮化生范围和程度更重的患者进展为胃癌的风险更高，因此欧洲胃肠内镜学会建议重度萎缩或肠上皮化生的患者应在确诊后每 3 年复查一次内镜。异型增生的胃癌进展风险存在区域差异，总体上，LGD 患者 5 年内进展为胃癌的风险为 2.8% ~ 3.1%，而 HGD 的进展风险为 7% ~ 29%。若内镜下未见确切病变，活检诊断 LGD 的患者应在诊断后 1 年内复查内镜，而 HGD 则建议间隔 6 月至 1 年复查内镜并扩大活检范围。对于 LGD，若内镜下病变可见，行 EMR 将有利于病变分期。当然，黏膜活检也存在一定的局限性，19% 的 LGD 患者可在 EMR 后出现病情进展。此外，对恶性贫血、部分胃切除术后、遗传性疾病（如遗传性弥散性胃癌、增生性息肉病等）具有胃癌发生风险的人群也应重视内镜筛查。恶性贫血发生胃癌的相对风险是普通人群的 7 倍，其胃癌的年进展率为 2.7%，因此美国胃肠内镜学会指出应在诊断恶性贫血时进行 1 次内镜检查，但却未指明随访周期。对于胃溃疡行部分胃切除的患者，目前尚缺乏胃癌内镜筛查的指南推荐意见。胃溃疡行部分胃切除后 15 ~ 20 年的胃癌进展风险最高，此阶段对患者进行内镜筛查可能具有一定的实际意义，并且活检采样应包括残胃和吻合处。约 5% 的胃癌为遗传性疾病所致，其中遗传性弥散性胃癌的发展风险较高。遗传性弥散性胃癌为 CDH1 表达缺失所致的细胞黏附缺陷，呈常染色体显性遗传，病变通常为黏膜下异常改变，表现为印戒细胞构成的散在显微灶，病灶间为正常胃黏膜。对于存在 CDH1 突变的具有全胃切除适应证的患者，应从 25 岁（或家族中最年轻患者的年龄 –10 岁）开始每 6 个月至 1 年行高分辨内镜监测。

世界范围内，在新诊断的癌症中约 7% 为胃腺癌，且占癌症相关死亡总数的 9%。胃癌筛查可提高早期病变的检出率，在日本等胃癌筛查力度较大的地区，50% 的患者在诊断胃癌时尚处于疾病早期。早期胃癌在 WLE 下往往不易察觉，为方便观察，应将胃内容物清除、彻底清洁胃黏膜表面的气泡或碎片，并充分鼓气，观察时应注意黏膜皱襞的中断、黏膜颜色差异、黏膜脆性、自发性出血及黏膜下血管形态变化。早期胃癌内镜诊断标准有：①边界清楚；②表面不规则（颜色或结构改变）。根据巴黎分类标准，可将早期胃癌的内镜下形态分为 0–Ⅰ（0–Ⅰp，0–Ⅰs）、0–Ⅱ（0–Ⅱa，0–Ⅱb，0–Ⅱc）和 0–Ⅲ型，0–Ⅰp、0–Ⅰs 和 0–Ⅱa 型为隆起型，0–Ⅱb 及 0–Ⅱc 型为平坦 / 凹陷型，而 0–Ⅲ型则为溃疡型。0–Ⅰ型的内镜下特征性改变是病变呈结节状或息肉状，隆起厚度超过黏膜厚度的 2 倍（一般隆起高度 > 0.5 cm）。0–Ⅱa 型（表面隆起型）为扁平隆起，高度不足黏膜厚度的 2 倍，隆起形态不一，可呈圆形、椭圆形、葫芦形、马蹄形，色泽与周围黏膜相似或稍带苍白，表明可出血糜烂；0–Ⅱb 型（平坦中间型）病变隆起及凹陷不明显，黏膜褪色，失去黏膜特有的光泽，直径大多 < 1 cm，本型最少见；0–Ⅱc 型（表面凹陷型）最常见，内镜下可见边界清楚，呈阶梯状凹陷，凹陷周围有黏膜皱襞变化，如突然中断、虫咬样中断，凹陷部表面凹凸不平，从侧面观察可出现僵硬、凹凸不平的胃壁弧形变化。0–Ⅲ型病变的凹陷较深，癌灶均在溃疡边缘较为平坦或凹陷部位。在表面凹陷型病变中，未分化型癌的凹面边界清晰，呈断崖状，凹陷内可见大小不等的颗粒，色调减退，伴有皱襞集中和中断；而分化型癌大多色调发红，凹凸程度较小，凹陷边界呈棘刺样，通常病变边缘隆起，较少出现皱襞中断。同时，病变的表面形态也可指导肿瘤的 T 分期。肿瘤浸润深度超过黏膜下层浅层的 WLE 征象包括：皱襞集中、融合，肿瘤直径 > 30 mm、显著发红、表面不规则、边缘隆起、黏膜下肿物样、平台征等。通过内镜特征鉴别 T1m 和 T1sm 期病变的整体准确度为 78%，内镜征象（表面光滑隆起或凹陷、轻度边缘隆起、皱襞光滑缩窄）对判断 T1m 期病变的阳性预测值高达 82%，而内镜特点（不规则表面、明显边缘隆起、皱襞中断或融合）判断 T1sm 期病变的阳性预测值则为 72%。WLE 对发现较小的或扁平的病变存在一定的局限性，而染色内镜和 NBI 可强化病灶边缘。早期胃癌在 ME-NBI 下可见病灶与周围黏膜间存在分界线，且伴有微血管或微表面模式的不规则改变。上皮下微血管结构（上皮下毛细血管网、集合小静脉、病理微血管）和黏膜表面微形态结构（腺管边缘上皮、腺管开口、腺体间隔部分）是 NBI 检查时的观察重点，同时还包括亮蓝嵴和白色不透光物质等。如果 NBI 下发现胃黏膜下的微血管不规则（或微血管消失）和/或胃黏膜结构不规则（或胃黏膜结构消失）即可诊断早期胃癌。有研究者指出，可将胃部病变的 ME-NBI 特征分为如下类型：A 型，边界内腺管结构较周边结构细小但血管结构与腺管开口均清晰、规则；B 型，表面结构模糊、不规则，微血管增粗、扭曲、分布不均；C 型，表面结构缺失，微血管稀疏，存在孤立血管或无血管区。A 型为良性病变的可能性大（84.4%），而 B、C 型则可能出现黏膜下浸润。目前，ME-NBI 在早期胃癌中的研究主要聚焦于判断病灶边界和预测分化程度，然而对病变浸润深度的预测价值尚缺乏有力证据。

ME-NBI 判断分化良好的黏膜下深层浸润癌的可能征象有：①无腺体结构（即使在醋酸染色后放大视野下也观察不到）；②可见散在血管（在模糊的黏膜结构背景下可见 2 根以上分散的血管）；③血管扭曲扩张且直径不一（血管直径为周边肿瘤血管的 2 倍及以上）。EUS 具备内镜和超声的双重功能，既可直视胃黏膜病变，又可通过超声扫描了解病变的浸润深度及胃周肿大的淋巴结。随着高频小探头的临床应用，正常胃壁可进一步呈 5 层结构，特别是黏膜肌层的显像对早期胃癌浸润深度的判断尤为重要。早期胃癌超声胃镜表现为第 1 ～ 2 层结构紊乱，内部回声不均匀，部分患者第 3 层结构呈不规则狭窄、缺损和模糊，病灶以低回声为主。

早期胃癌黏膜下浸润的危险因素包括：巴黎分型为 0-Ⅲ型、病灶直径较大、合并溃疡、表面不规则、明显边缘隆起、皱襞中断或融合、自发性出血、胃壁局部僵硬等。结合病灶的范围和浸润深度，对淋巴结转移可能性低、肿物可整块一次性切除的早期胃癌可予以 EMR 或 ESD 从而获得良好预后。

胃癌行 EMR 的适应证包括：① EUS 证实无淋巴结转移的 IMC；②病灶范围＜ 2 cm 且无溃疡的Ⅱa 型胃癌；③病灶范围＜ 1 cm 的Ⅱb 型胃癌或Ⅱc 型胃癌。早期胃癌病变部位与 EMR 预后相关，相较于胃窦部，胃底、胃体中下部或胃角早期胃癌的 EMR 不完全切除率更高。此外，病变大小也是 EMR 预后影响因素，范围＜ 3 cm 的病灶的 EMR 完全切除率更高。相较于 EMR，肿瘤的部位和大小对 ESD 的影响较小。对较大的病灶，ESD 可整块切除，而 EMR 则需逐段切除。

胃癌行 ESD 的适应证则有：①无溃疡的黏膜内肠型胃癌（不论病灶大小）；②有溃疡但病灶范围＜ 3 cm 的黏膜内肠型胃癌；③病灶直径＜ 3 cm 且浸润深度＜ 500 μm 的黏膜下肠型胃癌。由于平坦型病灶的侧缘难以界定，其内镜下不完全切除的概率相对更高。

日本《胃癌治疗指南》（2018 年，第 5 版）指出，EMR/ESD 的适应证为：直径≤ 2 cm 的大体可见的 IMC，分化型癌，无溃疡。ESD 的适应证包括：①直径＞ 2 cm 的大体可见的 IMC，分化型癌，无溃疡；②直径≤ 3 cm 的 IMC，分化型癌，有溃疡。内镜下切除的扩大适应证为：直径≤ 2 cm 的大体可见的 IMC，未分化型癌，无溃疡。

对于进展期胃癌，Borrmann 分型结合了肿瘤胃黏膜表面的形态特征和在胃壁内的浸润方式，是临床上最常用的大体分型标准。

Ⅰ型胃癌肿瘤向胃腔隆起，呈结节状、巨块状、蕈伞状、菜花状、孤立的息肉状等，基底较宽，溃疡少见但可有小的糜烂，癌肿局限、界限清楚，浸润不明显（癌周侵犯不超过 1.0 cm）。

Ⅱ型胃癌有明显的溃疡，溃疡边缘隆起呈堤坝状，环堤顶边缘向外翻，基底与正常胃组织所形成的角度不大于 90°，界限较清楚、局限，浸润不明显（癌周侵犯 < 2.0 cm）。

Ⅲ型胃癌中心有溃疡，癌周环堤有浸润性，外缘呈斜坡状，其顶略向内翻，基底界限不清，成角 > 90°。

Ⅳ型癌细胞在胃壁内浸润，胃壁增厚，不向胃腔内隆起，无明显溃疡，界限极不清楚。

此外，还包括不能归入上述四种类型的 Borrmann Ⅴ型（形态特征为肿瘤向胃腔突出，基底有浸润，顶部可有浅溃疡，生物学特性与Ⅲ型近似）以及有浅表扩散倾向的 Borrmann 0 型（肿瘤浸润至黏膜或黏膜下层，为类似早期胃癌的进展期癌，即术前胃镜、X 线检查、术后大体观察均诊断为早期胃癌）。

在 EUS 下，Ⅰ型表现为局限性肿块向胃内或胃外隆起，表面凹凸不平，病变一般仅侵及黏膜层、黏膜下层及肌层，较少侵犯浆膜层，周围胃壁结构正常；Ⅱ型的声像图显示溃疡较大，边缘隆起明显呈河堤状，病变与正常胃壁之间界限较清晰；Ⅲ型有明显的"火山口"征象，溃疡周围胃壁有较大范围的不规则增厚区；Ⅳ型病变范围广泛，侵及胃大部或全胃，胃壁增厚明显、层次消失，呈"面包圈"征。对于恶性溃疡，其 WLE 表现包括：红色或白色溃疡瘢痕，呈片状或线状，表面粗糙、充血，局部蠕动尚可或僵硬；而 NBI 可见表面微结构稍紊乱，微血管扭曲扩张，排列规则或不规则。

3）VLE's 在胃癌中的应用

胃腺癌是最常见的胃癌类型，占总体患者的 90% ~ 95%，是世界上第二大常见肿瘤，在亚洲地区（中国、俄罗斯、日本）的发病率是其他地区（英国、美国、加拿大）的 4 ~ 6 倍。目前，远端胃癌的发病率有所下降，而近端胃癌的发病率升高。胃部病变常见于小弯侧，大弯侧的病灶恶性率较高。胃癌按解剖位置上分布大致为胃体 30%、幽门 30%、胃底和贲门 30%，而弥散性胃癌约占 10%。

胃癌的早期诊断和及时干预是患者获得良好预后的关键。目前内镜下病理活检是胃癌诊断的金标准，而探寻快速准确的无创诊断途径已成为临床关注的热点。随着激光技术在生物医学应用中的不断深入和发展，其对病变的识别具有较高的时间分辨率、灵敏度和精确度，是一种安全有效的快速检测途径。由于组织对激光光谱具有吸收和散射作用，利用组织自身的光学特性，可获得组织内部的成分和结构信息。相较于正常胃黏膜，未分化的胃腺癌、低分化胃腺癌、慢性胃溃疡的上皮组织的光反射率均降低，且与病变的恶性程度成一定的正相关。研究表明，在 400 ~ 600 nm 波长范围，正常胃黏膜、未分化的胃腺癌、低分化胃腺癌、慢性胃溃疡上皮组织的反射光谱在 542 nm 和 577 nm 处都有一个波谷，且都是由组织样品中的氧合血红蛋白以及去氧血红蛋白分别在 542 nm 和 577 nm 以及 555 nm 处的吸收所引起的；然而未分化胃腺癌、低分化胃腺癌、慢性胃溃疡组织在 542 nm 和 577 nm

的氧合血红蛋白吸收段的反射光强度都出现了急剧下降，这可能与病变氧耗增加（氧合血红蛋白减少）以及新生的微血管中的氧含量减少所致的去氧血红蛋白增加有关。此外，组织的反射光谱受组织形态、组织成分和表面形状等影响，相较于正常胃黏膜，癌性病变可出现反射光谱红移。由于光学特性的差异，可对胃黏膜不同程度的癌性病变进行实时监测。

胃肠道癌性病变的筛查和检测是 VLE's（或 OCT）临床应用的重要前景。与超声、X 线、CT、磁共振等诊断技术相比，VLE's（或 OCT）的特点与突出之处在于：①图像分辨率显著高于传统影像学检查方式，可提供组织学影像证据；②在断层成像过程中不会对检测的组织造成损伤，并且可通过在体检测避免组织离体导致的信号失真，因而可用于检测不宜进行离体切片活检的组织；③采用对人体无损伤的近红外光作光源，检测时无须接触被检部位，成像时不需要复杂的数学计算和图像重建，可实现快速成像和实时监测。因此，VLE's（或 OCT）技术被视为目前最接近真正"光学活检"的方式，可对早期胃癌组织进行定位并实现实时监测。癌性病变通常存在结构形态上的改变，而 VLE's（或 OCT）检查在一定程度上可避免形态变化导致的干扰。VLE's（或 OCT）的分辨率高，甚至可识别起源于或者累及黏膜层、黏膜下层、肌层的小病灶的细微结构。VLE's（或 OCT）体内成像时，可清楚辨别胃肠道组织的隐窝腔、上皮细胞和固有层之间的后向散射振幅之间的差异。VLE's（或 OCT）技术在早期胃癌中的价值主要表现在：①判断病变是否仅局限于黏膜层；②判断病灶边缘；③指导 EMR。

**（五）展望**

VLE's 技术在胃癌的诊断和淋巴结转移的判断方面具有巨大的研究前景。首先，VLE's（或 OCT）可实时捕获早期胃癌的高分辨图像，并且从形态学层面进行显微观察。通过基于导管的 VLE's（或 OCT）成像，可观察胃黏膜上皮结构，鉴别各种癌前病变并评估早期胃癌的浸润深度。正常组织和炎症在 VLE's（或 OCT）下表现为较高的散射系数，癌性病变则具有较低的散射系数。虽然 VLE's（或 OCT）的检测准确度接近于黏膜活检，但目前活检仍然为病变诊断的金标准。由于采样误差的存在，传统活检的假阴性率较高，而通过 VLE's（或 OCT）辅助定位病变指导黏膜活检有望提高活检的准确度。其次，VLE's（或 OCT）可作为评估胃癌淋巴结转移的一种非侵入性检测手段。在组织学上，淋巴细胞直径约 15 μm，胞质少，核呈圆形且深染。由于淋巴细胞的尺寸与 VLE's（或 OCT）的分辨率相当，可在 VLE's（或 OCT）图像上显示其分布情况。正常情况下，淋巴结的 VLE's（或 OCT）图像表现为层状结构，淋巴细胞呈均匀分布。VLE's（或 OCT）可以显示淋巴生发中心和血管等结构，并且可清晰区分淋巴组织与周围脂肪组织。通过观察淋巴结显微结构的变化，可借助 VLE's（或 OCT）进行淋巴结"光学活检"，从而提供更多的肿瘤分期证据，还可在一定程度上减少活检对淋巴结构的破坏并降低相关风险和并发症。

此外，VLE's（或 OCT）技术有望进一步指导高温灭活肿瘤细胞的微波固化，通过设置合理的治疗参数，在破坏肿瘤的同时保护周围的正常组织，从而实现治疗成功率及具有安全性。胃癌组织与正常胃黏膜在组织成分上的不同，可表现为 VLE's（或 OCT）下光学特性的差异。胃癌早期往往无明显的临床症状，因此部分患者在诊断时已发展为进展期胃癌，甚至出现肿瘤的远处转移而失去手术治疗指征。激光诱导间质肿瘤热疗法（LITT）是一种利用光纤穿刺将激光能量导入到肿瘤内部使局部组织产生热凝固坏死的新型肿瘤治疗技术，可运用于肝脏、乳腺、前列腺、胃肠道等肿瘤的治疗。蛋白质的热变性过程中，组织的光学特性也将发生改变，从而在 VLE's（或 OCT）下出现信号变化。胃癌组织与正常胃黏膜对物理损伤的抵抗能力有所不同，正常胃黏膜在 42℃左右即可出现 VLE's（或 OCT）信号光衰减系数的显著性变化，而胃癌组织则在 50℃左右才开始出现明显的 VLE's（或 OCT）信号光衰减系数改变。目前认为，导致这种差异的原因包括胃癌组织与正常胃黏膜在蛋白质的成分、DNA 和血红蛋白的含量等方面的不同。VLE's（或 OCT）是通过组织的光学散射差异进行成像的，组织间光学散射的变化越小，其 VLE's（或 OCT）下的判别度则越低。散射特性是由折射率的不同所致，而散射颗粒的尺寸和形状等参数共同决定物质的折射率。胃癌组织的细胞核大、核质比高，且细胞密集，从而导致折射率不匹配程度增加，表现出更明显的散射，其 VLE's（或 OCT）信号衰减明显比正常胃组织快且具有较大的衰减系数。

（王孝平　何素玉）

## 三、胰腺和胆道

### （一）胰腺和胆道的解剖生理

#### 1. 胰腺的解剖生理

胰腺是消化系统中的一个重要器官，其外观呈长条形，长 10～20 cm，宽 3～5 cm，厚 1.5～2.5 cm，重 75～125 g。胰腺位于腹膜后间隙，胃后面，从右向左横跨第 1～2 腰椎的前方，从十二指肠一直延伸到脾脏，被描述为隐士或隐藏的腹部器官。由于位置的特殊性，使得胰腺几乎不可能从外部被触诊，因此，危及生命的病变通常直到它们开始侵犯其他结构（如肠道或脊柱）时才能被发现。此外，胰腺有大量的内分泌和外分泌储备，因此疾病的症状和体征可能要到晚期才会变得明显。胰腺分为胰头、颈、体、尾 4 个部分，各部分之间无明显的解剖界限。胰头较为膨大，被十二指肠"C形"包绕，其下部经肠系膜上静脉后方向左突出至肠系膜上动脉右侧，称钩突。胰头和胰体之间被称为峡部，这是一个宽约 2 cm 的短小部分，对应于肠系膜上静脉的左缘。它通常被认为是脾静脉和肠系膜上静脉汇合形成门静脉的解剖标志。有时候，峡部也被认为是头部的一部分。胰体是胰腺最大的部分，越过中线，向左变细成为尾部，其后紧贴腰椎椎体，上腹部受外力冲击时其易被挤压而致伤。胰尾是胰腺左端的狭细部分，有腹膜包绕是其重要解剖标志，其末端毗邻脾门。

横贯胰腺全长的管道称为主胰管（MPD），直径 2～3 mm，由胰尾行至胰头，沿途有小叶间导管汇入。约 85% 的人 MPD 与 CBD 汇合形成"共同通道"，汇合后其下端膨大部分称 Vater 壶腹，壶腹周围有 Oddi 括约肌（SO）包绕，末端开口于十二指肠乳头；一部分人虽有共同开口，但两者之间有分隔；少数人 MPD 和 CBD 分别独自开口于十二指肠。这种共同开口或共同通道是胰腺疾病和胆道疾病互相关联的解剖学基础。部分人在胰头部 MPD 上方有副胰管，通常与 MPD 相连，引流胰头前上部的胰液，开口于十二指肠副乳头。

胰腺具有外分泌和内分泌两种功能。胰腺的外分泌部由腺泡和导管组成，腺泡细胞约占胰腺分泌细胞的 82%，是外分泌部的主要功能细胞，主要分泌各种消化酶。胰腺的内分泌部即胰岛，胰岛是大小不等、形状不定的细胞团，散布于腺泡之间。胰腺约有 100 万个胰岛，由 β、α、δ 等各种细胞组成。胰腺的外分泌为胰液，是一种透明等渗液体，正常人每日分泌胰液 750 ~ 1 500 ml，pH 值为 7.4 ~ 8.4，其主要成分为各种消化酶以及由导管细胞分泌的水和碳酸氢盐，激活的消化酶在蛋白质消化中起重要作用。

### 2. 胆道的解剖生理

胆道起于毛细胆管，其终末端与胰管汇合，开口于十二指肠乳头。胆道分为肝内胆管和肝外胆管。肝内胆管起源于毛细胆管，并逐渐汇合形成小叶间胆管、肝段胆管、肝叶胆管及肝内部分的左右肝管。肝内胆管与肝动脉、门静脉的各级分支伴行，三者共同被一纤维结缔组织鞘包绕。肝外胆管由左肝管和右肝管、肝总管、胆囊、胆囊管以及 CBD 组成。左肝管细长，长 2.5 ~ 4 cm；右肝管短粗，长 1 ~ 3 cm。左、右肝管出肝后，在肝门部汇合形成肝总管。肝总管与胆囊管汇合形成 CBD。CBD 的长度取决于胆囊管汇入肝总管部位的高低。胆囊呈梨形，位于肝脏胆囊窝内，借结缔组织与肝相连，属于腹膜间位器官。胆囊长 5 ~ 8 cm，宽 3 ~ 5 cm，容积 30 ~ 60 ml，分为底、体、颈三部分，三者间没有明显的解剖界限。胆囊颈上部呈囊性扩大，称 Hartmann 袋，胆囊结石常滞留于此处。

肝内胆管的胆管壁由单层立方上皮渐变成单层柱状上皮。肝外胆管的胆管壁由黏膜层、肌层和浆膜层组成，黏膜层由单层柱状上皮构成；肌层含平滑肌和弹力纤维层，受刺激时肌纤维可痉挛性收缩引起绞痛；浆膜层由结缔组织组成，含神经纤维和血管分支。胆囊壁由黏膜层、肌层和外膜层组成，黏膜层由高柱状细胞组成，具有吸收作用；肌层内层呈纵行，外层呈环行，夹以弹力纤维。外膜层由结缔组织及肝包膜延续而来的浆膜形成。胆道系统具有分泌、储存、浓缩与输送胆汁的功能。

### （二）VLE's（或 OCT）在胰腺和胆道系统中的应用

### 1. VLE's（或 OCT）在胰腺和胆道系统中的成像

近年来，VLE's（或 OCT）技术已在食管和结肠中进行了大量的研究，而迄今只有少量的研究调查了胰腺和胆道系统的 VLE's（或 OCT）成像。在 ERCP 操作中，在标准的透明导管中搭载 VLE's（或 OCT）探头，通过套管插入可对胰腺和胆道系统和 Oddi 括约肌的上皮进行观察，并且还可在 ERCP 过程中进行实时诊断。VLE's（或 OCT）的分辨率为导管内 US 的 10 ~ 25 倍，可以清晰显示胰腺和胆道上皮的形态。由于很难通过活检获得胆道和胰腺组织，而且刷片细胞学检查的诊断灵敏性较低，因此 VLE's（或 OCT）技术在胰腺和胆道系统的应用价值巨大。

胰腺和胆道系统的 VLE's（或 OCT）成像可以提高对胆管上皮病变的诊断准确率以及肿瘤性和非肿瘤性病变的鉴别诊断，因为在某些情况下，通过 ERCP 和其他成像技术获得的 X 线形态可能是非诊断性的，ERCP 过程中胆管细胞刷片检查的敏感性存在较大的变化。采用小直径的导管探头，可以在人体内对胰腺和胆道系统进行 VLE's（或 OCT）成像。基于导管的探头直径为 1.2 mm，由包裹在透明保护套中的旋转 VLE's（或 OCT）探头组成，外壳保持静止，而旋转探头的回拉运动为 1 mm/s，采集速率为 10 帧／秒。通过这种技术，一段 5.5 cm 长的组织可以在 55 秒的时间内扫描完成。在探头的尖端有一个不能透过射线的标记，可使操作者在 ERCP 期间判断探头在导管内的正确位置，并且可观察启动旋转探头回拉的起始位置，同时通过光纤将红外光传送到成像部位完成扫描。近焦 VLE's（或 OCT）探头的穿透深度为 1 mm，分辨率约 10 mm，外径为 1.2 mm。探头中心波长 1.2 ~ 1.4 mm，扫描频率 1 000 ~ 4 000 kHz；在组织中的径向扫描分辨率范围为 15 ~ 20 mm，纵向扫描分辨率为 21 ~ 27 mm。探头可通过侧视镜的辅助通道插入标准的透明 ERCP 导管内，而 ERCP 导管可以保护薄而易碎的 VLE's（或 OCT）探头。当然，VLE's（或 OCT）扫描可以将 VLE's（或 OCT）探头置于 ERCP 导管鞘中，也可直接将探头置于胆管内。尽管 ERCP 导管的透明表面使检查导管上皮对应的内层结构变得困难，但与将探头置于 ERCP 导管鞘外所获得的图像相比，VLE's（或 OCT）的诊断效能基本上不受导管鞘的影响。

**2. 正常胰管、胆管壁结构的 VLE's（或 OCT）图像**

1）正常 MPD、SO、CBD 的 VLE's（或 OCT）成像

目前，针对 MPD、SO、CBD 的 VLE's（或 OCT）成像在人体内外、尸检标本和动物体内进行了相应的研究。研究表明，正常 MPD、CBD 等结构的 VLE's（或 OCT）成像与组织学标本的特征相符度高达 80%；通过病理学证实，采用 VLE's（或 OCT）图像对正常管壁的诊断准确度为 81.8%。正常 CBD、MPD、SO 的 VLE's（或 OCT）图像表现为分层结构，有三个不同的层，从内向外，内层为低反射层，对应于靠近管腔的单层上皮细胞；中间层是均匀的高反射层，对应于上皮周围的纤维肌层；而外层为较不明确的低反射层，清晰度欠佳，对应于 CBD 和 SO 结缔组织内的平滑肌结构，以及 MPD 的结缔组织和腺泡结构。当 ERCP 导管搭载 VLE's（或 OCT）探头进行观察时，由于 ERCP 导管鞘对靠近管腔内部的低反射层的压迫，可导致其在 VLE's（或 OCT）图像上不可见，然而仍可见层状结构和反向散射的信号。

在正常胰管、胆管 VLE's（或 OCT）图像的三层结构中：内部低反射层的平均厚度约为 0.05 mm，可见均匀的信号反向散射，该层的厚度、表面规则性和反射率在 CBD、MPD 和 SO 等部位没有明显差异；中间层的平均厚度在 CBD、MPD 和 SO 分别约为 0.41 mm、0.42 mm 和 0.29 mm，MPD 和 CBD 层的厚度基本相似，但在 SO 层的厚度较前两者减少了 25%。与内外两层相比，中间层呈现均匀的高反射（在所有成像区域的反射率没有变化）；外层结构在距离管腔 1 mm 深度内在 VLE's（或 OCT）图像上可以清楚地显示，并且在所有成像区域呈现为低反射。在 CBD 和 SO 的水平上可见多个高反射的纵向条带，并且这些纵向条带在 SO 中更明显且反射率更高。在 SO 的中间层和外层中可见血管结构，表现为由低反射内皮包绕的无反射区域，并且中间层和外层之间的边缘由于结缔组织和肌肉结构的不规则分布而难以分辨。

胰管、胆管的三层结构显示出三个线性、规则的表面，每一层在每一帧中都有均匀的反向散射信

号，相比之下，中间层和外层之间的区别似乎比中间层和内层之间的区别更困难。通过 VLE's（或 OCT）测量的内层和中层厚度与组织学测量的厚度相似，在焦点探头测量深度范围内（约 1 mm）的组织中的肌肉、结缔组织和腺泡结构均可见。VLE's（或 OCT）扫描时，平滑肌结构表现为在低反射背景下的高反射纵向条带，在 SO 水平上更明显。动脉、静脉和次级胰管也可通过 VLE's（或 OCT）识别，其特征是呈低反射或无反射，且界限清楚的区域。动脉表现为包围非反射区域的明亮反射内膜。静脉看起来比动脉大，具有薄的正常反射壁。在 MPD 附近，VLE's（或 OCT）还显示了一些附属导管，被视为无反射性、界限分明的区域，其直径大于血管。

2）正常肝内胆管和肝外胆管的 VLE's（或 OCT）成像

对于尸检获得的离体肝脏组织，将 VLE's（或 OCT）导管经十二指肠镜副通道进入 CBD 至肝内胆管系统，可以获得肝内和肝外胆管的 VLE's（或 OCT）图像。因为胆管管腔直径明显小于食管和胃，所以 VLE's（或 OCT）导管是以前用于获取上消化道 VLE's（或 OCT）图像的改进版本，其纵向扫描导管被旋转导管取代。因此，修改后的 VLE's（或 OCT）获取的图像表示圆形横截面。该系统的轴向分辨率为 10 μm，采集速率为 4 帧/秒。图像由 500 个圆周像素（对应于 500 个径向角）组成。入射到组织上的光功率为 10 mW。VLE's（或 OCT）导管使用导管内 US 导管的组件构建，直径为 2.6 mm，该导管由一个旋转的传动轴组成，该传动轴携带一根包裹在透明的外护套中的单模光纤。导管护套在成像过程中保持静止并被密封以防止光学元件受到污染。

体外肝内胆管 VLE's（或 OCT）成像可以清楚地显示胆管上皮、上皮下固有层和纤维脂肪结缔组织。在尸检标本中，由于自溶组织降解，导管的立方上皮部分或全部消失。当存在时，立方上皮呈薄的（< 20 μm）、低散射的浅层条带。结缔组织则表现为强烈的反向散射，并在上皮下出现一条暗带。结缔组织内可见上皮下脂肪组织和血管。动脉由反射强烈的内膜和信号较差的中膜组成，而静脉的直径较动脉更大且管壁较薄。在结缔组织下，可见肝实质具有均匀的对比度。离体肝外胆管的 VLE's（或 OCT）图像可见胆管上皮、上皮下固有层、致密结缔组织层和疏松纤维脂肪结缔组织层。上皮下的结缔组织表现为 2 个不同强度的组织层。在致密结缔组织的最上层，胆管周围腺体表现为大的开放空间，有一层信号较差的单层上皮；在下层的疏松结缔组织中，其含有的血管、神经等结构也可被观察到。

体内胆管 VLE's（或 OCT）成像具有与体外胆管图像相似的层状结构特征，单层立方上皮表现为一层薄的、低散射的浅层条带，覆盖在高散射的黏膜下层和弱散射的浆膜层上。测量的上皮厚度为 18.1 ± 5.0 μm，成像深度约为 1.0 mm。这些数据证实了 VLE's（或 OCT）可以识别胆管上皮结构并量化上皮厚度，当导管位于肝内胆管时，成像深度足以显示肝实质，而导管位于肝外胆管时，可显示疏松的纤维脂肪结缔组织中的结构，且上皮下结构包括血管、胆管周围腺体等都可以被轻松识别。由此可见，VLE's（或 OCT）所获取的图像提供了以前只能通过常规活检才可获得的组织结构形态学信息，这些结果表明，VLE's（或 OCT）可以成为一种强大的成像技术，从而能够在诊断性 ERCP 程序中从胰管、胆管系统获得高分辨率的诊断图像。

（杜思颖　何素玉）

（三）胰管、胆管疾病的VLE's（或OCT）成像

### 1. 胰腺癌和胆管癌

胰腺癌主要起源于胰腺导管上皮及腺泡细胞，是一种发病隐匿、进展迅速、治疗效果极差的消化系统恶性肿瘤。该病40岁以上人群好发，男性略多于女性。目前胰腺癌分别居我国及美国常见癌症死因的第6位与第4位，5年生存率小于8%。发病率和死亡率在全球范围呈明显上升趋势。胰腺癌分为胰头癌和胰体尾部癌。90%的胰腺癌为导管癌，常位于胰头，压迫胆道，侵犯十二指肠及堵塞MPD。少数胰腺癌为腺泡细胞癌，分布于胰头、体、尾部概率相同。其他少见的病理类型还有胰腺棘皮癌、囊腺癌等。胰腺癌早期诊断困难，进展期胰腺癌生存时间短，是预后最差的恶性肿瘤之一。胰腺癌发展较快，且胰腺血管、淋巴管丰富，腺泡又无包膜，易发生早期转移，转移的方式有直接蔓延、淋巴转移、血行转移和沿神经鞘转移四种。胆管癌是起源于肝内外胆管的恶性肿瘤，分为肝内胆管癌及肝外胆管癌。肝外胆管癌又分为肝门部胆管癌和远端胆管癌。随着医疗技术的发展及诊断水平的提高，胆管癌的发现率日益升高。胆管癌病因迄今未明，其好发年龄为50～70岁，男女比例约1.4∶1。胆管癌的病理类型可分为乳头状癌、结节状癌、弥散性癌等。组织学类型95%以上为腺癌，其中主要是高分化腺癌，低分化、未分化腺癌较少见且多发生在上段胆管。癌肿生长缓慢，发生远处转移者少见。

MPD腺癌VLE's（或OCT）成像与正常组织有明显差别，在经组织学证实为腺癌的MPD组织中，VLE's（或OCT）图像显示出与正常MPD管壁完全不一样的分层结构。MPD壁的三层结构及其线性、规则的表面表现为均一的反向散射信号，无法辨认。胰腺的结缔—纤维肌层与腺泡组织的反向散射光混杂不清，边界不清晰。信号的反向散射表现出很强的不均一性，在杂乱的胰腺微观结构中有多个微小的、无反射的区域。腺癌VLE's（或OCT）图像与组织学诊断吻合率高达100%，且VLE's（或OCT）对其诊断准确率明显高于导管内刷片细胞学检测。在一系列病因不明的MPD狭窄患者中，评估VLE's（或OCT）在ERCP期间诊断癌症的诊断准确性，VLE's（或OCT）检测肿瘤组织的准确性为100%，而导管内刷片细胞学检查的准确性为66.7%，表明VLE's（或OCT）在ERCP期间是可行的，并且在区分非肿瘤性和肿瘤性病变方面优于刷片细胞学检查。在动物实验和人体实验中，在CBD内存在肿瘤的情况下，VLE's（或OCT）成像观察到完全紊乱的管壁结构，呈现为光散射信号强弱不等，正常结构完全破坏的图像。在胆管乳头状癌致胆管狭窄的患者中，VLE's（或OCT）图像上可观察到乳头状形态，且在整个胆管狭窄中均可见，这有助于胆管癌的组织学鉴别。在ERCP期间通过VLE's（或OCT）检测到的早期CBD腺癌中，VLE's（或OCT）识别出一个特定的区域，显示胆管壁结构被破坏，胆管上皮层和无法识别的结缔组织层和肌层丢失。这三层和它们的线形和规则表面，在正常组织中会给出均匀的反向散射信号，这种表现在CBD腺癌中完全消失。该VLE's（或OCT）图像具有不均一的反向散射信号，且在无组织的CBD微结构中具有多个微小的无反射区域（坏死区域）。

### 2. Ⅰ型 Oddi 括约肌功能障碍（SOD）

当胰管、胆管壁结构出现纤维化改变时，随之发生变化的 VLE's（或 OCT）特征仅关系到这些结构的中间层，其实际上对应于纤维结缔组织层，这是组织学上涉及纤维化改变的唯一组织层次。这种改变的主要特征是中间层的连接纤维数目增加，这使得纤维连接层的厚度增加。一些 VLE's（或 OCT）研究表明，纤维化改变时，中间层的厚度增加，并且光向后散射，内层和外层的 VLE's（或 OCT）图像与正常对照组之间没有显著差异。导管壁的三层结构得以保持，在内层和中间层之间的边界仍可识别。尽管中间层的规则性较差，但由于中间层反射率的提高，与外层的边界通常比正常人更容易辨认。Ⅰ型 SOD 是一种以胆源性疼痛、肝生化指标升高和 CBD 扩张为特征的临床疾病。括约肌纤维化是此类功能障碍的常见表现，在某些情况下可能需要与其他恶性乳头状疾病进行鉴别诊断。在Ⅰ型 SOD 患者中，对其进行 VLE's（或 OCT）成像可见内层为反射均匀的低反射层，其平均厚度为 $0.052 \pm 0.007$ mm（正常范围 $0.04 \sim 0.06$ mm），与对照组相比无明显差异；中间层为高反射层，其厚度明显增加，红外光的反向散射也增加，这可能是由于组织纤维化引起的高反射的迹象，SOD 患者的中间层厚度为对照组的 2.3 倍；外层仍然表现为低反射层，与对照组没有显著差异，但由于中间层的反射率增加，与外层的边界通常比正常对照组更容易识别。虽然 EUS、胆管内超声、内镜胆道造影均已用于胆道功能障碍的检查，可提供 SOD 的间接证据，但结果仍非特异性。因此，VLE's（或 OCT）对Ⅰ型 SOD 的诊断具有较好的前景，但仍需进一步研究。

### 3. 胰腺囊性病变（PCL）

随着人们对疾病的认识加深，PCL 带来了越来越多的诊断和治疗挑战。绝大多数 PCL 是囊性肿瘤（约 60%），而与损伤或炎症相关的囊肿（如假性囊肿）约占 PCL 的 30%，其余的 PCL 为先天性或杂合性囊肿。肿瘤性囊肿包括导管内乳头状黏液性肿瘤（IPMNs）、黏液性囊性瘤（MCNs）、浆液性囊性瘤（SCNs）、实性假乳头状肿瘤（SPNs）、囊性内分泌肿瘤、伴有囊性病变的导管腺癌和腺泡细胞囊性肿瘤。由于对 PCL 的处理是根据囊肿类型而定的，因此对假性囊肿、IPMNs、MCNs、SCNs 和 SPNs 这五种最常见类型的诊断进行可靠的鉴别至关重要。传统影像学检查很难区分低危和高危病变，低危病变（单纯性囊肿、假性囊肿和 SCNs）一般不会切除，因为它们几乎没有恶变风险或恶变风险极低。高危病变是指产生黏液的肿瘤（MCNs 和 IPMNs）和囊性实体肿瘤（乳头状囊性肿瘤、囊性导管腺癌和胰岛细胞瘤）。有研究数据表明，VLE's（或 OCT）可鉴别黏液性和非黏液性胰腺囊肿，其敏感度和特异度均在 95% 以上。其中，囊肿壁结构和囊液光反射强度是辨别囊肿类型的主要依据。大多数微囊性 SCNs 的 VLE's（或 OCT）图像表现为多个具有明确轮廓的微小囊腔，囊腔之间的薄隔膜呈均匀高亮度，形成蜂窝状外观。囊腔内容物呈均匀低亮度。另外，在一些 SCNs 中可以观察到局灶性管腔内散射，对应于管腔内出血病灶。MCNs 的 VLE's（或 OCT）图像表现为大空腔囊肿周围的组织层内含有多个子囊，与 SCNs 不同的是，这些囊肿的囊腔内容物呈高亮度，在组织学上，这种表现与管腔内黏蛋白相对应。胰腺 IPMNs 的 VLE's（或 OCT）图像与 MCNs 相似，显示为多个小囊腔，囊腔的囊壁增厚、界限清楚，腔内为不均匀的中到高度散射。因 VLE's（或 OCT）分辨率的限制，目前尚无法基于囊壁上皮层厚度对黏液性和非黏液性胰腺囊肿进行区分，但可以明确的是，VLE's（或 OCT）提供的囊肿形态的高分辨图像在很大程度上帮助区分了浆液性和黏液性囊肿。在以后的研究中，带有微创探头的囊内 VLE's（或 OCT）成像有望进一步提高浆液性和黏液性囊肿的分辨力，并可用于辅助 EUS-FNA 区分各种 PCL。

**4. 胰管、胆管的慢性炎性改变和异型增生**

在慢性炎性改变中，VLE's（或 OCT）对胰管、胆管结构的成像仍显示出固定的三层结构。在初步研究中，有学者报道了胆管树炎性改变时的 VLE's（或 OCT）成像，与正常对照组相比，胆管树的炎性改变导致上皮层增厚，信号呈不均一的反向散射，导管周围的结缔组织（中间层）中的散射增加。当 MPD 发生炎症改变时，VLE's（或 OCT）成像可见内部低反射层比正常组织略厚，中间层比正常组织的反射性更高，这可能与炎症相关的致密单核细胞浸润有关。VLE's（或 OCT）和组织学在定义 MPD 慢性炎症变化方面的共识很低（27.7%），研究者们并没有发现炎性 MPD 变化的特征性 VLE's（或 OCT）模式，因为在正常和慢性炎症改变的上皮中其结构和表面反射均未得到实质性改变。在异型增生的患者中，VLE's（或 OCT）的两个主要特征是混乱的分层结构和反向散射的光信号改变。目前，尚不清楚通过 VLE's（或 OCT）成像与增生组织相关的光散射改变的确切原因，对于这一现象，不同的研究者提出了不同的原因，包括：亚细胞形态变化、纤维组织间质改变、与肿瘤组织改变有关的黏蛋白含量异常、细胞的增殖导致上皮和基质方向的丧失以及细胞学改变等。MPD 上皮异型增生的 VLE's（或 OCT）图像表现为内层明显增厚，呈明显的低反射性和不均匀。该 VLE's（或 OCT）发现可能是由于最初的结构紊乱（即有丝分裂增加和细胞核/细胞质比例改变）引起的。内层和中间层之间表面看起来不规则。

如在慢性炎性组织中一样，异型增生也使中间层特别是最靠近内层的部分具有强烈的高反射性。外层同样表现为均匀的低反射性。但是，在慢性胰腺炎和异型增生中，只有 62% 的 VLE's（或 OCT）和组织学是一致的。38% 的切片无法区分总体正常的管壁结构和慢性炎症性或低度增生异常改变，因为各层的结构和表面光反射均未显示特征性的 VLE's（或 OCT）模式。

目前，断言 VLE's（或 OCT）在体内异型增生的实时诊断中发挥作用似乎还为时过早。但是，将轴向和横向分辨率提高到亚细胞水平（< 5 mm），以及开发更好的光源和光学元件，可能会在将来更好地识别发育不良的细胞。多普勒 VLE's（或 OCT）还可以提供独特的功能，以提供黏膜微血管网络的详细成像。随着临床实践的广泛使用和对 VLE's（或 OCT）影像知识的深入学习，我们期待对胰管、胆管系统进行更多的研究，尤其是在存在未知狭窄或癌前期病变高风险的情况下。

（四）VLE's 在胰腺和胆道系统中的应用

**1. VLE's 在胰腺和胆道系统的应用简介**

不确定的胆道和胰管狭窄仍然是诊断上的难题。当前的诊断方式主要包括刷片细胞学和共聚焦激光显微内镜检查，这些方式是特异性的，但敏感性不够。胆道镜检查可通过直接显示胰管、胆管黏膜和靶向活检提供额外的便利，但由于其仅可视化上皮表面的能力受到限制。VLE's（或 OCT）是一项使用近红外光来获取在体组织的黏膜下微观结构的高分辨率、断层扫描成像的技术。这项技术的早期版本显示出成功的黏膜层和组织微观结构的轮廓，但是，更广泛的使用受到其穿透深度和图像分辨率的限制。VLE's是该技术的更新版本，可提供更广泛、更深的视野和更高质量的图像。少量的初步研究显示了这项新技术的可行性和安全性，并描述了预测恶性和良性疾病的标准化特征，在VLE's上识别和评估良性和恶性胰管、胆管肿瘤已被证明是安全可靠的。

VLE's（或OCT）通过内镜操作通道中插入探头来提供高分辨率、实时、近红外光图像生成组织的微观结构。如前面所述，VLE's（或OCT）可以根据胰管壁层结构的变化来区分肿瘤性狭窄和非肿瘤性狭窄。在胆管中，VLE's（或OCT）检测出的肿瘤性病变的准确性要高于胆道刷片细胞学检查，且实验具有足够的可重复性。VLE's采用相同的VLE's（或OCT）原理，但具有更高级的特性，例如360°旋转，更宽的视野和更快的图像处理，且可以在直径较小的导管中提供图像。导管的直径为7 Fr（2.33 mm），可以通过标准的十二指肠镜或支气管镜插入。它具有柔软的塑料尖端，不需要任何防护罩或保护套，在ERCP时将尺寸很小的VLE's导管插入胆管是可行和安全的。

### 2. VLE's在胰腺和胆道系统中的应用

胆管和胰管的VLE's影像学特征被证实与组织病理学表现直接相关。在胰胆系统中，VLE's揭示了三个清晰的组织学层次：上皮、结缔组织和实质（胰腺或肝组织）。脂肪组织取代了肝门处的实质。VLE's识别胆管周围腺体、动脉和静脉的准确率为100%。在肝外胆管中，VLE's显示第1层为低反射性，第2层为高反射性，第3层外观的改变取决于胆管周围是肝门部脂肪（颗粒状外观）还是肝实质（沙质外观）。VLE's能够识别壶腹腺癌和原发性硬化性胆管炎（PSC）的独特模式。在因中央静脉和门静脉血栓形成而导致急性肝衰竭的患者中，VLE's图像显示第2层和第3层之间的过渡模糊，这与肝组织中大规模坏死和充血的组织学发现相关。但遗憾的是，VLE's未能识别出胆管周围神经。对以PSC为主导的胆管狭窄的患者进行VLE's检查时，可见明显的上皮增厚，但没有特殊的特征可以帮助鉴别高度异型增生或胆管周围可见的炎性浸润。在胰管中也观察到了三个VLE's层。第1层表现为低反射性，第2层呈高反射性。VLE's可以识别胰腺囊性病变，但由于组织处理的原因，无法建立组织学相关性（相关性较差）。然而，在1例神经内分泌肿瘤和1例胰腺癌（均为12～17 μm，与胰管相邻）的同一位置，研究者们观察到了低反射性病变。与周围的胰腺实质相比，腺癌和神经内分泌肿瘤均呈现低反射性。在肝内胆管和肝实质中，与没有肝硬化的患者相比，肝硬化患者的反射性要低。另外，在有无脂肪变性或有无铁沉积的VLE's图像上没有看到明显的差异。胆管癌的VLE's图像表现为上皮增厚伴突起、高反射表面伴阴影和分层消失（内层模糊不清）。良性胆管狭窄患者的VLE's图像呈现出清晰的上皮层和内黏膜层，分层清楚，可见扩张的低反射结构。

另外，对胰腺和胆管的VLE's成像可清楚地分辨出扩张的低反射结构、洋葱皮分层、完整的分层、分层消失、扇形结构、上皮增厚、高腺体黏膜、突出血管和高反射表面等结构。其中，高腺体黏膜，高反射表面和扇形结构的存在显著提高了恶性肿瘤诊断概率。由此可见，VLE's通过提供胰腺和胆管壁的体内横截面影像，可以提高诊断恶性狭窄的敏感性，并有望提供可预测恶性肿瘤的标准。VLE's在检测和描绘早期胆道和胰腺肿瘤中是一项非常有前途的技术。总的来说，VLE's作为新一代医学成像技术为胰管、胆管疾病的诊断和治疗提供了令人兴奋的机会，其通过对导管壁微结构进行实时、黏膜下的精确评估，从而提高诊断不确定的胆管和胰管狭窄的敏感性，提供了其他当前可用的诊断技术无法获得的信息。某些可确定的标准似乎可以预测某些恶性疾病，但是，还需要进一步进行大规模的相关研究。

这些研究为离体 VLE's 图像和人类组织病理学提供了比较解剖学资料。VLE's 可能是一种有前途的技术，以检测和描绘早期胆道和胰腺肿瘤。为此，VLE's 的验证要求 VLE's 图像与黄金标准（组织学活检）相关联。尽管一些研究已将 VLE's（或 OCT）图像与组织病理学相关联，但这是我们所知的早期在胆道和胰管中使用 VLE's 的报告。先前的研究将 VLE's 影像与临床表现、横断面影像和活检进行了比较，但以前的方法缺乏组织学和 VLE's 的定位。通过使用冰冻切片样品来证实手术切缘或肉眼可见病变，可以将活检采样误差降到最低，在 2/3 的图像中发现了极好的组织学相关性。所有样品均应及时处理，以防止继发于缺血，温度变化，脱水或化学暴露的变化。研究确认，VLE's 可识别三个不同的层，以及血管、囊性结构和胆管周围腺体。VLE's 图像能够检测出具有高度临床相关性的小病变。先前发表的文章显示，VLE's（或 OCT）可以识别靠近胰管的腺癌。前面所述已经证实了这一点，并增加了对靠近胰管的胰腺神经内分泌肿瘤的检测（尽管差异不太明显）。此外，来自肝内胆管的 VLE's 图像可以识别肝脏的缺血性改变以及 PSC 的特殊的模式。先前的研究主要使用主观的反射率测量方法来对 VLE's 图像进行比较，目前，定量测量各层反射率的研究方法因其可以在 ERCP 期间实时诊断肝硬化，受到越来越多研究者的重视。但与其他研究相比，定量测量各层反射率的研究并没有发现任何提示胆道异型增生的模式。迄今许多基于离体组织的研究是在移植物和外科手术样品上发现的，尚未在较大的体内研究中得到证实，且 VLE's 漏诊了组织学标本中常见的胆管周围神经，这对胆管癌特别有意义，因为胆管癌容易发生神经血管播散。另外，目前针对胰腺和胆道系统的 VLE's 成像研究还有一些限制，主要表现为样本量较少且疾病存在明显的异质性，这可能会导致选择偏倚。且一些研究的设计缺乏无胰腺和胆道系统疾病的健康对照组，或缺乏对观察者内变异性的评估，这也在一定程度上影响了研究结果。

（杜思颖　何素玉）

## 四、回盲部和阑尾

### （一）回盲部和阑尾的解剖生理

回盲部位于右髂窝，在解剖上包括回肠末段、盲肠、升结肠近端、回盲瓣和阑尾。临床通常使用的回盲部一词，并无特定的解剖学分界标志。在 X 线诊断上，一般将回肠终末 15 cm 左右的一段末段回肠、回盲瓣、盲肠、升结肠近端及阑尾作为回盲部的范围。也有研究者认为回盲部区是以回盲瓣为中心，包括盲肠、阑尾、末端回肠和升结肠起始部各 10 cm 的区域。盲肠为大肠起始部，粗而短，几乎不参与肠内容物的排泄，无系膜，活动度大，故在 X 线造影或 CT 检查中该部位息肉常因盲肠运动易被误认为粪便而造成漏诊。回盲瓣作为一个机械性屏障，可以控制小肠内容物进入盲肠的速度，使食糜在小肠内有足够时间的停留并得到充分的消化和吸收，既可避免消化吸收紊乱，又可防止大肠内容物逆流入回肠，因此，回盲瓣在结肠细菌大量繁殖进而侵犯小肠中起一定的防护作用。

回盲部淋巴组织非常丰富，作为肠黏膜的免疫屏障，淋巴组织产生的免疫应答在抵御病原体的入侵中起重要的保护作用，同时导致了易侵犯淋巴系统的疾病在此部位多发生，如肠结核、淋巴瘤等，此处肠腔宽，食糜停留时间长，为细菌繁殖提供了条件，故回盲部炎症性病变的发生率高。回盲部粪便多保持稀糊状，对病灶刺激微弱，加之肠壁薄、易扩张，故早期病变容易被忽略，特别是回盲部恶性肿瘤，位置隐蔽，且较少引起肠梗阻，肿块不易被摩擦引起出血，易造成患者就诊延迟。回盲部病变以一般炎性病变占首位，回盲部恶性肿瘤次之，息肉再次之，肠结核、淋巴瘤、溃疡性结肠炎及CD等少见。炎性病变中以阑尾炎最多见。

阑尾位于右髂窝部，外形呈蚯蚓状，长度 2 ~ 20 cm，一般为 6 ~ 8 cm，直径 0.5 ~ 0.7 cm。阑尾起于盲肠根部，附于盲肠后内侧壁，位于三条结肠带的会合点。因此，沿盲肠的三条结肠带向顶端追踪可寻到阑尾根部，临床上可帮助寻找阑尾根部。其体表投影约在脐与右髂前上棘连线中外 1/3 交界处，称为麦氏点。阑尾的解剖位置可以其根部为中心，犹如时针在 360° 范围内的任何位置。此点决定了患者临床症状及压痛部位的不同。阑尾按尖端指向分为以下类型：回肠前位、回肠后位、回肠下位、盲肠内位、盲肠前位、盲肠下位、盲肠外位和盲肠后位。绝大多数阑尾属腹膜内器官，较长的阑尾可伸到升结肠后，接近右肾或十二指肠降部，远端可位于腹膜外。阑尾为一管状器官，远端为盲端，近端开口于盲肠，位于回盲瓣下方 2 ~ 3 cm 处。阑尾的组织结构与结肠相似，阑尾黏膜由结肠上皮构成。黏膜上皮细胞能分泌少量黏液。黏膜和黏膜下层中含有较丰富的淋巴组织。阑尾是一个淋巴器官，参与 B 淋巴细胞的产生和成熟，具有一定的免疫功能。阑尾壁内有丰富的淋巴组织，被认为与回肠末端 Peyer 淋巴滤泡一起可产生淋巴细胞和抗体，对防止病毒等感染有一定的作用。阑尾黏膜深部有嗜银细胞，是发生阑尾类癌的组织学基础。

### （二）VLE's（或OCT）在回盲部和阑尾疾病中的应用及展望

目前为止，几乎所有的内镜研究都是在轴向分辨率为 10 ~ 15 μm，波长为 1.3 μm 的条件下进行的。然而，随着 VLE's（或 OCT）技术的快速发展，VLE's（或 OCT）性能也有了显著提高。VLE's（或 OCT）的轴向图像分辨率由光源的相干长度决定，相干长度与 $\lambda_0^2/\Delta\lambda$ 成正比，其中 $\Delta\lambda$ 是带宽，$\lambda_0$ 是中心波长。横向分辨率由聚焦光斑尺寸决定，并随数值孔径聚焦的增大而提高。标准 VLE's（或 OCT）系统使用市面上的超辐射发光二极管光源，结构紧密，成本低，但带宽和波长有限。由于这个原因，以前所有的内镜成像研究都限制在 1.3 μm 波长，10 ~ 15 μm 的轴向分辨率。此外，大多数内镜成像研究使用相对较低的数值孔径聚焦，将横向分辨率限制在 15 ~ 30 μm。通过使用飞秒激光光源，可以获得 1 ~ 2 μm 的超高轴向图像分辨率，比标准 VLE's（或 OCT）的分辨率提高了接近 10 倍。这些飞秒激光光源还实现了超辐射发光二极管光源无法达到的新的波长范围。有学者研究了使用超高分辨率三维 VLE's（或 OCT）技术用于大肠和小肠的体外成像，并将获得的图像与组织学相关联。超高分辨率 VLE's（或 OCT）的轴向分辨率 < 5 μm，比标准 VLE's（或

OCT）分辨率提高了 2 ~ 3 倍。VLE's（或 OCT）扫描模式分为两种，一种波长为 1.3 μm，轴向分辨率为 4.5 μm，横向分辨率为 11 μm；另一种为波长为 1.1 μm，轴向分辨率为 3.5 μm，横向分辨率为 6 μm。结果显示超高分辨率 VLE's（或 OCT）可区分黏膜上皮层，并可显示单个绒毛、腺体和隐窝。较高的横向分辨率提高了一些特征性结构（如上皮）的可视性，但降低了视野的深度。同时，超高分辨率 VLE's（或 OCT）还可观察到炎性和肿瘤性腺体结构扭曲。三维 VLE's（或 OCT）的应用使黏膜表面凹陷、黏膜皱襞以及隐窝下微结构得以可视化。在该研究中，对大肠和小肠的正常组织、炎症和肿瘤组织进行了离体成像。在临床病理实验室中使用便携式超高分辨率 VLE's（或 OCT）进行成像。病理实验室的成像允许快速获取手术标本，减少组织降解可能造成的伪影。这种方法还可以实现 VLE's（或 OCT）图像与组织学的精准匹配，这在内镜 VLE's（或 OCT）成像中是难以实现的。正常小肠的典型超高分辨率 VLE's（或 OCT）图像和相应的组织病理学图片所示，在 VLE's（或 OCT）图像中可以清楚地区分不同大小的绒毛，上皮细胞层内层的单个绒毛在小肠中也可见，呈条带状，厚度为 25 ~ 40 μm。黏膜下层则表现为较明亮的且光学散射较少的层。慢性炎症性肠病的患者随着病情的加重，腺体变得明显不规则、扭曲，固有层内炎性细胞显著增加，呈现为高度散射层。CD 的 VLE's（或 OCT）图像和相应的组织学中均可见丰富的不规则分支腺体，固有层内由于存在大量的炎性细胞浸润而使光的散射明显增加。

（杜思颖　何素玉）

## 五、结肠和直肠

### （一）结肠和直肠的解剖生理

#### 1. 结肠的解剖生理

结肠是胃肠道癌肿的好发部位，其在解剖上一共分为五个部分，包括盲肠、升结肠、横结肠、降结肠和乙状结肠，下接直肠，其间没有明显的分界标志。正常成人结肠的平均长度约为 150 cm（120 ~ 200 cm），包括 3 个主要的解剖结构，即结肠袋、结肠带和肠脂垂。盲肠是大肠的始端，也是大肠各段中最短的部分，因其远端为盲端，故称盲肠。盲肠长 6 ~ 8 cm，位于腹腔右下部，以回盲瓣为界与回肠相连接。回盲瓣具有单向括约功能，有防止大肠内容物逆流入小肠的作用，由于它的存在，结肠梗阻易发展为闭袢性肠梗阻。升结肠与横结肠延续段称为结肠肝曲，横结肠与降结肠延续段称为结肠脾曲，肝曲和脾曲是结肠相对固定的部位。升结肠和降结肠的前面及两侧有腹膜遮盖，属于腹膜间位器官，后面以疏松结缔组织与腹后壁相贴，故升结肠和降结肠的后壁穿孔时可引起严重的腹膜后感染。横结肠和乙状结肠为腹膜内位器官，完全为腹膜包裹，是结肠活动度较大的部分。结肠的肠壁分为浆膜层、肌层、黏膜下层和黏膜层。结肠的主要功能是吸收水分、储存和转运粪便，其吸收功能主要发生于右侧结肠。

#### 2. 直肠的解剖生理

直肠位于盆腔内，是大肠的末段，在平骶岬处上接乙状结肠，沿骶骨、尾骨前面下行，穿过盆膈与肛管相连。直肠近肛门的一段扩大成为直肠壶腹，是暂存粪便的部位。直肠 12 ~ 15 cm，以腹膜返折为界，分为上段直肠和下段直肠。上段直肠的前面和两侧有腹膜覆盖，前面的腹膜返折成直肠膀胱陷凹或直肠子宫陷凹。下段直肠全部位于腹膜外。直肠后方是骶骨、尾骨和梨状肌。外科临床工作中，亦有将直肠分为上、中、下段直肠：齿状线上 5 cm、10 cm、15 cm，分别称为下段直肠、中段直肠、上段直肠。直肠系膜是指在中下段直肠的后方和两侧包裹着直肠的、形成半圈 1.5 ~ 2.0 cm 厚的结缔组织，内含动脉、静脉、淋巴组织及大量脂肪组织，上自第 3 骶椎前方，下达盆膈。

直肠的肠壁分为四层，由内向外依次为黏膜层、黏膜下层、肌层及外膜。直肠有排便、吸收和分泌功能。可吸收少量的水、盐、葡萄糖和一部分药物；也能分泌黏液以利排便。直肠下端是排便反射的主要发生部位，是排便功能中的重要环节，在直肠手术时应予以足够的重视。

（二）结直肠良性疾病

结直肠良性疾病主要以结直肠息肉为主，结直肠息肉是指结直肠黏膜上皮的局限性隆起并向肠腔内凸出的赘生物，是由于上皮细胞过度生长，导致大肠黏膜向肠腔内突出，是临床常见的消化系统疾病。结直肠息肉起病隐匿，其可以单发也可以多发，大小可自直径数毫米到数厘米，有蒂或无蒂，大多数患者无明显症状，大的息肉可能导致出血或部分阻塞肠腔，患者可出现便血、腹痛、腹胀、腹泻、贫血、消瘦、黏液便、排便习惯改变等症状。结直肠息肉多见于乙状结肠及直肠，成人大多为腺瘤，腺瘤直径大于 2 cm 者，约半数癌变。绒毛状腺瘤癌变的可能性较大。组织病理学上，结直肠息肉可分为：①腺瘤性息肉，包括管状、绒毛状及管状绒毛状腺瘤；②炎性息肉，黏膜炎性增生或血吸虫卵性以及良性淋巴样息肉；③错构瘤性，幼年性息肉及色素沉着息肉综合征（Peutz-Jeghers 综合征）；④其他，化生性息肉及黏膜肥大赘生物。有研究发现，腺瘤性息肉癌变率为 2.9% ~ 9.4%，早期结肠镜检查对于息肉癌变的预防或早诊早治具有重要意义。另外，有证据表明，切除息肉可降低结直肠癌（CRC）的死亡率。尽管结直肠镜检查为息肉的早期发现和治疗提供了便利，但由于各种原因，在多达 6% 的结肠镜检查中，仍可能遗漏结直肠息肉。因此，使用更加先进的成像技术来协助发现结直肠息肉对人类是十分有益的。

**1. 结肠息肉性疾病**

VLE's（或 OCT）技术是近年来发展较快的一种新型、非侵入性、高清晰度的实时在体成像技术，是将光学相干技术和共聚焦激光扫描技术相结合而产生的，其原理与 US 类似，通过测量光在靶组织反射回来的光强来获取图像。VLE's（或 OCT）作为一种可以对生物组织实时、在体、高灵敏度和高分辨率的光学成像方法，从解剖层次上来说，它可以从微观结构上显示组织断层的三维立体形态结构图像；从生理功能上来说，它又可以显示组织的吸收、散射、血液流速等功能信息。VLE's（或 OCT）的成像原理与医学超声类似，但与声波和可见光不同，VLE's（或 OCT）采用的近红外光有许多优点。首先，它对软组织的穿透性更好（与可见光穿透的毫米相比，约为厘米）。其次，近红外光可以提高在肿瘤检测中的灵敏度。因此，VLE's（或 OCT）技术在胃肠道肿瘤的早期筛查、肿瘤的诊断及分期、术中指导病变部位的切除及术后复查、随访中具有重要意义。

目前，随着消化道内镜技术的飞速发展，电子结肠镜检查已被作为结直肠息肉的首选筛查方法，这使得越来越多的微小息肉被检测出来，如果不区分息肉的性质全部予以内镜下切除处理，这不仅会导致资源的浪费，而且还会增加肠出血、肠穿孔等的手术并发症。另外，目前的标准电子结肠镜主要采用白光对结直肠黏膜表面进行观察，在此基础上，一些小的、平坦的或低对比度的病变常容易被忽视。因此，采用更加先进的光学成像技术来鉴别诊断微小息肉具有十分重要的意义，它将帮助指导患者手术方式的选择并影响随诊策略的制定。

VLE's（或 OCT）是一种先进的医学成像技术，它使用近红外光产生高分辨率的横截面显微结构成像已经在结肠疾病中进行了研究。这些研究表明，VLE's（或 OCT）可用于对结肠成像，并且定义了正常组织与腺瘤组织的 VLE's（或 OCT）特征。VLE's（或 OCT）成像可辨别结肠腺瘤、增生性息肉和正常组织。2003 年 Pfau 等进行了一项 24 例患者的研究，受试者均为内镜确诊的结肠息肉患者，共有 30 枚腺瘤、14 枚增生性息肉标本，VLE's（或 OCT）成像显示腺瘤较增生性息肉的结构层次差、组织亮度低，增生性息肉的组织结构排列和亮度更接近正常组织。因为 VLE's（或 OCT）成像下能清晰分辨黏膜、黏膜下层和固有肌层，已经有一些研究使用 VLE's（或 OCT）来对结直肠正常组织和病变进行成像。在 VLE's（或 OCT）成像中，可见结肠壁的黏膜层（呈高反射）和黏膜下层（呈低反射且有水平条纹）。三维 VLE's（或 OCT）可描述腺体和隐窝的形态大小，明确直肠腺上皮和肛管鳞状上皮交界的齿状线。在结直肠腺瘤向 CRC 发展的大鼠模型中，连续的 VLE's（或 OCT）成像显示随着结直肠腺瘤向癌进展过程中黏膜层逐渐增厚和各层次之间的分界线逐渐模糊。另有学者将接受内镜治疗或腹腔镜手术的结直肠息肉或 CRC 患者的新鲜组织样本取下后立即通过超微 VLE's（或 OCT）成像，然后送去进行组织病理学评估，最后将获得的超微 VLE's（或 OCT）图像与相应的 HE 组织切片进行比较，以区分肿瘤性息肉与非肿瘤性息肉。该研究使用的超微 VLE's（或 OCT）系统在轴向和横向上均达到了 2.0 μm 的分辨率，清晰地显示了离体大肠病变的横截面和亚细胞水平显微结构，描绘了炎性肉芽组织、增生性息肉、腺瘤和癌组织的独特形态。增生性息肉和腺瘤的详细微观结构（如隐窝腔和单个杯状细胞）在超微 VLE's（或 OCT）图像中得到了清晰地分辨。在获得的横断面图像中，可以观察到隐窝腔相对于上皮具有非常好的对比度，同时还能看到增生性息肉中隐窝腔周围分布的杯状细胞，对比增生性息肉，腺瘤中杯状细胞的数量显著减少，这符合组织学中腺瘤的常见但非标准特征。在该项研究中，超微 VLE's（或 OCT）图像与相应的 HE 染色组织切片在微观结构上表现出高度一致，对于非肿瘤性息肉，在病理切片和超微 VLE's（或 OCT）图像中均可获得以下信息：腺体大小通常是均匀的；腺体的形状通常为圆形或椭圆形；管腔的内径没有显示出明显的差异。在一些超微 VLE's（或 OCT）图像中，甚至具有更好的对比度，我们还可以观察到细胞核是基本定向的，没有明显的伸长。对于腺瘤，在病理切片和超微 VLE's（或 OCT）图像中均可获得以下信息：腺体外观不规则；可以清楚地观察到更多扩大的腺体或管状腺体和线形的、宽而变形的隐窝，这与非肿瘤性息肉的相对规则的圆形结构明显不同。在某些腺体中，可以看到上皮与隐窝的比率增加，这是由于隐窝腔变窄和上皮增厚所致。在某些情况下，偶尔会看到腺体中细长的核呈平行排列，这表明该腺体至少含有低度的异型增生。本次收集的样本包含一个幼年性息肉，在超微

VLE's（或 OCT）图像和组织切片中，我们都可以观察到该息肉由肉芽组织组成，并且还可以观察到稀疏的腺体；对于炎性肉芽肿，组织切片和超微 VLE's（或 OCT）图像均仅显示炎性肉芽组织，未观察到腺状结构；对于腺癌，在超微 VLE's（或 OCT）图像和病理切片中皆显示正常的隐窝结构都丢失了，可以观察到扩大的细胞核失去了极性。与常规病理评估相比，超微 VLE's（或 OCT）不仅节省成本，而且节省时间。常规病理评估需要 1 ~ 3 天才能从切除的组织中制作石蜡切片，但是由于切片比较薄（5 μm），切片处理仍可能会影响病理诊断。使用超微 VLE's（或 OCT）时，可以在切除后立即进行检测，并且使用超微 VLE's（或 OCT）进行的每次检测和图像评估都可以在 5 分钟内完成，医师可以为患者提供即时的诊疗计划和监测建议。此外，使用超微 VLE's（或 OCT）进行三维成像的功能还可以实现组织的体积渲染，这对于识别各种病变中的特征非常重要，并且可以跟踪来自不同组织层的特征以识别难以从单个部分识别的三维立体架构。重要的是，因为超微 VLE's（或 OCT）是检测息肉微结构的一种非侵入性且非破坏性的手段，因此，如果操作医师观察到可能引起腺瘤或微小癌症的病变，则可以在必要时使用常规病理评估对这些样本进行进一步分析。

定义 VLE's（或 OCT）能力的研究已成功地对小鼠和人类结肠黏膜进行成像，并证明增生性息肉和腺瘤性息肉的光散射特性与健康组织不同。结肠层次在大鼠模型中得到了很好的证明，显示了黏膜层、黏膜下层和固有肌层的清晰分界。黏膜外观也显示出变化，这取决于施加在组织上的压力程度。在小鼠模型中的其他研究发现，即使在非常正常的黏膜中，VLE's（或 OCT）也可以检测到异常隐窝的病灶。Alder 等人对人类的进一步研究帮助定义了健康人类结肠组织和各种疾病条件下的 VLE's（或 OCT）外观，包括溃疡性结肠炎和放射性直肠炎。螺旋扫描探头用于获取三维图像数据集，显示隐窝模式的细节与传统组织学非常相似。这种方法是使用近红外光、体积激光内镜检查的 VLE's（或 OCT）技术的进一步改进。最近对体积激光内镜探头的研究证明了在切除后立即对结直肠息肉进行成像的能力，显示了发育不良组织中黏膜层的定义和异常腺体结构。VLE's（或 OCT）的螺旋扫描探头允许检查大面积的黏膜，并已在食管和胆管树中进行了研究，但可能不适用于不规则的结肠腔。两个小组最近报告了具有快速图像采集时间的直视 VLE's（或 OCT）探头的开发，可以立即评估可视化的黏膜。VLE's（或 OCT）获得的图像需要一些解释，但这个过程可以通过图像分析算法的应用来简化。已有学者证明了将 VLE's（或 OCT）图像虚拟重建为黏膜的三维模型的能力，该模型说明了隐窝结构并允许识别异常病灶。VLE's（或 OCT）在息肉诊断中的作用仍然是一个持续的热门研究领域。对于"虚拟组织学"的产生来说，这是一个有吸引力的前景，因为它不一定需要外源荧光团或其他标记，并以有用的组织穿透和空间分辨率水平提供图像。有学者正在研究将 VLE's（或 OCT）作为 BE 筛查的潜在工具，但这种方法似乎不太适用于结肠，因为它有许多皱襞和弯曲。VLE's（或 OCT）的作用似乎更有可能是对检测到的病变进行精确扫描，以评估隐窝结构和黏膜层。它还可以用于评估较大息肉的边缘和深度，或评估息肉切除术后残留组织的存在。Ding 等人报道了一种早期临床可用的系统。在组织学分析之前，在结肠镜检查时切除息肉后立即使用 VLE's（或 OCT）对息肉组织进行成像，以较短的时间实现了高精度的预测。

随着多种先进光学技术的出现，一个令人兴奋的内镜时代正在发展，这些技术显示出在体内进行准确组织学诊断的潜力。这增加了准确"光学活检"的可能性，可能从根本上改变结肠小息肉的管理方式。目前的建议表明，适当准确的诊断方法可以考虑采用"切除和丢弃"方法，即原位诊断低风险息肉并丢弃，而无须进行全面的组织学分析。这种方法依赖于对不良组织学的高度敏感性，以避免误诊小型癌症的可能性。迄今，VLE's（或 OCT）以外的其他先进成像技术尚未在人体中得到广泛研究，但动物模型研究、离体人体研究和早期的体内人体研究表明，VLE's（或 OCT）在获得近组织学质量的组织图像方面具有巨大潜力。小型化和内镜兼容系统生产的进一步发展将允许研究包括使用组织学作为参考标准对前瞻性招募的患者的组织进行实时分析。当然，这一研究必须为大量、稳定可重复地进行，但这种方法最终将表征新型内镜成像技术的临床作用。虚拟组织学进展面临的挑战包括与息肉扫描相关的潜在程序延迟；任何系统都必须简单易用，才能获得临床医师的广泛认可。进一步的考虑是虚拟组织学图像的解释。尽管图像判读被证明是快速的，但对于大多数操作医师来说，这是一项新的且不熟悉的技能。不断发展的计算机辅助诊断领域可以通过提出正确解释来帮助克服这一限制。尽管为了获得准确的诊断结果，图像识别算法需要比这些新技术拥有更多的可用的图像数据。采用"光学活检"策略的预期好处包括减少组织学成本和实验室负担，以及避免与不必要的息肉切除术相关的伤害，并使患者在内镜检查时对低风险息肉放心，而不是等待结果。上面讨论的技术显示了实现这些目标的潜力。进一步研究确定其使用的合适条件将使它们能够为内镜实践做出重大贡献。

### 2. 直肠息肉性疾病

第二代 VLE's（或 OCT）成像技术已经得到商业化开发且已获 FDA 批准用于胃肠道检查，但其应用重点是针对 BE 的异型增生，关于使用 VLE's 对结直肠息肉进行成像的研究较少。VLE's 由控制台、监视器和光学探头组成，该探头包含在一个 8 F、260 cm 长导管的气囊内，导管的远端连接到控制台。光学探头设计为适合标准成人胃镜通道。VLE's 可以在大约 90 秒内扫描 6 cm 长，7 μm 轴向分辨率和 3 mm 深度的表面和亚表面宽视野截面成像，从而可视化了息肉样本的黏膜下层，对组织的长段进行快速成像使该技术非常适合用于对直肠的长段进行成像。

2016 年，第一例 VLE's 在直肠息肉成像中的成功应用被报道。该研究介绍了一名溃疡性结肠炎的患者行结肠镜检查时发现在其直肠的齿状线边界处有一枚约 4 cm 的无蒂、略微凹陷的息肉（巴黎分类 0-Ⅱc），并伴有高度异型增生。研究者被要求在行外科手术之前排除该息肉区域有无其他扩散病变，该信息将有助于确定该患者的手术计划。初步手术计划是通过全层切除术去除息肉。为了明确这一肿瘤性息肉的解剖结构，该研究进一步使用了高分辨率的 NBI 和用放射状阵列 EUS（USA）进行的 EUS 影像学检查，结果显示，在 NBI 视野下直肠息肉表现为 Kudo 分类Ⅳ型黏膜凹陷型，并伴有不规则扩张的血管，这是与肿瘤形成过程相关的一种表现。但 EUS 检查则显示在该息肉区域可见完整的肠道层，且无淋巴结损害，黏膜下层和固有肌层完整，未发现局灶性病变。EUS 的发现是出乎意料的，因为按照之前的猜想在息肉区域或许会有局灶性黏膜低回声区或局灶性增厚出现。鉴于这一结果，研究者无法确定 EUS 是否准确识别了病变，因此，他们接下来进行了空间分辨率为 EUS 的 25 倍的 VLE's 检查，一根带有 VLE's 光学探头的 20 mm 气囊和导管通过内镜通道使用，以在息肉区域获得横断面扫描图像，扫描显示息肉壁对侧面有正常的直肠黏膜，而在息肉部位的黏膜上，有不规则的上皮表面和异型腺体，在其下方有正常的黏膜下层。这一发现帮助明确了直肠息肉病变仅限于黏膜层，在息肉部位可见局灶性异型区域，而正常的黏膜下层位于该区域以下。这种高分辨率成像勾勒出了解剖结构，因此可以确定手术计划。根据 VLE's 在直肠息肉成像中的发现，外科医师改变了他们的手术方式，他们没有进行全层切除术，而是使用 EMR 在内镜下切除了息肉，且病理证实切缘阴性，病理检查结果与高度异型增生的黏膜息肉一致，病理标本中存在无息肉的黏膜下层。最终的病理检查结果与术前 VLE's 检查结果吻合。这一研究有力地证实了 VLE's 可以在直肠中成功进行，且可以与 EUS 互补。鉴于 VLE's 极高的空间分辨率，其在浅表黏膜病变中可能会更有优势。如本次病例所示，EUS 分辨率不足以精确可视化息肉区域的解剖结构，这是 EUS 的局限性，而 VLE's 虽然提供了直肠息肉区域黏膜层和黏膜下层的高分辨率图像，但它对黏膜下层以下区域的成像深度可能不及 EUS。这是首次报道成功使用 VLE's 对直肠息肉进行成像的病例，同时我们也不能忽视在结直肠中应用 VLE's 所要面临的挑战，本次病例能够成功应用 VLE's 对直肠息肉成像的一个重要因素是息肉的位置靠近齿状线，直肠此区域的肠腔直径较小，为直肠黏膜接触到气囊创造了机会，从而提供了病变部位黏膜层和黏膜下层的高分辨率图像，但是，由于直肠的直径较大，无法获得直肠侧壁的完整的圆周视图，这为 VLE's 在结直肠中的应用带来了思考，在将来的 VLE's 研究中可能必须使用包含光学探头的较大气囊，尤其是在需要整个肠腔环周视图的情况下。

（杜思颖　何素玉）

### （三）CRC

CRC 是胃肠道中常见的恶性肿瘤，包括结肠癌和直肠癌，通常指结直肠腺癌，约占全部结直肠恶性肿瘤的 95%。早期 CRC 可无明显症状，病情发展到一定程度可出现排便习惯改变、大便性状改变（变细、血便、黏液便等）、腹痛或腹部不适、腹部肿块、肠梗阻相关症状、贫血及消瘦、乏力、低热等全身症状。CRC 的发生途径有 3 条：腺瘤—腺癌途径（含锯齿状途径）、从无到有途径和炎症—癌症途径，其中最主要的是腺瘤—腺癌途径。结直肠腺瘤是 CRC 最主要的癌前病变。具备以下三项条件之一者即为高危腺瘤：①腺瘤直径 ≥ 10 mm；②绒毛状腺瘤或混合性腺瘤而绒毛状结构超过 25%；③伴有 HGD。早期 CRC 是指恶性肿瘤局限于结直肠黏膜及黏膜下层，进展期 CRC 则为肿瘤已侵入固有肌层。进展期 CRC 病理大体分为肿块型、浸润型和溃疡型 3 型。CRC 常见的组织学分类有腺癌、腺鳞癌、梭形细胞癌、鳞状细胞癌和未分化癌等。在全球范围内，CRC 的发病率正在迅速增加，已发展成男性第三大常见癌症，女性第二大常见癌症。因此，最大限度地提高 CRC 早期筛查的检出率可降低 CRC 相关的发病率和死亡率。

#### 1. CRC 中的应用

CRC 起源于结肠的内表面或黏膜层，癌细胞可以穿透结肠、直肠的深层结构并扩散到其他器官。如果不治疗，这种疾病是致命的。目前对 CRC 的腔内筛查或监测是通过内镜检查进行的，这涉及使用安装在内镜上的光学摄像机对结肠和直肠的黏膜内层进行内镜下直视检查。发现异常后对病变区域进行活检以进行组织学分析。按照目前的技术标准，内镜筛查存在几个缺点。首先，该技术依赖于异常组织的视觉检测来指导活检部位的选择。然而，由于肉眼难以发现小的或无蒂的病变，因此往往会漏掉早期的恶性肿瘤。其次，视觉内镜只能检测肠壁表面的变化，虽然足以进行筛查，但这种限制大大降低了某些肿瘤治疗后内镜监测的有效性。特别是经治疗的直肠肿瘤可以从黏膜表面完全消失，同时仍然留下隐藏在黏膜表面下方的肿瘤细胞巢。为了改善CRC的筛查和监测，需要更好的成像方式和方法。作为"光学活检"工具，VLE's（或OCT）已被证明可以准确地区分多个器官中的异常组织和正常组织。然而，由于产生的大量数据以及正常组织和异常组织之间细微的差异，该技术的临床应用变得复杂。有学者研究了大肠癌的VLE's（或OCT）扫描图像，使用的VLE's（或OCT）的中心波长为1 310 nm，全宽度为110 nm，扫描速率为20 kHz。输入光由50-50光纤耦合器分离，然后由两个循环器引导至参考臂和样品臂。光纤偏振由两个手动光纤偏振控制器控制。振镜系统用于扫描样品臂光束，干扰信号由平衡检测器检测并发送到数据采集板。实时VLE's（或OCT）扫描图像显示在监视器上。系统的横向分辨率为10 μm，轴向分辨率为6 μm。VLE's（或OCT）在正常结肠组织中鉴定出不同的模式。正常结肠组织的均匀隐窝结构在SS-VLE's（或OCT）三维扫描图像中产生齿状结构；同样，癌组织的异质结构分布产生稀疏的齿状结构，很少有正常组织的模式。该研究通过轴向整合标本数据的方式提供了正常结肠标本的正面图像以便于观察，清晰的隐窝结构可以在图像中显示为网点状图案，但当在横截面影像中观察时，均匀的隐窝结构创建了一个齿状图案，且在整个正常结肠壁结构中都可以重复观察。VLE's（或OCT）图像和HE染色图片具有完全相似的尺寸，并且来自结肠标本内相似但不完全相同的位置。在VLE's（或OCT）图像中，将某些区域放大后，甚至可以清晰地看到隐窝的显微结构，并与组织学图像有很好的相关性。放大区域的平均隐窝直径为68 μm，组织学图像上的平均隐窝直径为70 μm，提示两者一致性较好。值得注意的是，按照标准病理学活检进行组织固定时，会导致一些组织收缩，这是由于标本中水分丢失所致。收缩的程度也因组织类型不同而不同，但大部分收缩都是在组织切除后立即发生，这是由于组织血供断流。由于这项研究的所有测量都是在切除后进行的，这可能解释了我们的体外影像学测量和组织学切片尺寸相似的缘由。在癌变结肠标本的VLE's（或OCT）图像上，不均匀的结构分布使得正常的隐窝结构被破坏，这可能是由于肿瘤的生长所致。同样，当在横截面影像中观察癌变组织时，也未观察到明显的齿状线结构。

这是首次使用具有实时诊断能力的PR-VLE's（或OCT）来区分人类结肠标本中的正常组织和肿瘤组织的报告。

以前，在人类正常结肠的VLE's（或OCT）图像中，由于通过正常隐窝的光透射率增加，齿状图案通常被作为正常结肠的标志性特征之一。在这份报告中发现了一致的结果，证实VLE's（或OCT）图像不仅可帮助在正常标本和肿瘤标本之间进行明显的区分，且对结直肠息肉、肿瘤治疗完全应答者和无应答患者的初步鉴别也取得了一定成效。最近的资料显示，隐窝大小和外观的改变与结直肠组织的早期癌变相关，由此可见，PR-VLE's（或OCT）将会在恶性肿瘤的早期诊断方面具有明显优势，并可用于对化疗和放疗后残留恶性肿瘤组织的监测。PR-VLE's（或OCT）的临床应用需要将探头集成到结肠镜中，以便在内镜评估期间进行实时"光学活检"。一项对离体BE和食管鳞状细胞癌以及正常结肠、溃疡性结肠炎、结肠腺癌组织进行VLE's（或OCT）成像中的研究也证实了VLE's（或OCT）在结直肠成像中的优越性。结肠成像产生了结肠微观结构特征层的不同图像。正常结肠的黏膜清晰可见。正如预期和组织学证实的那样，存在有序的、狭窄的隐窝和绒毛。黏膜下层表现为疏松的、光学反向散射较少的层。在早期癌症中，VLE's（或OCT）能够检测到黏膜/黏膜下微观结构的变化。隐窝更加扩张和混乱，与正常结肠的外观形成鲜明对比。几项研究已经证明了内镜VLE's（或OCT）在啮齿动物和人体模型中的可行性，尤其是相机引导的内镜VLE's（或OCT）。目前的结直肠组织筛查方法依赖于活检标本的组织学评估，这需要几天时间才能收到。PR-VLE（或OCT）的分类时间仅为几秒钟，显示出提供准确实时诊断的巨大潜力。这项研究的一个局限是所有成像标本均为离体组织标本，而人类的体内环境可能更为复杂。例如，肠蠕动、手术粘连、结肠狭窄等可能导致扫描和成像困难。当完全开发时，VLE's（或OCT）导管将通过结肠镜传送到肠道内的各个感兴趣区域。由于其他因素，该系统在数量非常有限的情况下测试了2个腺瘤性息肉标本。由于腺瘤性息肉可能会癌变，我们有希望得到一个腺瘤性息肉发展为癌变组织的预测分数。此外，还有其他PR-VLE's（或OCT）未检测到的结直肠异常，如IBD和增生性息肉病等。区分腺瘤性息肉和增生性息肉的能力将对临床产生重大影响。由于大多数经活检证实的增生性息肉不会发展为恶性肿瘤，因此无须手术切除，在未来结直肠息肉患者的研究中，我们需要测试PR-VLE（或OCT）区分这两种类型息肉的能力。最后，PR-VLE（或OCT）同样也对之前接受过放疗和化疗的结直肠癌患者进行了测试；尽管结果令人振奋，但样本数量有限。在这次PR-VLE（或OCT）研究中，可能需要收集更多的癌变组织进行更详细的分类，如果用于观察的样本太少，对异常病变的预测能力将下降。总之，所呈现的结果表明PR-VLE（或OCT）可以快速区分正常结肠和结肠癌，有可能实现实时使用。随着进一步的改进，PR-VLE（或OCT）可以实现对结直肠组织的实时"光学活检"，这可以将诊断和治疗干预定向到异常黏膜生长的目标区域。虽然该技术本身不是直接治疗，但其未来潜在的应用之一是帮助评定新的结直肠癌治疗管理策略，该策略允许没有残留癌症的治疗反应者通过成像而不是手术安全地进行随访从而保持他们的生活质量。尽管目前仍存在技术上的困难，但这些初步结果值得进一步研究。具体而言，未来的努力方向是将PR-VLE（或OCT）的硬件和软件设施集成到内镜、微调网络以及在体内环境中进行评估。

### 2. 结直肠肿瘤手术中的应用

在结直肠肿瘤的手术治疗中，外科医师必须清楚地定位肿瘤并将其切除，尽可能减少肿瘤的复发和对周围组织的污染。切除是否充分与许多肿瘤的局部复发率和存活率有关。对肿瘤切除范围的错误估计可能导致疾病的不完全切除，或因切除过多的正常组织而引起各种不必要的术后并发症。术中肿瘤可视化的各种方法正在被持续开发出来，以帮助实时评估肿瘤范围和切除的充分性。更好地了解切除范围及局部复发风险对辅助治疗（如放射治疗）也有重要意义。目前，临床指南要求直肠肿瘤根治性手术切除整块癌肿和足够的切缘、区域淋巴结和伴行血管以及直肠系膜，远切缘至少距肿瘤远端 2 cm。下段直肠癌（距离肛门 < 5 cm）远切缘距肿瘤 1 ~ 2 cm 者，建议行术中冰冻病理学检查证实切缘阴性。结肠肿瘤根治性手术治疗要求切除整块肿瘤及其远、近两端 10 cm 以上的肠管，并包括系膜和区域淋巴结。肿瘤切除的充分性及肿瘤切缘的正确估计将直接影响肿瘤的复发率和患者的生存率。在胃肠道肿瘤手术中，术中切除组织的病理学活检仍是判断肿瘤是否完整切除及淋巴结转移情况的金标准，虽然这种方法能准确识别被检查组织中的肿瘤，但实际上只有切除组织边缘的一小部分被分析，而完整肿瘤边缘的最终组织学分析可能需要 5 ~ 7 天，耗时长，价格昂贵，且由于被切除组织的随机采样以及肿瘤本身的异质性的原因，将会导致假阴性的情况。如果发现切缘是阳性，则患者可能需要再次手术、辅助治疗或两者兼而有之。因此，术中对病变组织层次的判断对目前的精准外科技术而言十分重要。随着腹腔镜技术的持续提升以及腔镜设备的不断发展，腹腔镜手术被推荐为结直肠肿瘤治疗的首选方法。而 VLE's（或 OCT）以其实时、在体、高灵敏度和高分辨率的成像特点也在结直肠肿瘤的外科手术中显示出极大的优势，其不仅能够在体显示组织断层的三维立体形态结构图像，且能在术中快速、实时地判断肿瘤大小、浸润深度及淋巴结受累的情况，对指导病变组织的切除范围及淋巴结的清扫范围具有重要意义。Hariri 等首次尝试了将腹腔镜与 VLE's（或 OCT）技术结合，开发了第一台腹腔镜 VLE's（或 OCT）设备并运用于人体，证明了腹腔镜与 VLE's（或 OCT）技术结合的安全性和可行性。2005 年，Luo 等对离体淋巴结进行 VLE's（或 OCT）成像的研究证实了 VLE's（或 OCT）成像可以显示淋巴结的详细形态结构和相应的淋巴结组织学特征，包括淋巴滤泡、皮质、被膜和髓窦等结构都能在 VLE's（或 OCT）图像上被清楚地识别，当淋巴结发生病变时，这些结构在大小和光学散射特性上会发生变化，这为在术中探查淋巴结转移情况提供了支持。随后，Nolan 等的研究成功在术中对淋巴结进行了 VLE's（或 OCT）成像，结果表明，术中淋巴结的 VLE's（或 OCT）检查是一种实时、无标记、非破坏性的替代冰冻切片分析的方法，有可能更快地提供肿瘤组织的分析结果，从而更好的为肿瘤分期提供即时和准确的术中反馈，同时保护非肿瘤性淋巴结及其淋巴管，减少淋巴水肿的发生。尽管上述研究主要集中于 VLE's（或 OCT）在卵巢和乳腺手术的应用，但仍展示了 VLE's（或 OCT）在肿瘤手术中的巨大应用价值，特别是在术中确定肿瘤边缘及切除范围以及淋巴结清扫范围方面有巨大的潜力，随着 VLE's（或 OCT）技术的进一步发展，VLE's（或 OCT）或将为以后的在结直肠肿瘤手术带来划时代的意义。

（四）VLE's在CRC中的应用

VLE's 是一种新的成像方式，可以对胃肠道管腔的很大一部分进行快速圆周扫描。与以前只能扫描很小区域的系统相比，这是一个很大的改进。因此，VLE's 是用于早期胃肠道肿瘤检测和诊治的有前途的技术。为了验证此目的，Trindade 等于 2018 年进行了有关 VLE's 在结直肠中的应用的探索，该研究共纳入 45 例患者，其中 43 例选择了于 EMR 取下的直径 ≥ 2 cm 的结直肠息肉，切除后立即用 VLE's 扫描这些标本。本次病例中选用的 EMR 切除的标本必须为无蒂、平坦的高位病变或平坦的病变且至少 2 cm。选择 2 cm 大小的边界是为了确保可以完成高质量、全方位的扫描。另外，选择两名接受部分结肠切除术的受试者取下来的正常结肠组织作为对照。主要根据以下特征来对

VLE's 成像进行比较：反射率、VLE's 分层结构的消退或丢失、表面不规则以及腺体结构的数量（无腺体，1 ~ 5 个腺体和 > 5 个腺体）。反射率是指上皮层与表面下灰度的比较，在正常结肠中，表面和亚表面具有相同的反射率。消失是指正常图层的丢失，正常直肠和结肠显示不同的组织分层，如果这些分层均被遮盖，则称为消失。表面的不规则性被定义为缺乏正常直肠和结肠所见的光滑表面。使用 VLE's 扫描后，立即将息肉置于 10% 中性甲醛缓冲液中，然后将息肉进行 HE 染色以进行组织学检查。结果显示：在 43 例大肠息肉患者中，黏膜内腺癌（IMCA）有 3 例，5 例伴有 HGD 的管状腺瘤（TA）/ 管状绒毛状腺瘤（TVA），TVA 伴 LGD 9 例，锯齿状腺瘤 5 例，TA 伴 LGD 21 例。在 VLE's 下，与正常组织相比，所有的 TA 和 TVA 都是高反射性的，与异型增生的程度无关。锯齿状腺瘤的反射模式与正常组织相同。组织分层的消失主要在晚期病变中（包括 TVA、息肉伴 HGD、IMCA）观察到，而非晚期病变（包括锯齿状腺瘤和 TA 伴 LGD）中则很少出现。晚期病变的结肠息肉组织分层的消失率为 82.4%（14/17），而非晚期病变的消失率为 11.5%（3/26），47%（8/17）的晚期病变在 VLE's 上有超过 5 个腺体，而非晚期病变组没有。不规则表面主要发生在高级别病理（HGD/IMCA）的息肉中。88%（7/8）的 HGD/IMC 息肉表面不规则，而低级别病理的息肉（TVA 伴 LGD、TA 伴 LGD、锯齿状腺瘤）中仅为 6%（2/35）。在较低的放大倍数下观察到的各种息肉亚型的组织学模式与 VLE's 的发现相当。通常，仅 TA 伴 LGD 具有更均匀的结肠隐窝结构和更光滑的上皮内层。在大多数情况下，肌层黏膜是均匀的，除了由于息肉的牵引或机械作用导致伴有轻度黏膜脱垂的时候。尽管在细胞学上，TA 中结肠隐窝的上皮内层是发育不良的，但隐窝的轮廓具有非常均匀的整体形状。这一发现与 VLE's 上发现 TA 的"腺体"数量较少有关。另外，在 TA 伴 HGD 中，具有筛状结构的融合隐窝更为常见，这在 VLE's 上更有可能出现较大数量的"腺体"。晚期病变的组织学检查，尤其是 IMCA，显示出高度复杂的结肠隐窝，具有高级细胞学特征，并且由于肿瘤腺体浸入固有层而破坏了基底膜。IMCA 病例中固有层的浸润可能是 VLE's 检查时出现表面不规则的原因。同样，HGD 中扭曲的结肠结构可能因为 VLE's 上不规则的表面被发现。肌层黏膜在 TVA 和 IMCA 中具有较高的变形度，这种变形可归因于 TVA 的黏膜牵拉程度更高，这可能是由于其较大的尺寸和病变的绒毛结构导致了黏膜脱垂的微观区域。黏膜肌层并没有被赘生物浸润，而是由于绒毛病变的物理结构而变形，这可以解释在 VLE's 上看到的分层图像的消失。相反，由于病变表面较平坦，这种结构变形在 TA 中并不经常发生，因此在 VLE's 图像上未观察到分层消失。但由于病变较大或在某些特殊位置，某些 TA 病例可能会消失（在本研究中为 10%），因为在某些位置时较大的病变在肠蠕动下可能导致黏膜脱垂。类似的，在 IMCA 中观察到的这种消失可能是由于病变细胞浸润到固有层中。值得一提的是，这些病例都没有增生细胞浸润到黏膜肌层。在 VLE's 上，锯齿状腺瘤显示出均匀的轻度至中度扩张的结肠隐窝，伴有轻度隐窝畸变和未扩张的隐窝。锯齿状腺瘤的异型增生的组织学结构显示出黏膜层受累均匀。在这项研究中，我们确定了接受结肠镜检查的各种结肠息肉的离体 VLE's 特征，并将其与组织学上息肉的低倍放大结构特征相关联。这是鉴定结肠息肉 VLE's 特征的重要研究，可帮助鉴定结肠镜检查时实时观察到的异型增生的类型和等级。这项体外临床病理研究证实了结肠息肉在 VLE's 中有典型的表现，这可能有助于鉴别息肉或更高级别病变的特征，并对体内异型增生或息肉的检测起着十分重要的作用。

（杜思颖　何素玉）

### （五）炎性肠病

#### 1. 溃疡性结肠炎

溃疡性结肠炎（UC）是一种发病机制尚不十分清楚的结肠和直肠慢性非特异性炎性疾病，其病变范围广，多位于乙状结肠、直肠以及降结肠，甚至延伸至整个结肠。UC 属于常见的 IBD 中的一种，是与遗传、免疫、感染、环境等因素密切相关的慢性肠道炎性疾病，主要有腹泻、腹痛、便秘、黏液便、脓血便等临床表现。该疾病多发病于青壮年群体，且病情复杂迁延、难以痊愈、反复发作，发生癌变的可能性较大，早已被 WHO 定为现代难治疾病之一。目前治疗 UC 的目的在于尽早抑制并消除结肠黏膜的炎症，缓解患者的临床症状，减少肠黏膜的损伤并保持肠道正常功能，并采取有效维持治疗措施有效控制疾病的复发，防治并发症。UC 的起病多数缓慢，少数可急性发病。病情轻重不一，大部分患者（60%～75%）病程反复发作，发病期间症状可缓解；少数患者（5%～10%）首次发作后病情长期缓解；还有少数患者（5%～15%）症状持续，病情活动而不缓解。发作的诱因有精神刺激、饮食失调、过度劳累、继发感染等。全球 UC 的高发地区在欧洲和北美，但近年来亚洲 UC 的发病率呈逐年上升趋势。

VLE's（或 OCT）是建立在光学、电子学以及计算机科学基础上，将半导体激光、超灵敏探测、高精度自动控制以及计算机图像处理等多项前沿学科有机集成为一个整体的新型断层成像技术。由于其具有非侵入性、高分辨率、高速成像及低成本等优点而备受关注，并开始应用于生物医学与临床研究领域。与 CT、超声波、MRI 等其他成像方式相比，VLE's（或 OCT）在分辨率方面具有显著优势。自从 Huang 等在 1991 年采用 VLE's（或 OCT）成功对人眼视网膜显微结构和冠状动脉壁成像以来，VLE's（或 OCT）越来越多地应用于医学其他领域，如胃肠病学。随着内镜检查的逐渐普及，早期的内镜系统已不能满足当今各种疾病的诊断需要，因此许多改良内镜开始进入临床医师视线，如放大内镜、色素内镜、NBI、EUS、自发荧光成像和共聚焦激光显微内镜等新技术，通常用于判断病变的性质、范围和浸润深度，有助于提高微小病变及早期癌变检出率。但因存在检查者主观因素影响、灵敏度低、图像质量差等缺点，较易发生诊断过度或诊断不足，增加了患者的经济负担和痛苦。VLE's（或 OCT）拥有更大的灵活性，能够完成体内组织高精度扫描，为现代内镜技术发展提供了新方向，实现了对胃肠道黏膜损伤、BE、消化道早癌、IBD 等消化系统疾病的诊断，成为医学成像领域不可或缺的一项技术。

在消化道疾病的研究中，VLE's（或 OCT）已经被证实可视化食管、胃、小肠、胰管、胆管和结肠的黏膜层和黏膜下层，并证明能够识别胆管和胰管，那么，IBD 是否也存在特定的 VLE's（或 OCT）扫描模式呢？为了解答这一疑问，有学者进行了相关的研究，并将 VLE's（或 OCT）扫描 IBD 的技术性能与组织病理学检查结果进行了相关比较。该研究使用了直径为 2.4 mm 的中焦 VLE's（或 OCT）探头与组织表面接触，以对结肠壁的深层结构进行成像，VLE's（或 OCT）扫描主要使用径向扫描和 4 帧 / 秒的速率进行图像采集，以避免由肠道蠕动和呼吸引起的干扰。对 IBD 的 VLE's（或 OCT）扫描结果进行评估，结果显示，IBD 具有三种特定的 VLE's（或 OCT）扫描模式：①黏膜反向散射改变；②界限明确的暗区；③结肠壁分层。与组织学相比，黏膜反向散射改变在识别患者疾病方面最有效，其敏感性和特异性分别为 100% 和 78%。在获得的 VLE's（或 OCT）图像上，结肠壁的分层结构是可视化的。结肠腺上皮是第一个"发光"层，具有规则的隐窝图案。在该层下方，有一个相对较薄的三层区域（2 个高反射层，中间有 1 个低反射层），被认为是黏膜肌层。在黏膜肌层下可见反射相对较低的低反射层，代表黏膜下层。在诊断活动性 UC 时，以下影像学特征：浅表上皮侵蚀；溃疡；严重的地穴结构扭曲；严重的、广泛的隐窝密度降低；大量弥漫性跨黏膜固有层炎性细胞增多；严重的黏蛋白耗竭；隐窝炎和隐匿性脓肿；淋巴聚集体；淋巴滤泡增多被认为是诊断特征。在已知临床、组织学证实的活动性 UC 既往病史的患者中，隐窝缩短、分支和减少以及可变的慢性浸润存在时，可作为 UC 缓解期的组织学诊断。在 VLE's（或 OCT）检查时处于严重活动性疾病阶段时，一些 UC 患者表现出第一亮层（隐窝上皮）几乎完全丧失；这一发现已在组织学中得到证实，并且推测是由于大量炎性改变并有时取代了正常黏膜层。UC 缓解期的 VLE's（或 OCT）模式与正常结肠不同，这是由于一定程度的后向散射改变，低反射区的存在决定了腺体上皮的不连续性，在一些患者中甚至存在划定的较暗的区。此外，值得注意的是，在黏膜下层下发现了更深的一层，这应该是固有肌层的第一个圆形层。在活动性 UC 中，虽然分层结构是可视化的，但第一个"发光"层中的反向散射发生严重改变，具有一些较暗的区域（组织学上的炎症）。在活动性克罗恩病（CD）中，已经发现组织反向散射的严重改变伴随着结肠分层结构的消失而丧失，这应该是透壁性炎症导致的结果。缓解期 IBD 的 VLE's（或 OCT）模式介于正常结肠和活动性 IBD 之间；事实上，在研究 VLE's（或 OCT）图片的同时，还观察到了一定程度的轻微的光反向散射改变，低反射区的存在决定了腺体上皮的不连续性。在一些患者中，有明显的分隔暗区的存在，这导致结肠壁更深层的可视化更加困难。在组织学上，这些模式被记录为分别由慢性炎症和聚集物或肉芽肿的存在引起。VLE's（或 OCT）上的黏膜反向散射改变与组织学黏膜炎症程度之间的关联已被证明具有统计学意义（$P = 0.007$）。特别是 VLE's（或 OCT）似乎可以用于区分轻中度和重度黏膜炎症。即使在结肠镜检查正常的节段中，也只有黏膜反向散射改变与黏膜炎症程度之间是显著相关的（$P < 0.001$），并且 VLE's（或 OCT）显示可有效识别结肠黏膜的正常和炎症特征。此外，黏膜反向散射和结肠壁分层结构模式能够记录结肠正常节段中疾病的存在。由此可见，VLE's（或 OCT）扫描能正确地检测到受影响的和明显正常的结肠中的 IBD 特征，并允许区分活动性 UC 和 CD 的模式。

先前对胃肠道疾病的研究显示了 VLE's（或 OCT）识别重度异型增生的可能性，例如组织结构的丧失和光反向散射的改变。但本研究中，在一名活动性直肠炎患者中，VLE's（或 OCT）未能识别出组织学反向识别的低度异型增生区域。无法诊断此类病变与 VLE's（或 OCT）与组织学相比分辨率有限有关。尽管 VLE's（或 OCT）性能的这种限制甚至可能是由于低度异型增生以及病变位于炎性组织区域内的事实。异型增生的早期诊断是 IBD 癌前病变或早癌监测的基石。实际的金标准是内镜检查，通过随机和多次活检进行直接组织取样，以避免误诊。这种方法的有效性的限制是组织目标的范围很广。内镜性能的进一步改进可以通过原位实时可视化检查组织的显微图片来提供，以便精确定义获取活检标本的位置。在一些学者的研究中，结肠体内 VLE's（或 OCT）已被证明是可行的，并且能够区分 UC 患者的正常和发炎组织。根据研究的结果，VLE's（或 OCT）无法识别异常 UC 结肠段的异型区域，需要进一步的技术改进和临床体内研究（即应用化学造影剂，如丙二醇、甘露醇、甘油）。VLE's（或 OCT）诊断 IBD 具有较高的敏感性和特异性，且可通过探测透壁性炎性病变鉴别 CD 和 UC。Consolo 等研究发现，对比组织病理学结果，结肠壁黏膜层亮度改变是 VLE's（或 OCT）诊断 IBD 的最有效指标，且统计学提示病变结肠黏膜层亮度较正常结肠壁有显著差异，其诊断敏感性为 100%，特异性为 78%。Shen 等对 70 位受试者进行了研究，发现 90% 的 CD 患者肠壁结构被破坏，16.7% 的 UC 患者肠壁结构被破坏，统计学提示 VLE's（或 OCT）通过判断透壁性炎症辨别 CD 和 UC 具有显著差异，且以 CD 和 UC 的临床诊断作为金标准，VLE's（或 OCT）诊断 CD 的敏感性为 90%，特异性为 83%。

### 2. 克罗恩病

克罗恩病（CD）是一种慢性炎性肉芽肿性疾病，其病因及发病机制迄今尚未完全明确。CD 可侵及胃肠道的任何部位，最多见于回肠末段，可同时累及小肠和结肠，病变局限在结肠者较少见，直肠受累者则不及半数。病变可局限于肠管的一处或多处，呈节段性分布。此病多见于欧美发达国家，在我国发病率亦表现为上升趋势，尤其在经济发达地区上升明显。发病人群以年轻者居多，在我国男性发病率略高于女性。CD 的临床表现与发病急缓、病变部位、范围以及有无并发症有关。起病常较缓慢，病史较长。腹泻、腹痛、体重下降是其常见症状，可见黏液血便。腹痛常位于右下腹或脐周，一般为痉挛性疼痛，常伴局部轻压痛。当有慢性溃疡穿透、肠内瘘和粘连形成时，可出现腹内肿块。透壁性炎症是 CD 的一个显著特征，但其不能通过常规结肠镜检查和黏膜活检进行评估。CD 和 UC 的术前区分很重要，但也很困难。在大约 25% 的 CD 患者中，病变仅局限于结肠。67% 的克罗恩结肠炎患者患有全结肠炎，这导致难以将 CD 与 UC 区分开来。即使是通过组织病理学检查，在大约 15% 的病理中也很难鉴别 CD 与 UC。一项体外研究对 24 名 CD 患者和 24 名 UC 患者的病变切除标本进行了体外 VLE's（或 OCT）成像，结果表明，CD 中的透壁性炎症的特征在 VLE's（或 OCT）成像上存在破坏的分层结构。通过应用 VLE's（或 OCT）特征作为 CD 跨壁性炎症的诊断标准，其诊断的敏感性和特异性可达 86% 和 91%。CD 和 UC 的内镜特征是外观正常、有黏膜瘢痕的静止改变、疮口或小溃疡、深或浅性溃疡、狭窄伴溃疡上覆黏膜、水肿、结节、血管丧失、红斑和出血点。体内 VLE's（或 OCT）成像时，正常结肠壁在 VLE's（或 OCT）上清楚地显示出分层结构。反射组织的层数平面的区别在于它们的反向散射反射强度的相对差异。在 UC 中，大多数 VLE's（或 OCT）图像显示完整的分层结构，具有特征性的"炸培根条"图案。在 CD 中，许多 VLE's（或 OCT）图像显示结肠壁的分层结构或组织平面丢失或破坏，并且由于炎症引起的光散射、传播和反向反射的改变，表面区域的图像显得明亮且不均匀，纤维化和组织平面破坏。VLE's（或 OCT）可提供 CD 和 UC 的实时、横截面、高分辨率图像，作为之前的离体切除组织学相关研究的自然延伸，这项体内研究表明VLE's（或OCT）成像在结肠镜检查期间是安全可行的，为CD和UC的鉴别诊断提供了重要信息。结肠壁分层结构的破坏，表明透壁性炎症，在CD患者中比在UC患者中更常见。常规结肠镜检查和黏膜活检无法获得这一重要信息。VLE's（或OCT）成像中结肠壁的分层结构对CD敏感且具有特异性，在解释图像时具有出色的评分者间一致性。被破坏的分层结构的VLE's（或OCT）图像模式对应于各种内镜特征。小肠弯曲且充满皱襞的解剖学特点给VLE's（或OCT）成像带来了不小的挑战，但仍有研究在小肠内成功运用VLE's（或OCT）进行成像。在小肠，VLE's（或OCT）可清楚地识别具有血管结构的黏膜层和黏膜下层。在Hsiung等人的一项研究中，VLE's（或OCT）确定了小肠绒毛的形态和萎缩程度，与组织学的符合率为100%，他们分析了来自小肠的新鲜手术标本的VLE's（或OCT）图像，并与组织学进行了比较，在乳糜泻中，我们发现VLE's（或OCT）能够识别正常的绒毛形态和高度，以及轻度和重度的绒毛萎缩，与组织学有很好的一致性。不幸的是，目前的VLE's（或OCT）设备无法识别作为乳糜泻诊断基石的细胞密度，因此无法识别绒毛形态正常的乳糜泻患者（Marsh Ⅰ和Ⅱ患者）。VLE's（或OCT）成像识别绒毛模式及其变化的能力可以用于在标准上消化道内镜检查期间实时识别乳糜泻，在接受内镜检查的患者中，有些患者经常被误诊为乳糜泻，如缺铁性贫血、骨质疏松症、糖尿病或自身免疫性疾病，需要活检来检测鉴别疾病的性质。Lee等人运用VLE's（或OCT）对CD患者的回肠末端结构进行了研究，发现CD导致回肠炎的肠黏膜形态不规则，绒毛内部结构增大。

作为更新的第二代OCT，VLE's提供了一种评估组织结构和形态的工具，其对比度和分辨率类似于标准组织病理学提供的对比度和分辨率，并且无须活检。因此，这种新兴技术有可能显著提高早期肿瘤病变检查方法的特异性，降低CD与UC的误诊率。此外，体内高分辨率成像有可能通过提供整个器官表面大量部位的定量结构和形态学图像来改善对肿瘤边缘的评估和对化疗或化学预防反应的确定，而无须大量组织切除，由于可以实时记录光学图像，无须去除组织并且图像分析可以自动化，我们相信光学内镜成像比传统技术具有许多重要优势，包括：①减少对临床专业知识的需求并减少不必要的活检次数；②最大限度地提高疗效，降低手术治疗的并发症及复发率；③快速评估肿瘤是否对治疗（如化疗）有反应；④帮助评估化学预防剂。然而，目前记录体内反射光图像的系统有一些重要的局限性。

### 3. VLE's在IBD应用中的展望

目前，作为第二代OCT，VLE's已经成为一项具有光明前景的新型内镜黏膜成像技术，该技术可以改善炎症活动的评估和发育不良病变的检测。回结肠表面内镜评估的最新进展改善了对炎症活动和发育异常检测的黏膜评估，特别是VLE's的引入改善了IBD的内镜检查。用于改善血管模式可视化的增强内镜成像和用于可视化结构和细胞学特征的放大内镜检查引入了"光学活检"概念。然而，部分由于临床上越来越多地使用具有中等反应率的昂贵生物制品，迫切需要可靠的技术来可视化整个炎性组织中的药物分布，帮助在治疗开始前对患者进行分层并监测他们对治疗的反应。在IBD中使用分子成像和荧光标记抗体和探头对患者进行分层和监测他们对治疗的反应很有希望成为第一个完成的研究。此外，几项临床前研究表明，光学分子成像可以准确地观察结肠炎相关癌症。一项人体研究首次确定，可以使用荧光分子内镜观察胃肠道中发育不良的组织。基于这些结果，借助荧光分子内镜，有可能在未来十年内实现个性化医疗。在这种情况下，可以将多种抗体与具有特定光谱的不同荧光染料结合。可以通过使用多光谱相机系统在发生炎性反应的肠道中实现可视化，并且它们的浓度可以通过 MDSFR/SFF 光谱测量。因此，可以在治疗开始前为特定患者选择单克隆抗体，而随后在反应评估期间可以根据其黏膜浓度滴定其剂量。这项研究可能会识别与足够的药物渗透或反应相关的其他生物标志物，这些生物标志物比荧光分子内镜更容易在临床中实施。这将成为治疗 IBD 患者的个性化策略，从而增加患者的治疗反应和增加黏膜愈合的可能性。此外，住院率和手术干预次数等其他相关结果可能会改善，而成本效益可能会提高。此外，IBD 中的监测策略可以转化为更加个性化的方法，因为在结肠镜检查期间，即使在发炎的黏膜中，也可以靶向并可靠地检测到发育不良的细胞。荧光分子内镜在 IBD 中的使用需要在进一步的临床研究中进行测试和验证。为此，应在商业内镜中适应荧光成像方面取得进展，并应提供荧光药物。此外，我们还期待 IBD 中新的无标记成像技术的令人兴奋的未来。VLE's 已成为当代和未来科学家们感兴趣的研究领域，其能可靠地提供组织学愈合和 CAC 检测的体内评估。未来与 VLE's 成像和传感进步相关的工作可能集中在：①分辨率更高，视野更广；②超分辨率提高帧率；③多模态组合，与一种技术相比，可以同时获取多种特征信息，而这些信息无法单独获取；④提高图像信噪比，突出病灶特征；⑤探头小型化。我们预计，柔性探头的进一步小型化将通过覆盖更具体的医疗场景来有益于诊断；⑥此外，研究者设想未来关于内镜模式进步的工作可以阐明将台式超分辨率显微镜（SRM）转移到微型和灵活的成像设备中，例如基于内镜的探头或导管。通过这种方式，他们可以为生物过程提供新的见解。最终，人为因素将成为整合这些新技术提供的所有附加参数的最薄弱环节。为了满足这种复杂的解释，人工智能在感知检查过程中提供的所有信息方面发挥了重要作用。除了越来越多的用于治疗 IBD 患者的单克隆抗体之外，未来，胃肠病领域学者将可以使用相当多的设备来选择内镜技术。这些可以根据适应证选择技术来诊断 IBD 患者病变的生物分子结构。随后，治疗和监测策略都从经验方法转变为针对个体 IBD 患者量身定制的个性化方法。最终，VLE's 的成功临床实施需要对技术开发进行投资，以及对临床医师、技术人员和药剂师之间的多学科培训。因此，使这些技术在临床上可行，将需要对技术的改进、示踪剂开发和培训计划的组成进行财务投资。为了实现适当的操作员培训，此类培训模块可能很耗时，因此会产生额外的成本。即使在成功完成学习过程之后，在对所需图像的解释变得本能和直截了当之前，还需要经验。在将这些新型内镜技术广泛应用于临床实践之前，这两个挑战仍然是需要克服的严重障碍。尽管如此，研究者预计临床收益和成本效益将超过这些技术昂贵的研发阶段成本，并且它们预示个性化 IBD 管理的新时代。

（杜思颖　何素玉）

## 六、泌尿系统

### （一）泌尿系统特点及应用理论

VLE's（或 OCT）是新型光学成像方式检测和分期泌尿系统肿瘤的体内证据基础，当前泌尿外科光学诊断方式的不同诊断准确性和对病变缺乏进一步表征促进了更详细的实时光学成像方法的发展，旨在帮助术中决策。然而，目前的证据基础表明，该领域的人体体内研究仍处于起步阶段，根据有关的研究结果，目前仍存在较低的利用率。最大的研究兴趣是在非肌肉浸润性膀胱癌的背景下，VLE's（或OCT）是研究最多的方式。然而，虽然确定良性和恶性疾病之间的良好敏感性，但VLE's（或OCT）的广泛使用受到几个因素的限制。小规模的研究与所使用的不同系统相结合，限制了这些成果的适用性。此外，支持其在疾病分期中的主要潜力的数据有限。为了提高VLE's（或OCT）在膀胱癌中的临床适用性，现在需要进一步研究来解决这个问题，以证明它是否可以用作术中辅助手段，不仅可以改善诊断，还可以指导治疗。此外，目前对其使用的限制包括其微观视野，这需要对可疑区域进行初步识别，以便放置探头并进行进一步评估。通过与其他辅助手段（如蓝光膀胱镜检查）相结合的进一步调查可能会改善这一点，从而提高整体诊断的准确性。还需要评估它是否是一种具有成本效益的方式，以确保广泛应用是可行的。因此，目前很明显，虽然存在有价值的数据，但还需要进一步的工作来证明其对整体和分期准确性的有效性，以及如何在膀胱癌中最好地利用VLE's（或OCT）。

随着对VLE's（或OCT）的广泛使用，可能会改变以通过减少重复活检的负担来证明临床效用。虽然我们为体内人体研究提供了当前的证据基础，但目前在评估的早期阶段还有其他成像方式正在开发中，这可能会在未来几年发挥重要作用。许多研究已经评估了现有模式的使用，例如VLE's（或OCT）在前列腺癌检测中的使用；然而这些目前仅限于体外研究。此外，其他新成像系统目前正在接受非肌肉浸润性膀胱癌的验证。最后，正在开发和评估膀胱癌中的新型成像方法，包括光学分子成像，例如CD47或pH低插入肽（pHLIP）的靶向抗体。这为泌尿系统恶性肿瘤的新型成像方法提供了一个极具活力和发展的领域，可能会在未来改变诊断实践。

（二）肾癌

最近OCT已在RCC诊断中对实体肿块的经皮活检进行了研究，但研究及应用较少。OCT探头通过穿刺套管引入肿瘤图像以帮助核心活检。3项涉及158名患者的研究评估了OCT在体内对各种RCC类型（透明细胞、乳头状和嫌色细胞）以及嗜酸细胞瘤的作用报告的敏感性和特异性分别为86%～91%和56%～75%，与标准活检相比，这些结果较差；然而，其中两项研究确定了99%的诊断率，同时非诊断性活检减少了20%。没有对成本或成本效益进行评估，也没有发现偏差评估问题的持续风险。

许多小的肾脏良性肿块基于CT或MRI与恶性病变无法区分。常用于术前病理诊断，以避免不必要的手术，尤其是老年患者或不适合手术的并发症患者。虽然图像引导的RCC的诊断准确性已经提高，仍然需要提高RCC采样技术的准确性，以降低假阴性率和非诊断/活检失败。非诊断性活检后的高比例再活检或手术显示RCCOCT可以集成到活检针中，在CT或超声引导下，OCT可以通过提供组织形态的实时图像来帮助活检针放置，从而进一步指导切除活检。这种方法有望降低由于采样错误而导致的RCC未诊断/活检失败，实现更高的敏感性，以及更具成本效益。

近年来，保留肾单位的肾部分切除术是治疗早期 RCC 的标准治疗方法，可保持长期肾功能并减少慢性肾病的发生，手术切缘通常由外科医师根据对肿瘤和周围组织的大体检查来确定，尽管冷冻切片也可用于手术过程中评估切缘状态。最近的研究结果表明阳性手术切缘不会显著影响长期无复发生存，但应努力在初始手术时获得清晰的手术切缘。手术切缘附近的切除标本可以使用 VLE's（或OCT）进行成像，提供对切缘状态的实时评估。还可以在开放手术区域中使用手持式 VLE's（或OCT）探头或通过将 VLE's（或 OCT）与腹腔镜集成进行微创手术来完成成像。局部消融治疗后的转移进展率与保留肾单位的肾部分切除术无显著差异，但局部消融治疗后局部复发率显著升高，其中冷冻消融为 4.6%，射频消融为 11.7%。VLE's（或 OCT）可以与经皮消融探头集成或单独插入到与消融探头相邻的组织中，以评估局部消融治疗期间组织形态的实时变化。这可以提供有价值的信息来确定消融治疗剂量。这种方法可以提高局部消融治疗的疗效并降低这种治疗后的高局部复发率。

然而，由于 VLE's（或 OCT）旨在作为辅助手段来指导切除活检或评估手术切缘而不是诊断肿瘤亚型，因此评估区分肿瘤与正常肾实质的敏感性和特异性就足够了。随着更多标本的积累，亚型分析将在以后的研究中进行。

（三）阴茎癌

一项研究评估了 VLE's（或 OCT）在穿刺活检之前对阴茎病变的适用性。该研究包括 18 名混合有阴茎上皮内病变、原位癌和鳞状细胞癌的患者。这项可行性研究评估了 VLE's（或 OCT）在可见病变上的使用，证明了良性和癌前/恶性病变在表皮厚度和衰减系数方面的显著差异，然而，没有讨论关于诊断准确性或成本的数据，也没有发现偏倚风险。目前阴茎癌的研究仅围绕评估 OCT和物理设备驱动器（PDD）作用的两项独立研究，没有关于诊断准确性的信息。很明显，在将资源用于更大规模的试验之前，需要进一步的初始小型研究数据来评估是否有可能提高阴茎癌的整体诊断准确性。

（四）膀胱癌

VLE's（或 OCT）在跟踪可疑膀胱癌的膀胱病变方面有潜在的作用。对于泌尿道的活体成像，通过检查设备的工作通道引入直视 VLE's（或 OCT）导管。在早期系统中，VLE's（或 OCT）对诊断移行细胞癌具有 100% 的敏感性和 89% 的特异性，根据 OCT 表现与炎症和发育不良的区别，基于微机电系统（MEMS）的微扫描机制的引入使 VLE's（或 OCT）探头得到了进一步的改进，以 8 fps的速度进行了 4.5 mm 长的扫描，从而将横截面信息与黏膜血流信息结合起来。使用市售的腹腔镜系统，VLE's（或 OCT）被证明能够对肿瘤进行分期，包括识别肌肉浸润性膀胱癌，减少荧光膀胱镜检查的假阳性结果。荧光膀胱镜与交叉偏振 OCT 的结合提供了胶原微观结构变化的定量信息，证明了检测扁平可疑病变的准确性、敏感性和特异性在 90% 以上。交叉极化 VLE's（或 OCT）也被用于检测由慢性炎症或放射后反应引起的组织纤维化。

多项研究评估了其在膀胱癌中的应用，VLE's（或 OCT）是研究最广泛的成像模态研究，

VLE's（或 OCT）利用近红外光测量膀胱壁不同组织层的独特反向散射特性，提供分辨率为 10～20 μm 和穿透深度为 1～2 mm 的实时横截面图像。大多数研究产生了横向扫描技术，以产生二维 B 扫描（类似于超声波），引入了探头的一些控制要求。在实用性方面，所有研究都证实了利用体内 OCT 实时诊断膀胱癌的可行性；然而，所用设备的研究差异很大，中心波长在 830～1 310 nm。大多数设备的采集时间为 1.5 秒（1～3 秒），图像输出为 200 像素 × 200 像素。研究使用了不同的 VLE's（或 OCT）探头，然而，所有的实时横截面图像都是 2.7 mm，并使用标准膀胱镜检查设备，只需要一个额外的计算机系统。大多数使用本地开发的 VLE's（或 OCT），只有四项研究使用商用系统（Niris 成像系统），没有研究对任何 VLE's（或 OCT）的成本进行分析。

有十项研究评估了 VLE's（或 OCT）的诊断准确性。这些研究评估了尿路上皮癌，范围从非肌肉浸润性膀胱癌（Tis、$T_a$ 和 $T_1$ 期疾病）到 $T_2$ 期疾病。膀胱镜检查后使用 VLE's（或 OCT）区分良恶性病变的敏感性和特异性分别为 74.5%～100% 和 60%～98.5%。另有针对 66 名患者的单项研究评估了 VLE's（或 OCT）联合蓝光膀胱镜检查的使用，其敏感性和特异性分别为 97.5% 和 97.9%，只有三项研究评估了 VLE's（或 OCT）对疾病分期的诊断准确性，原位癌诊断的敏感性和特异性分别为 88.9%～90% 和 89%，肌肉浸润（$T_1$～$T_2$ 期疾病）诊断的敏感性和特异性分别为 75%～100% 和 89%～97%。

### （五）输尿管

对输尿管的管腔壁性质和判断允许使用心血管类的 VLE's（或 OCT）进行体积成像。上尿路尿路上皮癌（UTUC）的诊断受到标准输尿管镜检查准确性差和不确定的组织学样本的限制，使一些光学成像方式得到发展及研究，VLE's（或 OCT）已在两项包含 34 名患者的小型研究中被评估其在输尿管镜检查中的应用，包括非侵入性（$T_a$ 和 Tis）和侵入性（$T_{1～4}$）UTUC。两者都使用市售 OCT 系统（C7-XR OCT 系统），当与标准输尿管镜设备一起使用时，该系统提供纵向轨迹的自动 360° 图像。其中一项初步临床研究中，Bus 等人调查了怀疑或正在进行尿路上皮癌随访的患者使用内镜 VLE's（或 OCT）的情况。使用输尿管肾镜将心血管导管引入上尿路，并对健康和癌组织进行成像。在另一项更大规模的研究中，VLE's（或 OCT）对尿道肿瘤分期的敏感性和特异性分别为 86.7% 和 78.6%，对分级的敏感性和特异性分别为 91.7% 和 78.6%。

### （六）前列腺癌

前列腺癌是美国男性癌症相关死亡的第二大常见原因，前列腺癌的治疗可能会因 VLE's（或 OCT）的应用而得到加强。前列腺癌的治疗需要根治性前列腺切除术，在此期间保留小血管和神经以避免尿失禁和性功能障碍并发症至关重要。在一项研究中，一个可重复使用的 2.7 mm 直视探头在前列腺切除术中通过腹腔镜插入，以区分神经血管束与神经组织、前列腺包膜、脂肪和淋巴管。这些早期结果表明，在保留神经的外科手术中，腹腔镜 VLE's（或 OCT）有可能成为一种有用的工具。

虽然目前研究结果对临床医师在证明当前缺乏模式数据方面有一些影响，但它们为研究人员提供了更多的适用性，突出了潜在实践改变领域中未来研究的领域。然而，目前的相关研究中确定的研究规模均较小，提供的证据水平低，结果具有显著的异质性。这阻止了通过荟萃分析对结果进行任何有意义的汇总，由于目前泌尿系统恶性肿瘤诊断的局限性，研究者们已经开发和评估了许多新的光学成像方式，用于检测肿瘤疾病并提供更多的实时信息以指导术中决策。膀胱癌以及上尿路恶性肿瘤的OCT显示出最大的潜力，然而，目前仍缺乏转化为常规临床实践所需的证据基础，这种新型模式需要进一步的大型和精心设计的试验来评估它的整体和分期诊断准确性，以及如何较好地利用它。

（王亚波）

## 七、心血管系统

目前冠状动脉造影（CAG）是诊断冠状动脉病变，判定狭窄程度和介入适应证的金标准，然而由于斑块常为偏心性或不规则性，CAG仅显示被造影剂充填的管腔轮廓，故在某些情况下易被低估，并且CAG对斑块性质及稳定性评估也极为有限。血管内超声（IVUS）和VLE's（或OCT）应运而生，作为一种冠状动脉腔内成像技术，VLE's（或OCT）和IVUS均可对冠状动脉管腔细微结构进行精确评估，基于二者的成像原理、对组织穿透能力和分辨率等不同特点，对冠状动脉粥样硬化病变评估各有所长，各有所短（表2-3-3-7）。VLE's（或OCT）清楚地显示了组织层面的动脉粥样硬化斑块，可以识别斑块分期的各种特征，从而促进冠状动脉粥样硬化性心脏病的体内病理分类，有助于准确评价斑块性质，指导介入治疗。

表2-3-3-7　IVUS和VLE's（或OCT）成像特点对比

| | IVUS | VLE's（或OCT） |
| --- | --- | --- |
| 成像原理 | 超声波 | 近红外光 |
| 轴向分辨率/$\mu m$ | 100 ~ 150 | 10 ~ 20 |
| 横向分辨率/$\mu m$ | 100 ~ 150 | 4 ~ 10 |
| 扫描范围/mm | 10 ~ 15 | 8 ~ 10 |
| 投射深度/mm | 4 ~ 8 | 1 ~ 2 |
| 阻断血流 | 不需要 | 不需要 |
| 组织穿透力 | 强 | 弱 |
| 细微结构 | 弱 | 强 |
| 斑块负荷 | 强 | 弱 |
| 血栓 | 弱 | 强 |
| 夹层 | 弱 | 强 |
| 钙化斑块 | 弱 | 强 |
| 脂质斑块 | 弱 | 强 |
| 纤维斑块 | 弱 | 强 |

（一）正常血管壁

正常冠状动脉由血管内膜、中膜和外膜组成，VLE's（或OCT）在正常冠状动脉血管壁表现为：血管内膜的反射信号高；中膜的反射信号通常较低或微弱；而外膜表现为不均匀的高反射信号。在VLE's（或OCT）图像上，内弹力膜（IEM）的定义是动脉内膜和中膜的边界，而外弹力膜（EEM）的定义是动脉中膜和外膜的边界。

（二）动脉粥样硬化斑块

在VLE's（或OCT）图像上，动脉粥样硬化斑块的定义是血管壁出现占位性病变（增厚病变）或血管壁三层结构缺失。VLE's（或OCT）可准确识别一些动脉粥样硬化斑块、动脉外膜和外弹力膜，但在某些情况下，这些血管壁特征可能由于光线在穿过斑块组织时发生衰减而无法有效的成像，VLE's（或OCT）图像斑块可以分为以下几类，图2-3-3-8。

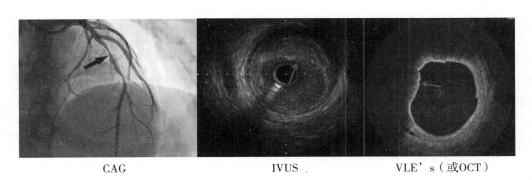

CAG　　　　　　　IVUS　　　　　　VLE's（或OCT）

图2-3-3-8　CAG、IVUS和VLE's（或OCT）影像学特点

**1. 纤维斑块**

在VLE's（或OCT）图像上，纤维斑块表现为同质、高信号、弱衰减的区域，有时可以在纤维斑块中发现IEM或EEM，假如在病变中无法识别IEM或EEM时，在诊断纤维斑块时应慎重，VLE's（或OCT）中的纤维斑块可能由胶原和平滑肌细胞组成。

**2. 钙化斑块**

在VLE's（或OCT）上，较大的钙化斑块表现为边缘锐利的低信号或不均匀区域，而微小的点状钙化斑块没有确切的定义。

**3. 脂质斑块**

在VLE's（或OCT）图像上，脂质斑块表现为边缘模糊、高背反射、强衰减的区域，在低信号区域的表面有高信号的纤维帽，脂质斑块边缘模糊，难以辨认，而钙化斑块边缘锐利，在诊断组织深处的脂质斑块时应谨慎，因为VLE's（或OCT）信号在纤维组织中的正常衰减也可能导致信号微弱区域的出现，因此，VLE's（或OCT）在识别靠近管腔表面的脂质斑块及脂质池时会更准确。

**4. 血栓**

在VLE's（或OCT）图像上，血栓表现为附着在管腔或管腔内漂浮的不规则团块，红色血栓表现为高背反射和强衰减性；白色血栓表现为低背反射、信号均匀、弱衰减性；混合血栓则介于两者之间。

### （三）急性冠脉综合征

急性冠脉综合征（ACS）是因冠状动脉严重狭窄而导致冠状动脉急性缺血的一组临床综合征，包括不稳定型心绞痛（UAP）、ST 段抬高型心肌梗死（STEMI）和非 ST 段抬高型心肌梗死（NSTEMI）。其是斑块破裂、斑块侵蚀和钙化结节等引起的血栓性冠状动脉的急性严重综合征，斑块的不稳定、易破裂是其病理学特点之一。VLE's（或 OCT）对 ACS 罪犯病变的判定研究表明，造成 ACS 的三个主要病理学机制是：斑块破裂、斑块侵蚀、钙化结节。

#### 1. 斑块破裂

斑块破裂在 VLE's（或 OCT）图像上表现为内膜撕裂，破裂或纤维帽分离的特征，当进行 VLE's（或 OCT）成像，注入晶体液或造影剂时，这些破裂区域的 VLE's（或 OCT）表现为低或无信号空洞。

#### 2. 斑块侵蚀

根据斑块表面是否有血栓及其覆盖斑块的能见度将斑块分为明确的斑块侵蚀和可能的斑块侵蚀，明确的斑块侵蚀的定义为：纤维帽完整，未见斑块破裂，伴血栓形成，血栓下斑块结构可识别；可能的斑块侵蚀：①纤维帽完整，罪犯病变无血栓形成，管腔表面不规则；②病变处伴血栓形成，血栓处斑块结构不可识别，血栓近端或远端无浅表脂质及钙化。

#### 3. 钙化结节

结节样钙化突出到管腔内，伴纤维帽破裂，伴或不伴血栓形成，主要特征为结节样突出，浅表钙化，病变近端或远端可见严重钙化。

VLE's（或 OCT）检测 ACS 罪犯病变类型有重要临床意义，有助于选择合适的治疗策略及判断患者的临床预后。病理学发现，急性 STEMI 患者，罪犯病变管腔面积小，以斑块破裂为主，血栓负荷中，红色血栓为主，而 NSTEMI 或 UAP 以斑块侵蚀为主。罪犯病变管腔面积大，血栓负荷较小，白色血栓为主。基于这些病理学及影像学特点，对临床有斑块侵蚀导致的 ACS 患者，经过溶栓或血栓抽吸后，造影显示无严重管腔狭窄，TIMI 血流达到Ⅲ级者，强化抗凝及抗血小板是此类患者优先考虑的治疗策略；同时 VLE's（或 OCT）通过对病变血管的分析，与斑块侵蚀导致 ACS 相比，斑块破裂导致的 ACS 有更多的薄纤维粥样硬化斑块（TCFA），更大的斑块负荷，且病变更加弥漫。斑块破裂导致的 ACS 在 PCI 术后即刻出现无复流现象更加常见，但远期支架内膜覆盖二者无显著差别，斑块破裂导致 ACS 患者，3 年主要心血管不良（MACE）事件发生率更高，且斑块破裂是不良临床事件的独立预测因子。通过 VLE's（或 OCT）的 ACS 罪犯血管分型，更好的评估患者的预后。

### （四）优化和指导PCI治疗

在过去的 20 年，IVUS 常被用来评估支架植入的即刻效果，比如支架的膨胀情况，小梁贴壁不良，冠脉夹层及组织脱垂等，与 IVUS 相比，VLE's（或 OCT）同样可以评估血管支架植入后的影像。与 IVUS 相比，VLE's（或 OCT）对血管夹层、支架贴壁不良、组织脱垂、支架小梁的内膜覆盖的检测更加敏感。

VLE's（或 OCT）可以提供斑块的真实长度分布，帮助术者选择最适宜的支架长度，以及支架释放位置，同时 VLE's（或 OCT）可以提供参考血管的管腔面积及直径大小，研究表明 VLE's（或 OCT）对管腔面积及直径的测量较 IVUS 更为准确，有利于术者选择最适宜的支架直径，以及支架的膨胀指数，再根据参考血管的大小，选择安全的后扩张压力以及预防膨胀不全。PCI 术前进行 VLE's（或 OCT）图像可评价斑块形态，且可预测患者 PCI 术后疗效。

对于左主干病变，PCI 是冠状动脉旁路移植术的有效替代，特别是左主干分叉病变，已不再成为 PCI 禁忌证，手术风险仍旧较大，术后支架内血栓及再狭窄发生率仍偏高，VLE's（或 OCT）特别是 FDVLE's（或 OCT）可以显示更精细的微观结构，在判断病变类型及支架植入后贴壁不良、边缘夹层及组织脱垂等方面，其效果优于 IVUS。

分叉病变是冠状动脉支架植入失败率较高的复杂病变之一，PCI 治疗过程中常出现真性或假性分叉病变、气囊扩张主支过程中斑块移位或脊部线移动造成的分叉受累、介入后真假性分叉病变相互转换，对于分叉病变，术前行 VLE's（或 OCT）检查可准确测量主支及分支开口狭窄程度、病变长度、斑块分布及性质，有助于术者选择合适的介入器械及分支支架。支架贴壁不良和边缘夹层是分叉病变支架植入的常见并发症，这两种现象都会增加分叉病变支架内血栓形成的风险。VLE's（或 OCT）可指导分支导丝从中段或远端网眼进入分支，达到良好的气囊对吻扩张后支架贴壁。

慢性闭塞病变（CTO）的治疗已经取得长足进步，但 CTO 的介入成功率依然不高，面临许多挑战，VLE's（或 OCT）能够区分闭塞的管腔和血管壁不同层次，并且有可能识别微通道，这些信息可以用来指导导丝通过病变，一旦导丝通过了闭塞病变，VLE's（或 OCT）就能够监测导致闭塞的斑块成分，另一方面，OCT 能够识别发生夹层时的真腔和假腔。在 CTO 病变中，通常存在内膜延迟修复，OCT 可指导双联抗血小板的时限。

### 1. 评估支架植入术后即刻效果

与 IVUS 相比，VLE's（或 OCT）具有更高的分辨率，虽然在 VLE's（或 OCT）图像中支架小梁的后方会出现信号缺失的光影，遮盖深处血管壁结构。但是，VLE's（或 OCT）对支架前方的组织结构显示比 IVUS 更为清晰。目前 VLE's（或 OCT）已经广泛用于评价支架植入术后情况。

### 2. 支架膨胀及贴壁情况

在药物洗脱支架时代（DES），支架膨胀不良或贴壁不良是导致支架内再狭窄和血栓形成的重要原因之一，一般来说，斑块负荷较重、钙化病变的偏心性纤维病变易出现贴壁不良的情况。因此，对这些病变的识别，应进行充分的预处理，如纤维斑块应进行充分的预扩张，严重钙化病变应进行旋磨或气囊切割，PCI 术后发现支架膨胀不良应积极处理，可采用非顺应性气囊进行高压后扩张支架。后扩张后应再次行 VLE's（或 OCT）或 IVUS 检查，以确定扩张效果。

### 3. 组织脱垂

在VLE's（或OCT）图像上，组织脱垂的定义是支架植入后，组织投影处于支架小梁之间的管腔中，组织脱垂可分为斑块脱垂及血栓脱垂，在VLE's（或OCT）上，斑块脱垂通常表面光滑且无明显信号衰减，而血栓脱垂通常表面不规则且伴有强衰减。PCI术后发生组织脱垂与斑块性质有关，当植入的支架位于VLE's（或OCT）定义的TCFA或坏死核上时，容易出现组织脱垂。

### 4. 支架边缘夹层

支架植入术后易导致血管壁的损伤，这种损伤常发生在支架边缘，支架边缘夹层可分为内膜撕裂及中膜夹层，内膜撕裂是指支架植入术后内膜的片状掀起，而无明显斑块纤维帽的破裂，中膜夹层是指内膜的撕裂延伸至冠状动脉中膜，可导致冠状动脉内血肿。VLE's（或OCT）用于观察支架边缘夹层优于IVUS，支架边缘夹层多发生于纤维钙化或富含脂质斑块处支架植入术后，VLE's（或OCT）对于血管周围夹层的检出率高于IVUS。并且，VLE's（或OCT）监测到的严重支架边缘夹层经过处理后与无支架边缘夹层相比未见明显升高。

### 5. 支架内血栓

在VLE's（或OCT）图像中，支架内血栓的定义是支架植入术后即刻出现突入管腔的不规则团块。红色血栓、白色血栓及混合血栓均可在支架植入术后发现。通过VLE's（或OCT）可以准确检测支架内血栓，为研究其发生机制及指导治疗提供可能。目前，VLE's（或OCT）是除血管镜外唯一能够对血栓接近100%成像的技术。

### 6. PCI术后的随访

在裸金属支架时代，导致支架失败的原因主要是支架内再狭窄，而DES抑制支架新生内膜的形成，导致支架内膜覆盖不良，进而促进晚期及极晚期支架血栓形成。另外，长期的炎症刺激和药物反应，使得支架内新生动脉粥样硬化斑块成为支架失败的重要原因之一。支架内再狭窄定义为新生内膜面积超过支架面积的50%，VLE's（或OCT）可通过对信号反射的均匀性及衰减性作出均质性及异质性判断。病理学研究表明，均质性新生内膜富含纤维及平滑肌细胞，而异质性及分层新生内膜具有更多的脂质及炎性细胞。而VLE's（或OCT）对患者远期MACE事件具有预测性。

### （五）总结

生物可吸收支架开启可吸收新型支架时代，理论上生物可吸收支架可以克服目前金属DES的缺点，如支架内晚期血栓，金属支架残留增加支架内再狭窄的发生率等，目前研究表明，生物可吸收支架在临床安全和有效性方面不劣于金属DES支架。目前的生物可吸收支架杆平均厚度较大，且与金属支架相比，生物可吸收支架更加坚硬，可塑性差，这意味着支架植入术前需要对病变做充分的准备，比如对严重狭窄病变做精准的预扩张，使支架顺利就位，同时，需要准确测量血管直径和了解病变特征以选择合适大小的可吸收支架，VLE's（或OCT）的运用是极为必要的影像学手段，在生物可吸收支架植入即刻，VLE's（或OCT）可观察支架膨胀和贴壁情况，以减少支架膨胀不良、回缩、支架杆断裂及支架血栓形成的发生率，同时VLE's（或OCT）还可以评价生物可吸收支架小梁的分布，不均匀的支架小梁分布可影响局部药物浓度及小梁对血管壁的径向支撑力。

在生物可吸收支架植入后长期随访中，VLE's（或OCT）还能够协助临床介入医师评价支架新生物覆盖情况，基于VLE's（或OCT）在新型可吸收支架领域的巨大优势，目前建议在生物可吸收支架植入及术后随访过程中运用VLE's（或OCT）。

随着VLE's（或OCT）技术不断改进，其对冠状动脉血管内病变检查、PCI策略的优化、新型支架的研发将发挥极为重要的作用，其中，最新一代ILUMIEN/OPTIS VLE's（或OCT）于2015年开始在中国推广，高回撤速度及实时三维重建技术能够显示支架植入前后血管空间结构，评估支架贴壁剂膨胀情况，进而优化指导冠脉复杂病变的介入诊疗，通过整合VLE's（或OCT）和IVUS等多种影像技术，更好及全面评估斑块易损性及介入诊疗效果，实时整合结构和功能学特点，如VLE's（或OCT）和FFR结构功能学检测技术，对临界病变的处理策略给予更精准的评估和指导，改善临床上过度使用支架植入的状态，此外，VLE's（或OCT）和荧光分子标记技术结合，可提供斑块内炎症、内皮功能等信息，有利于深入研究动脉粥样硬化斑块的病理和生理过程。

VLE's（或OCT）作为一种有效的血管内影像学检测手段，具有组织分辨率高的特点，在识别病变及病理类型方面具有独特的优势，识别病变并采取有效的干预措施，对于减少不良心血管事件的发生具有重要的意义。VLE's（或OCT）在准确评估冠状动脉粥样硬化斑块及指导ACS治疗，并在支架随访过程中发挥越来越重要的作用，随着VLE's（或OCT）在我国广泛的运用，VLE's（或OCT）的循证医学证据越来越充分，进而提高我国冠心病诊治水平。

（赖正刚　谢　丽）

## 八、呼吸系统

肺部疾病的诊断和检测高度依赖于影像学检查、生理功能测试和病理组织取样。高分辨CT（HRCT）分辨率有限，患者也有暴露于辐射中的不利影响。经支气管镜病理组织取样仅能提供一个特定部位的采样信息，容易出现采样偏差及错误。VLE's（或OCT）是一种新的近显微成像技术，与支气管镜相结合使用可以方便、安全、实时、可视化显示与疾病相关的肺解剖结构，可以弥补HRCT分辨率有限的缺点，对诊断、了解肺部疾病的病理生理和进行治疗效果监测有所助益。CLE、VLE's（或OCT）及HRCT三种成像技术在肺组织中的分辨率和成像深度的比较如图2-3-3-9。研究表明VLE's（或OCT）是可行的、安全的，并且在呼吸内科有广泛的适应证和临床价值，应用前景将随着研究的不断进展而逐渐清晰。

VLE's（或OCT）与CLE图像对应的肺解剖分区概览如图2-3-3-10。①气道壁：VLE's（或OCT）节段气道壁横断面图；CLE图像显示终末细支气管的典型环形螺旋纹理。②淋巴结：VLE's（或OCT）反应性淋巴结显像；CLE图像显示反应性淋巴结中有大量淋巴细胞。③胸膜：VLE's（或OCT）胸膜下区图像，胸膜为白色箭头所示；CLE中可见分层排列的弹性蛋白纤维。④肺泡腔：VLE's（或OCT）肺泡腔横断面图，肺泡为网状结构；肺泡腔的CLE图像显示肺泡间隔有矩形的空隙。⑤肺血管：VLE's（或OCT）肺动脉横断面图；淋巴结中微血管的CLE图像。

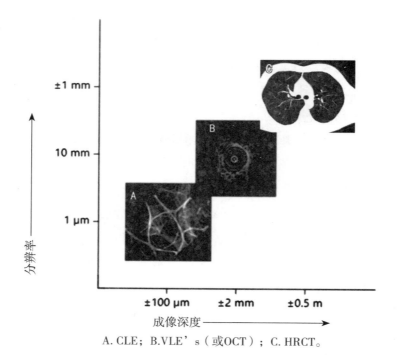

A. CLE；B.VLE's（或OCT）；C. HRCT。

图 2-3-3-9　三种成像技术在肺组织中的分辨率和成像深度的比较

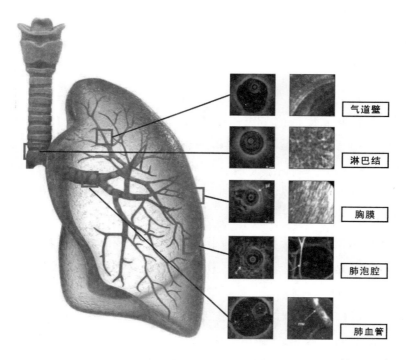

气道壁

淋巴结

胸膜

肺泡腔

肺血管

图 2-3-3-10　VLE's（或OCT）和CLE图像对应的肺解剖分区概览

下文分别就 VLE's（或 OCT）在阻塞性肺疾病、哮喘、恶性肿瘤、间质性肺疾病和其他肺实质疾病、肺血管病的诊断和治疗方面进行分段描述。

（一）阻塞性肺疾病

阻塞性肺疾病如哮喘和 COPD 的特征是气道重塑，包括结构改变和气道壁增厚。除炎症外，气道重塑是哮喘的一个重要病理生理特征，与疾病的严重程度有关。因此，能准确地评估气道壁重塑的工具非常重要。在动物研究和人体气道研究中，VLE's（或 OCT）的气道壁层分辨和定量测量与组织学高度相关，因此 VLE's（或 OCT）被认为是评估阻塞性肺病气道重塑的一种有前途的技术。一些研究将气道壁的 VLE's（或 OCT）成像与 HRCT 和肺功能参数相关联进行比较，进一步证实了 VLE's（或 OCT）在临床应用中的价值，一项对吸烟者和既往吸烟者的 HRCT 和 VLE's（或 OCT）成像进行比较研究发现两者与气道壁厚度有很强的相关性。此外，该研究还测定了第 1 秒用力呼气量（$FEV_1$），并与 HRCT 和 VLE's（或 OCT）测量的第 5 级气道管壁厚度进行了相关分析，其中 VLE's（或 OCT）测值的相关性最强。另一项实验研究了不同分级的 COPD 患者，发现 VLE's（或 OCT）测量的气道壁尺寸与基于（$FEV_1$）的 COPD 分级高度相关。在过敏性哮喘患者中，$FEV_1/FVC$ 与 VLE's（或 OCT）测量的上皮厚度和黏膜增厚变形相关，这是评估支气管痉挛的一种潜在方法。通过脉冲强迫振荡肺功能测试发现，应用 VLE's（或 OCT）评估的小气道（第 7～9 级支气管）的气道壁面积与重度吸烟者和 COPD 患者的呼吸阻力之间存在相关性。此外，VLE's（或 OCT）可用于评估气道壁的弹性特性。除了评估阻塞性肺疾病患者的气道重塑外，VLE's（或 OCT）可能有助于显示新治疗技术的作用机制和评估治疗的效果。

（二）哮喘

在严重哮喘患者中应用 VLE's（或 OCT）技术用以评估支气管热成形术（BT）治疗 2 年后对气道壁的影响的初步研究显示，无应答者的上皮增厚，出现炎症，而应答者气道壁增厚，无炎症迹象。BT 治疗后的差异显示有应答者的气道壁总厚度下降，而无应答者的气道壁厚度保持不变。结果表明，VLE's（或 OCT）可能在确定 BT 最佳患者选择的基线特征方面发挥潜在作用。

在严重哮喘患者中，VLE's（或 OCT）也被用于评估 BT 对气道壁的影响，并确定气道壁内的急性变化形态，包括上皮脱落和水肿。虽然 VLE's（或 OCT）可以探测到不同的气道壁层，但是手工测量气道壁层非常耗时，并且很难识别这些层中的不同结构和成分，例如细胞外基质（Ecm）蛋白（如胶原蛋白）或气道平滑肌（ASM）。通过在 VLE's（或 OCT）系统中添加双折射平台，可自动识别并量化哮喘患者和健康对照组的 ASM 纤维，显示出了这两组之间 ASM 纤维厚度的显著差异。

（三）恶性肿瘤

肺癌是全世界男性最常见的癌症，其临床诊断通常通过 CT 和支气管镜进行。肺癌的组织学诊断必须在显微镜下进行，目前只能用光学显微镜来完成。准确诊断特定类型的肺癌对确定最佳治疗至关重要，因为不正确的诊断可能导致不恰当的治疗，并可能危及生命。大约 70% 的肺癌在出现时不能切除，因此经胸和经支气管活检和细针穿刺诊断肺癌通常是许多肺癌患者的唯一诊断方法。然而，由于肿瘤组织过小和 / 或没有病理组织结构，对这些小标本进行病理诊断可能很困难。当活检或穿刺标本诊断困难时，患者通常必须进行重复活检或侵入性的外科手术（如胸腔镜楔形切除术）来获得更多的组织进行确诊，这些手术增加了发病风险，延误了诊断和治疗。在肺癌评估中更大的组织体积和可视化组织结构的能力可以显著提高作出明确病理诊断的能力。然而，获取较大的物理组织样本往往需要借助侵入性的、高风险的外科手术。OCT 可以提供大组织体积的高分辨率可视化成像而无须物理组织切除，可快速生成穿透深度为 2 ～ 3 mm 的高分辨率（< 10 μm）组织横截面图像。VLE's（或OCT）可用于组织的大体积活体显微镜检查，分辨率与低倍显微镜相当。VLE's（或 OCT）用于活体病理的准确检测和诊断已有多年历史，并已被用于评估正常和病理肺的细微结构特征。VLE's（或 OCT）提供了比标准气管镜活检或穿刺标本大几个数量级的组织体积，亦能提供组织活检无法达到的肿瘤结构背景的可视化信息，故 VLE's（或 OCT）有可能取代组织活检成为体内显微镜的一种方式。

支气管镜检查对早期恶性肿瘤缺乏敏感性，现已有研究采用 VLE's（或 OCT）作为支气管镜检查和手术切除标本后显示肺癌的额外成像工具。支气管镜检查时，支气管恶性肿瘤通常表现为上皮细胞壁增厚和上皮下可识别的微结构丢失。肿瘤浸润表现为正常组织结构的消失和 / 或结构紊乱。在正常肺组织中，由于胶原血管的存在，基底膜和固有层可视化为高反射层。含有浆液黏液腺、结缔组织和软骨的较深层的特征是多形的亮区和暗区。Hariri 等人针对不同的肿瘤类型：腺癌、鳞状细胞癌和低分化癌制定了特定的 VLE's（或 OCT）标准。腺癌的特征是圆形或成角度的低信号到无信号空洞结构，典型的结构较小，其次是缺乏强信号（亮）癌巢。鳞状细胞癌可以通过出现信号强的癌巢（比周围组织更亮）来识别，这些癌巢呈圆形或不规则形状，可能有不同的大小，有时，坏死的区域可见乏信号。低分化癌特征是缺乏圆形 / 成角的低信号结构和缺乏信号强的癌巢，总结其诊断特征条件如表 2-3-3-8。

表2-3-3-8　原发性肺癌的VLE's（或OCT）扫描成像判读标准

| | 腺癌 | 鳞状细胞癌 | 低分化癌 |
|---|---|---|---|
| 成像特征 | 腺癌：具备 a 和 b | 鳞状细胞癌：具备 a | 低分化癌：具备 a 和 b |
| a | 缺少强信号（明亮）的癌巢 | 有大小不一、形状不规则、信号低的坏死区与癌巢混杂分布或在癌巢的中心 | 缺乏信号强、明亮的癌巢 |
| b | 圆形或成角度的低信号—无信号的结构，通常很小，但大小可能不同<br>边界的信号强度与邻近组织相同<br>病变细微，与纤维化混杂 | 癌巢呈强信号，比周围的邻近组织更明亮，圆形或不规则形状<br>必须包含一些直径大于 0.2 mm 的癌巢<br>有边界不清的纤维化 | 缺乏圆形 / 成角度的低信号结构 |

鳞状细胞癌的 VLE's（或 OCT）：鳞状细胞癌的 VLE's（或 OCT）显示圆形或不规则形状的强信号癌巢，其信号强度高于周围组织，可能包含大小不一、形状不规则、乏信号的坏死区域，或位于癌巢的中心（圆形区域），或与癌巢混合苏木精—伊红染色的相应组织学显示鳞状细胞癌的巢状结构，其中一些巢状结构包含中央坏死。

虽然在验证评估中获得的敏感性和特异性相当高，但结果不足以支持VLE's（或OCT）完全替代组织活检。VLE's（或OCT）可作为传统组织活检的补充而不是替代，有助于肺癌的诊断。

手术切除的标本VLE's（或OCT）提供了高分辨率的正常和恶性的肺标本的图像，深度为5～15μm。正常肺组织由肺泡及其间隔形成的典型滤过样结构，可见信号空洞暗区和亮区。其他肺部成分也可以识别，如胸膜（亮信号）、血管和支气管（暗灰色信号）。虽然在研究中，VLE's（或OCT）的诊断准确率较高，但VLE's（或OCT）仍不能完全替代组织活检，它可能应用于支气管镜检查辅助诊断肺部肿瘤。目前还没有研究证实VLE's（或OCT）在评估肿瘤切除组织边缘方面的价值。

VLE's（或OCT）检测肺癌组织，可以用于肺癌的诊断和分期，在肺癌的治疗中具有重要意义。VLE's（或OCT）可显示不同解剖部位的肺部恶性肿瘤，包括中央气道支气管内恶性肿瘤、肺实质肿块或结节、淋巴结转移等。

在肺部肿块、结节和淋巴结转移中，VLE's（或OCT）的另一个潜在应用是经支气管镜扫描VLE's（或OCT）成像。在肺结节中的研究显示肺结节和健康实质组织之间的体外分化具有高度的敏感性和特异性（均＞95%）。在包括健康淋巴结和转移性淋巴结的研究中进行VLE's（或OCT）检查，研究显示肿瘤转移淋巴结的特征有别于非癌转移淋巴结，甚至与肿瘤的亚型有关（表2-3-3-9）。

良性淋巴结的VLE's（或OCT）成像显示：淋巴细胞区呈均匀性中等信号强度，微结构变异最小；淋巴滤泡显示为圆形、均匀的结构，信号强度中等，边界不清；含有炭末色素沉着的组织细胞表现为信号衰减非常快的区域，包含微小的、高信号强度的点状结构；淋巴结周围脂肪组织在VLE's（或OCT）上显示为小而均匀的圆形无信号空洞结构的集合体，其壁薄而信号强烈，类似于"肥皂泡"的外观；肺门血管在横截面成像时表现为具有中心腔的圆形结构，在纵向面成像时表现为具有中心腔的圆柱形或蛇形结构。

表2-3-3-9　胸部淋巴结的VLE's（或OCT）成像特征

| 组织学特征 | VLE's（或OCT）成像特征 |
| --- | --- |
| 正常淋巴结 | |
| 　淋巴组织 | 信号强度中等且微结构变化最小的均匀组织信号区 |
| 　淋巴滤泡 | 圆形均匀结构，信号强度中等 |
| 　淋巴结周围脂肪组织 | 薄而亮的强信号外壁包绕小而圆的无信号空洞结构，通常聚集存在 |
| 邻近的支气管壁 | 具有分层结构的信号，可以包含以下结构：<br>——上皮（薄，低至中等亮度）<br>——固有层（薄，中等明亮）<br>——软骨环（新月形，信号低的空洞）与周围软骨膜（信号强） |
| 炭末样色素沉着 | 信号衰减很快的区域，包含微小的、点状的、高信号强度的结构 |
| 血管 | 横截面为圆形，纵向截面为圆柱形/蛇形的带管腔的圆形结构 |
| 转移性腺癌淋巴结 | 圆形或成角的低信号结构<br>缺乏信号密集的癌巢 |
| 转移性鳞状细胞癌淋巴结 | 边缘清晰的不规则形状强信号癌巢<br>可有均匀的、信号较差的坏死区域在癌巢内或与癌巢混杂存在 |

淋巴结转移性鳞状细胞癌的 VLE's（或 OCT）成像显示：淋巴结内转移癌比良性淋巴结组织在外观上更具异质性，具有不规则的结构和信号强度及衰减的变化。淋巴结内的鳞状细胞癌在 VLE's（或 OCT）上表现为不规则形状的信号密集的巢状结构。中央坏死的鳞状细胞癌巢呈巢状结构，周围信号强烈，中央信号差的均质组织与坏死区域相对应。与淋巴滤泡相比，鳞状细胞癌的巢状结构不规则，边界清晰。VLE's（或 OCT）可见结周脂肪组织。

淋巴结转移性腺癌的 VLE's（或 OCT）成像显示：淋巴结转移性腺癌表现为圆形或成角信号差的腺体样结构，缺乏在鳞状细胞癌中所见的不规则的强信号癌巢。目前针对 VLE's（或 OCT）在肺结节和淋巴结中的应用尚未在活体内进行验证。

（四）间质性肺疾病（ILD）和其他肺实质疾病

VLE's（或 OCT）能够鉴别显微镜下显示的蜂窝状改变，可以发现肺泡间隔增厚、肺泡结构丧失、镜下蜂窝状改变、囊腔和支气管扩张等 ILD 表现。最近已有研究使用 VLE's（或 OCT）来评估肺泡的结构，特别是在 ILD 疾病中，其高分辨率、近显微成像的特别价值仅次于 HRCT。

VLE's（或 OCT）在人体内诊断特发性肺纤维化（IPF）的应用研究已经开展。特发性肺纤维化的确诊对于确定预后和治疗选择至关重要。FDA 批准的抗纤维化药物吡非尼酮和尼达尼布目前仅适用于 IPF，而经常用于治疗其他 ILD 的免疫抑制剂在用于 IPF 时会导致不佳的结果。根据当前的指南，IPF 的诊断需要通过 HRCT 和 / 或显微镜组织检查来识别寻常型间质性肺炎（UIP）模式。当满足所有 UIP 标准（包括蜂窝肺）时，50% 的病例可以单独通过 HRCT 作出诊断。然而，无法观察到微蜂窝状（2～3 mm）结构或无法区分蜂窝状结构和牵拉性支气管扩张是导致无法确定诊断的常见原因。当通过 HRCT 不能确诊时，既往常需要手术楔形切除肺组织活检以进行显微镜下病理评估，但有创手术与 IPF 患者的死亡率风险增加有关，采用手术活检进行诊断需要谨慎，并且手术活检不能重复使用以评估疾病进展。支气管内 VLE's（或 OCT）通过检测 HRCT 未能确诊的患者的显著的微蜂窝状结构和其他 UIP 特征来准确识别 UIP/IPF。在活体内，支气管 VLE's（或 OCT）可准确地识别 UIP/IPF 的特征，包括显微镜下多灶性蜂窝状结构，表现为嵌入周围的层状囊性结构，破坏性纤维化位于细支气管上皮之外，VLE's（或 OCT）能准确地识别囊性扩张的牵拉性支气管扩张以及非 UIP/IPF 间质性肺病中的肺泡壁非破坏性间质纤维化。外科肺活检证实了 VLE's（或 OCT）上显示的所有特征，包括牵拉性支气管扩张和肺泡壁间质纤维化，未见蜂窝状结构或其他 UIP 征象，活检诊断为非 UIP/IPF ILD。病例报告显示，HRCT 显示双肺基底部、胸膜下网格影，但无蜂窝结构形成。但 VLE's（或 OCT）显示出了 UIP 的微观特征，包括多个微观蜂窝状结构，随后的活检证实了患者的 UIP 诊断。

支气管内 VLE's（或 OCT）可准确区分牵拉性支气管扩张和显微镜下的蜂窝状支气管扩张结构，从而可以识别出因 HRCT 假阳性而误诊为 UIP/IPF 的非 UIP/IPF ILD 病例。

支气管内 VLE's（或 OCT）可以准确显示经 HRCT 和手术活检未获确诊的患者的微蜂窝状和其他 UIP 特征。有病例报告显示，患者 HRCT 显示双肺基底段胸膜下网格影，轻度磨玻璃改变和牵拉性支气管扩张，但无蜂窝状结构。 VLE's（或 OCT）成像可显示致密的破坏性胸膜下纤维化，肺泡结构丧失，不规则囊性的多层无信号空腔病灶嵌入纤维化中等特征。

目前已证明支气管内 VLE's（或 OCT）可以准确诊断 UIP/IPF 和非 UIP/IPF ILD 以及识别 HRCT 诊断的假阳性 UIP/IPF 患者。VLE's（或 OCT）可以检测和区分 UIP/IPF 和非 UIP/IPF ILD 的微观特征，包括纤维化程度和分布、HRCT 不能观察到的微蜂窝状（2 mm）以及 HRCT 上与蜂窝状混淆的牵拉性支气管扩张。成纤维细胞病灶是 UIP/IPF 的组织学标准，其在 HRCT 上不可见，因此不属于 UIP/IPF 的 HRCT 标准。HRCT 确定的和可能的 UIP/IPF 诊断之间的区别在于检测出蜂窝状结构。因此，通过 VLE's（或 OCT）准确识别蜂窝结构病灶，而不是成纤维细胞病灶，将提高诊断准确性。

UIP/IPF 的特点是具有空间异质性的局灶病变。因此，由于活检组织体积较小和采样误差，肺活检可能是一种不完美的诊断技术。支气管内 VLE's（或 OCT）图像可提供更大体积的组织，并且可以到达比活组织检查更多的不同位置，因此不太可能出现采样误差。VLE's（或 OCT）总成像时间为数分钟，远低于手术活检所需时间，并且可在手术活检未达到的区域中显示蜂窝状病灶。上述的优势显示了 VLE's（或 OCT）有潜力成为 HRCT 的低风险补充诊断手段，可用于活体内评估和诊断 UIP/IPF 而无须手术或组织切除。VLE's（或 OCT） 凭借其微创性，可以在清醒镇静下进行，并允许对患者进行反复检测。这将为研究 IPF 发病机制的自然病程和纵向评估新治疗药物在微观水平上的疗效提供独特的机会，将成为临床和研究中的重要工具。

### （五）肺血管疾病

VLE's（或 OCT）在肺动脉高压患者肺动脉壁重塑特征方面进行了研究。研究表明肺动脉壁厚度与血流动力学参数相关。在慢性血栓栓塞性肺动脉高压中，VLE's（或 OCT）能够评估血栓闭塞和管腔网和 / 或束带，并用于指导气囊大小和评估气囊肺血管成形术治疗的效果。在一项 VLE's（或 OCT）诊断周围性肺动脉血栓与选择性肺动脉造影的对比研究中，VLE's（或 OCT）在外周肺动脉远端发现的血栓明显多于选择性肺动脉造影。此外，VLE's（或 OCT）能够区分急性"红色"和慢性"白色"血栓。

### （六）小结

在呼吸内科中，VLE's（或 OCT）是一种很有前途的高分辨率、实时、活体成像技术，可以显示与呼吸道疾病相关的重要解剖结构，可以通过其近显微分辨率和实时性来增加指导和 / 或提高诊断率。例如，联合细胞学针（所谓的智能针）的开发，用于指导活检部位，并为肺癌和胸膜间皮瘤的诊断性检查提供实时反馈。该技术也可能会应用于检测肉芽肿病变（例如结节病）。在不久的将来，通过使用荧光标记的示踪剂，新的内镜成像技术的应用范围可能会扩大，荧光标记抗体检测可以进一步促进肿瘤的鉴别诊断、分期和肿瘤边缘的评估。在严重哮喘患者中，用于免疫治疗的单克隆抗体的分子标记可以帮助显示这些抗体的细胞靶点和生物分布从而改善这些昂贵治疗的患者选择。在传染病领域，可以直观显示病原体的存在，目前的研究已证实可用 CLE 在动物模型中观察曲霉和金黄色葡萄球菌。

目前，VLE's（或 OCT）和 CLE 图像的分析比较复杂，这使得分析过程非常耗时，因此自动化软件的开发对于这些技术的实现至关重要，基于强度分析或深度学习的技术在图像分析中可能非常实用，并且将是该技术更广泛临床应用的必要条件。此外，未来研究的重点是改进技术，例如使用偏振敏感 VLE's（或 OCT），不仅显示气道壁的结构层，还可以显示组织的排列，从而能够区分气道中的结构；使用纳米光学内镜可以提高 VLE's（或 OCT）成像的分辨率，从而无须用活检评估气道重塑中气道壁结构变化。限制这些技术在临床实践中实施的主要因素是缺乏更大规模的验证试验、成本以及 VLE's（或 OCT）和 CLE 系统的可用性。目前，肺 VLE's（或 OCT）和 CLE 仅在少数具有支气管镜介入专业知识的专家中进行研究试验，患者数量相对较少。

VLE's（或 OCT）和 CLE 是一种互补的高分辨率成像技术，在多种肺部疾病中应用是安全可行的。这两种技术在改善肺部疾病的诊断和监测及其治疗方面都有相当大的潜力；不过，与眼科和心脏病学不同的是，VLE's（或 OCT）和 CLE 还没有被应用于临床，我们需要更大规模的人体内验证研究和更多自动化软件的开发应用才能为这些技术应用于临床实践创造条件。

（王江川）

## 九、耳鼻喉系统

### （一）耳部解剖

耳一般可分为外耳、中耳和内耳三个部分。

外耳包括耳郭及外耳道，耳郭位于头颅两侧，除耳垂由脂肪与结缔组织构成外，其余均为弹性软骨，外覆以软骨膜和皮肤。外耳道由耳甲腔底之外耳道口至鼓膜，全长 25 ～ 35 mm，由骨性部和软骨部两部分组成。软骨部约占其外 1/3，骨性部占内 2/3。

中耳包括鼓室、咽鼓管和乳突小房三部分。位于外耳与内耳之间，是声音传导的主要部分。鼓室是中耳最重要的部分，居颞骨岩部内，借鼓膜与外耳道分隔，借前庭窗及蜗窗与内耳联系，借咽鼓管通鼻咽部，借鼓窦与乳突气房相通。依鼓膜紧张部上下缘之水平面，可将鼓室分为三部分：上鼓室、中鼓室、下鼓室。鼓膜由三层组织组成，外层为复层鳞状上皮，与外耳道皮肤相连续，中层由浅层放射状和深层环行的胶原纤维束组成，松弛部缺乏此层，故较薄弱，内层为黏膜层，与鼓室之黏膜相连续，表面覆以单层扁平上皮。听小骨为人体中最小的三个小骨块，包括锤骨、砧骨和镫骨，位居鼓室内腔的上部，三者由关节互相连接成听骨链，以联络鼓膜与前庭窗。当三个听小骨中任何一个被腐蚀破坏，都能造成这条传导声音的听骨链中断，使听力下降。咽鼓管是沟通鼓室和鼻咽部的管道，成人全长 35 ～ 40 mm，其前内 2/3 为软骨性部，后外 1/3 为骨部，二部交界处以锯齿状斜面相连，管腔较窄，称咽鼓管峡。咽鼓管两端分别开口于鼓室的前壁与鼻咽部的侧壁，通鼓室的口称咽鼓管鼓室口，通咽部的口称咽鼓管咽口。咽鼓管的功能是调节鼓室气压、保持中耳的引流功能以及保护功能。鼓窦与乳突小房和鼓室一样同属于中耳的含气系统，作为鼓室的副腔和空气的贮存器，在防止鼓室内压力的急剧变化中起缓冲作用，鼓窦及乳突小房内均衬有黏膜，与鼓室的黏膜相延续。

内耳深藏于颞骨岩部骨质内，由构造复杂的管道组成，故称迷路，有骨迷路与膜迷路之分，它们各自成为管道系统，以骨迷路包套膜迷路，即前者位于外面，后者藏于骨迷路的内面，两者间的空隙充满外淋巴，膜迷路内则含有内淋巴，内、外淋巴不直接相连通。骨迷路由致密骨质构成，按其位置可分为前下方的耳蜗、后上方的半规管以及联系两者的中间部分——前庭，三者形态各异，但彼此互相沟通。膜迷路为膜性结构，内衬单层上皮，外覆薄层结缔组织，它亦可分为中间部或前庭部、膜半规管及膜蜗管三部，各部互相交通，其内包含有司理平衡觉和听觉的主要结构：位觉斑、壶腹嵴和螺旋器。

（二）鼻部解剖

鼻一般包括外鼻、鼻腔及鼻窦三个部分，鼻内结构复杂，其中鼻窦彼此之间，鼻窦与眼眶之间，鼻窦与颅窝、颈内动脉（颅内段）、海绵窦之间仅由一些菲薄的骨板做成间隔，这些复杂的局部位置关系，是鼻、眼外科及鼻神经外科学的基础，在临床应用上颇为重要。

外鼻以骨及软骨为基础，外覆软组织，故能保持一定的外形。外鼻形似三棱锥体形，构成鼻腔的前壁，其向前下方两边之倾斜面称鼻背，两鼻背在前方相接的游离缘称鼻梁，鼻梁之上端狭小与额部相连部分称鼻根，其下端向前方凸出称鼻尖，鼻尖两侧呈半球状隆起称鼻翼，外鼻之下方有两个开口称鼻孔或前鼻孔，此孔由两外侧鼻翼的游离缘（鼻缘）及内侧能活动的鼻小柱所围成。

鼻腔是顶窄底宽、前后开放的狭长的不规则腔隙，前起于鼻孔，后止于鼻后孔，由鼻中隔分成左右不完全对称的两半。鼻腔通常可分为鼻前庭和固有鼻腔两个部分。鼻前庭系指鼻腔前下的小空腔，起于鼻缘，止于鼻内孔（鼻阈），位于鼻尖和鼻翼内面。鼻前庭皮肤因富于皮脂腺和汗腺，其特征是皮肤长有鼻毛，借以过滤、净化空气，有防备灰尘入侵的作用。固有鼻腔临床上简称鼻腔，前起于内孔区，后方借鼻后孔通鼻咽部，为鼻腔的主要部分。

根据鼻腔功能还可将鼻腔分为五个区域：①鼻前庭区，位于鼻中隔软骨与前鼻孔间。②鼻瓣区，相当于鼻阈或内孔区，是鼻腔通气最狭窄的部分，亦即鼻阻力最大的部位。主要是由鼻中隔软骨前下端，鼻外侧软骨前端与鼻腔前部的梨状孔底部组成的一狭长三角区。③鼻腔顶区，位于鼻骨下方的鼻中隔处。④鼻甲前区，位于总鼻道中下部。⑤鼻甲后区，位于鼻后孔。1区及2区的轻度异常，便可使向上气流受阻，向上气流的阻塞可在吸气时产生鼻阻力增加及早期的鼻翼凹陷；而3、4、5区形成的气流阻塞是向下的方向，除非阻塞较明显，一般不会使鼻阻力增加。

鼻窦又称鼻旁窦，是鼻腔周围颅骨内一些开口于鼻腔的含气空腔，共4对，两侧对称排列，即上颌窦、额窦、筛窦和蝶窦。从鼻窦的局部解剖位置上来看通常可分为上、下两组。上组鼻窦包括额窦、筛窦及蝶窦，这些窦似位于上方的统一的气房群，它们有共同的局部解剖关系，并与眼眶、颅腔仅隔一菲薄骨板。因此上组鼻窦的疾患较易引起眶内和颅内并发症。下组鼻窦即上颌窦，由于位于下方离颅腔较远，故少见颅内并发症。临床上常依解剖位置及鼻窦开口部位而分为前、后二组。前组鼻窦开口于中鼻道，包括上颌窦、额窦及筛窦前组。后组鼻窦开口于上鼻道及蝶筛隐窝，包括蝶窦及筛窦后组。

（三）咽喉部解剖

咽是上宽下窄、前后稍扁、漏斗形的肌性管道，上起颅底，下端相当于第6颈椎下缘或环状软骨的高度与食管相续。咽的前壁不完整，自上而下分别通入鼻腔、口腔和喉腔，后方借疏松结缔组织连于椎前筋膜，两侧有颈部的血管和神经。依其位置可分为：鼻咽部、口咽部及喉咽部三个部分。鼻咽部也称上咽部，位于蝶骨体和枕骨基底部下方，前以鼻后孔为界与鼻腔相通，位于第1～2颈椎前方，是唯一不属于消化道而为纯呼吸道部分，故经常敞开，呈不规则的立方体。口咽部也称中咽部，居咽峡后方，顶为软腭，下界为会厌上缘平面以上，第2～3颈椎的前方。口咽部借咽峡向前与口腔相通。所谓咽峡是指上为腭垂与软腭游离缘，下方为舌根，两侧舌腭弓及舌根共同围成的狭窄部。喉咽部也称下咽部，正位于喉的后面，上起会厌软骨上缘，下达环状软骨下缘，位于第4～6颈椎前方。喉咽的前壁为会厌，杓状会厌襞和杓状软骨所围成喉的入口，称喉口，而位于其后方平常呈裂隙状封闭部分，称环咽间隙（环咽后间隙），与食管入口相连。

喉不仅是呼吸的管道，同时也是发音器官。它以软骨为基础，借关节、韧带、膜及肌肉互相连接起来而成为复杂的管状装置。喉位于颈前部的正中，上借甲状舌骨膜与舌骨相连，上通喉咽，下接气管，喉上端为会厌上缘，在成人相当于第3颈椎上缘或下缘平面，下端为环状软骨下缘相当于第6颈椎下缘。喉腔是由喉软骨围成的管状空腔，上与喉咽腔相通，下与气管相接，起于喉入口至环状软骨下缘，以声带为界将喉腔分为上、中、下三部。上部称喉前庭或声门上区，呈上宽下窄的漏斗形，上界为喉口，下界为两侧的声带。中部即声门区，位于声带之间，是喉腔体积较小的部分，包括两侧声带、前联合和后联合，不仅是呼吸必经之路，也是语言运动器官，故在功能上有重要意义。声带位于室带下方，左右各一，由黏膜及声韧带、声带肌所组成，前端起于甲状软骨板交界内面，两侧声带在此融合形成声带腱，称前联合，声带后端向后止于杓状软骨的声带突，故可随声带突的运动而张开或关闭。正常声带在间接喉镜下呈白色带状，边缘整齐，两侧对称。声带的显微结构由浅至深可分为5层：第1层为上皮层，为不角化的复层鳞状上皮，第2层为任克层为疏松结缔组织，第3层为弹力纤维层，第4层为胶原纤维层，第5层为肌肉层，即声带肌。其中第3～4层构成声韧带的基础，第1～4层与喉黏膜固有层相当，为结缔组织。声门裂是介于两侧声带之间的裂隙，为声门下区的入口，乃喉腔中最狭窄处。下部为声门下区或喉下腔，是喉腔的最低部分，位于声带平面以下至环状软骨下缘以上的喉腔。

在活体做喉腔检查时可借助喉镜，首先见到舌根、轮廓乳头、扁桃体等，然后观察喉口的情况、会厌、会厌结节、杓状会厌襞，在此襞上可见到小角结节、楔状结节、杓状软骨间切迹，以及位于杓会厌襞侧方的梨状隐窝，再后可见到假声带、声带、前庭裂、声门裂、杓状软骨间区。

（四）耳鼻喉科常见疾病

**1. 耳部疾病**

传统的耳镜和手术显微镜是耳鼻喉科医师必不可少的可视化工具，长期以来一直是耳科疾病的首要诊断和手术工具。然而，由于这些仪器的光学设计只允许对鼓膜进行放大和照明，因此存在一些缺点。通过耳道提供的狭窄视野，耳镜只能显示鼓膜的外侧表面，而且视图是二维的，导致医师对鼓膜三维形状的主观判断。此外，对中耳的显示是有限的，取决于鼓膜的透明度和分泌物的多少。较深的中耳结构，如圆窗和听小骨等，是不可见的。这些光学限制是传统耳镜对常见情况（如中耳炎）诊断准确性较差的部分原因。急性中耳炎（AOM）通过耳镜检查可发现鼓膜充血和隆起，鼓气耳镜检查可发现鼓膜活动减弱。然而，AOM 与分泌性中耳炎（SOM）在临床上的区别可能比较困难。SOM是一种存在中耳积液但没有细菌感染的情况，因此患儿通常表现为无症状。有研究发现，SOM 的耳镜检查灵敏度（74% ~ 87%）和特异性（60% ~ 74%）较低，儿童 SOM 被误诊为 AOM 的比例高达 30%。AOM 诊断不足可能导致儿童持续的听力障碍，而过度诊断可能导致过度用药和抗生素耐药性。虽然鼓气耳镜和声导抗等辅助诊断工具可能提供更高的灵敏度和特异性（70% ~ 90%），但仍建议将其与耳镜结合使用。对于其他耳科疾病，如传导性听力损失（CHL），因为目前没有临床工具能够直接可视化显示听骨链病灶的位置，其病因是通过听力测试来辅助诊断的。CT 和 MRI 用于复发或复杂的中耳疾病和手术计划。CT 适用于显示骨骼异常引起的中耳疾病，MRI 通常在显示软组织方面有优势，但在显示鼓膜等较薄的组织时分辨率较低。目前临床上缺乏一种诊断工具，该诊断工具能够提供鼓膜和中耳的实时高分辨率成像，并提供功能性信息，以便临床医师区分中耳炎类型，确定CHL 的病因，并协助制定中耳手术计划。

中耳炎诊断和听骨链评估是 OCT 可能发挥作用的关键领域，用于中耳结构和听骨链的实时成像，并与其他参数结合，如 CHL 的振动成像和弹性成像。鼓膜厚度是区分 AOM 和 SOM 的一个标准，有助于早期发现和指导抗生素使用。OCT 能够测量鼓膜的整体厚度，AOM 患者鼓膜增厚，而SOM 患者鼓膜厚度正常。对于 SOM，标准鼓气耳镜提供了对鼓膜鼓胀和积液的定性评估。而 OCT 还被认为是一种评估 SOM 积液程度和浊度的工具，以量化 SOM 的严重程度。在此基础上，通过将 OCT和鼓气耳镜结合到一个设备中，从而实现了对鼓膜顺应性的定量评估。对于耳科的 OCT 仍然需要重点发展，以达到普遍的临床应用。

**2. 鼻部疾病**

内鼻瓣（INV）不全、功能不全或塌陷是鼻塞的主要原因，也是睡眠呼吸障碍的组成部分。最近已经定义了鼻瓣手术的适应证，并且已经制定了功能性鼻整形的临床实践指南。尽管单个角度的值或测量方法仍存在很大争议，教科书上说，有症状的鼻瓣塌陷发生在 INV 角小于 15° 时。而既往报道显示，亚洲人的 INV 角在 22° 左右，并且在 17.4° 时即开始出现主观的鼻阻塞症状。众所周知，即使是鼻瓣区的微小改变也可能对鼻气流产生重大影响，但目前尚不清楚的是，INV 角的何种程度的降低会导致主观性鼻塞。有学者提出 LR-OCT 是一种定量评估鼻瓣几何形状的有效方法，因为其分辨率比 CT 或MRI 成像高出两个数量级。LR-OCT 相对快速和容易执行，并且可以准确量化 INV 区域和几何形状。内鼻瓣的角度和横截面积与内镜观察的数据具有可再现性，并具有较好的相关性。内镜的应用是具有挑战性的，因为鼻内镜的鱼眼光学加上从 3D 表面的 2D 图像中估计内鼻瓣的角度，而 3D 表面的深度不同，使得一致的检查因用户而异。因此，鼻内镜检查并没有被公认为诊断内鼻瓣功能不全的主要手段。

LR-OCT 作为客观评估 INV 的一种方法，在不需要麻醉或局部麻醉的患者中是安全且耐受性良好的。由于 INV 结构的可变性，对鼻瓣塌陷进行客观可靠的测量对外科医师和患者都有很大的价值。现有的工具，包括经典鼻阻力测量仪、鼻声反射测量仪或 CT，都有一些局限性。LR-OCT 具有准确描绘空腔脏器横截面积的能力，而且不像插管方法那样产生会改变流体动力学的伪影。因此，这是一个非常适合用来评估 INV 的方法。LR-OCT 不仅可以在术前对患者的鼻瓣塌陷进行测量，还可用于术后对手术效果进行评估。目前，OCT 仍是一种用于建立精确气道模型和描绘体内气道几何形状的研究技术，但这可以随着用于冠状动脉血管系统成像的相同基础技术的开发而改变。

### 3. 喉部疾病

传统上，声带的成像主要局限于黏膜表面的内镜观察，以静态图片的形式来记录，或通过利用频闪喉镜在发声时捕捉黏膜表面运动（声带振动）的记波技术。自 1997 年以来，已有大量论文发表，描述了利用 OCT 获取声带黏膜层状微观结构的静态横断面图像；在正常声带中包括上皮层和固有层的不同层次。OCT 利用后向散射近红外光的干涉法对组织截面进行成像，成像深度约为 2 mm，分辨率约为 10 μm。这为评估组织病理学（光学活检）或手术导致的黏膜改变提供了可能性，而传统的表面成像无法获得。近年来 OCT 技术的进步使得图像采集速度比最初的可能要快得多。这种新技术的一个领先版本，光学频域成像（OFDI），已经被用于制作声带黏膜的动态横断面成像。人们已经在努力将采集速度更快的新 OCT 技术与频闪喉镜相结合，以便在发声时捕捉声带黏膜振动的高分辨率横断面图像，更直接地将组织生物力学的定量测量与声带分层微结构的正常和病理状态联系起来，OCT 的组织穿透限制在 2 mm 内，并为频闪喉镜取样提供足够的周期性黏膜波。

将喉镜成像和 OCT 结合在一个内镜中，可以在不另外增加一根管道的情况下，保留标准喉镜的内镜尺寸，使清醒患者的非接触式 OCT 成像成为可能。OCT 图像以数字方式采集，并在计算机数据库中分类为 6 个喉部亚部位：真声带、假声带、杓会厌皱襞、会厌喉面、会厌舌面和声门下。其操作对于检查者来说很容易掌握，通常在大约 1 分钟的检查时间内生成具有潜在临床价值的横断面图像。这些横断面图像可以支持对声带上皮异型增生的患者进行活检的决策，或者为慢性喉炎患者不能每次都进行活检时提供随访机会。OCT 不具有传统组织学技术的局限性，可以在活组织中进行，OCT 可用于测量喉上皮的厚度，了解其正常厚度是至关重要的，因为喉上皮在病理条件下会变厚，特别是异常增生和慢性炎症，有助于发现早期恶性肿瘤。随着 OCT 设备的发展，必然会增加对喉显微结构的精确测量及其与组织病理学相关性的需求。从临床角度来看，OCT 作为一种在门诊就可以应用的快速检查方法，因其安全、无创、快速、操作简便等特征，可以在活检前作为首选检查工具。

此外，喉科医师通常要求患者在检查时发出声音，以检查声带振动情况。OCT 喉镜可以稳定、均匀地使振动的声带清晰成像，用于嗓音疾病的诊断和治疗。与超声一样，实时 OCT 成像比静态图像为临床医师提供了更多的信息，因为在检查过程中，可疑的区域可以被聚焦成像和重建成像。随着硬件的不断进步，允许更高的图像采集速率和处理能力，声带的 4D 重建将成为可能，类似于胚胎心脏的 OCT 成像。与许多其他医学成像方式一样，3D 可视化对临床医师来说总是更直观、更容易，这也将有助于更好地了解声带在正常生理条件下的固有振动行为。

（刘俊伟）

# 第四章　容积激光显微内镜系统引导下的微创治疗

目前对于人体自然腔道的黏膜早期癌变的治疗常采用内镜引导下的 EMR、ESD、冷冻、射频消融和光动力等治疗，目前这些方法在治疗时对病变的范围标记是不准确的，常导致 EMR、ESD 的切缘残留病变组织，冷冻、射频消融和光动力等治疗不彻底，导致治疗失败，因此就需要一种可以清楚标记病变范围大小、深度的设备解决这一临床难题。正好 VLE's 已经从诊断走向引导治疗，正如内镜从检查走向治疗一样，目前已经有一批与 VLE's 有关的治疗项目逐渐走向成熟，如 VLE's 引导下消化道肿瘤切除术就是这些项目中较成熟的一种，这一技术的发展和成熟，主要是基于 VLE's 发展至今，我们已能借助其独特的功能在活体（确切地说是在消化道结构未受任何外来干预）情况下，准确地判断肿瘤来源于消化道管壁的哪一层和范围；从技术层面讲，这一技术更多的是先用 VLE's 确定癌性病变侵犯的深度，以确定在当前技术条件下是否可以安全、完整地切除病变，再实施内镜下肿瘤切除术。目前这一技术几乎囊括了全消化道早期肿瘤，是一种安全、有效的微创治疗技术，并逐步向其他系统应用。传统的 WLE、电子染色内镜对病灶的边缘评估欠准确，EMR/ESD 手术后标本存在靶向病变的不完全切除、切缘阳性表现。VLE's 准确地识别 BE 发育不良，在术中使用带有激光标记的 VLE's 可以定义一个没有上皮腺体的区域来勾勒病变的边缘，精准标记靶向病变。根据勾勒病变的边缘，行 EMR/ESD 手术，减少病灶残留，确保完整切除，从而提高手术成功率。

## 第一节　容积激光显微内镜系统引导下的 EMR 技术

EMR 是指内镜下将病变黏膜完整切除的手术，是一种结合内镜下息肉切除术和内镜黏膜下注射术发展而来的治疗方法，属于择期诊断性或根治性手术。手术旨在通过 VLE's 确定的病变范围大小和深度大块切除部分黏膜（深度可达黏膜下组织）诊治黏膜病变。使用 VLE's 有助于黏膜下异型腺体的完整切除。研究者还通过对 EMR 标本中的上皮腺进行了人工和自动定量，用 VLE's 成像 EMR 切除离体标本，用高分辨率 WLE 和 NBI 检查病变。内镜切除后，EMR 标本用磷酸盐缓冲盐水冲洗，沿其纵轴定向，并放置在一个专门设计的标本支架内，用于与 VLE's 成像。在 EMR 标本的整个长度上获得横断面和纵向图像。每个标本共进行 2 次完整的 VLE's 扫描。经 VLE's 成像后，送 EMR 标本进行标准处理和组织学分析，包括 LGD、HGD，以及侧缘和深缘受累。严格按照靶向病变的完全切除（R0）和不完全切除（R1）定义来区分 EMR 的完全切除率和评分，R0 为标本边缘没有发育不良和 / 或肿瘤。R1 为标本边缘存在异型增生和 / 或肿瘤。

## 一、适应证

1. 消化道的黏膜病变常规活检后未确诊者。

2. 消化道扁平息肉、癌前病变、早期癌及部分源于黏膜下层和黏膜肌层的肿瘤。

## 二、禁忌证

1. 严重心肺疾病、休克、昏迷、上消化道急性穿孔、神志不清、严重或急性咽喉疾病、食管及胃的重度急性炎症、主动脉瘤及严重颈、胸椎畸形者。

2. 内镜下病变有明确黏膜下浸润征象者。

3. 病变范围过大者。

4. 凝血功能障碍、血液病、口服抗凝或抗血小板药物者。

## 三、术前准备

### 1. 一般准备

1）适应手术后变化的锻炼：术前应戒烟至少 2 周，咳痰患者可应用药物稀释痰液，可做深呼吸锻炼。

2）预防感染：避免交叉感染，必要时可以预防性应用抗生素。

3）胃肠道准备：手术前 1 ~ 2 天开始进流质饮食，麻醉前禁食 6 小时、禁水 2 小时，结直肠手术可服用导泻剂或灌肠等清洁肠道。

4）术前检查：完善血常规、血生化、凝血功能及心电图、超声心动图等相关检查。

5）停用药物：停止影响凝血的药物（使用阿司匹林者停 7 天、低分子肝素停 3 天、肝素停 6 ~ 12 小时、华法林停 3 天）。

### 2. 特殊患者的准备

1）营养不良、身体状况欠佳者：可适量补充人体清蛋白制剂。

2）老年或糖尿病患者：要着重关注是否存在脑血管的疾病，若是有脑卒中病史者，择期手术要推迟到脑卒中病史后 6 周。

3）高血压患者：收缩压要控制到 160 mmHg[①] 以下，术前应该规律口服抗高血压药直至手术当日

① 1 mmHg=0.133 kPa。

早晨，切勿当日加量口服。

4）肾功能障碍患者：达到透析的指征时应该先行透析再进行手术。

5）长期卧床患者：要及时做双下肢深静脉超声检查，排除深静脉血栓的形成。

6）呼吸功能不全患者：完善呼吸系统的检查（肺部 CT、动脉血气，必要时可行肺功能检查），评估患者的肺部状态，是否能够耐受手术以及麻醉。

### 3. 知情同意

实施 EMR 前，应向患者及其家属详细讲解 EMR 操作过程、治疗效果及存在的风险，并签署知情同意书。对于拟行 EMR 患者，应在术前告知术后可能存在复发或转移的风险及追加外科手术等其他治疗的可能。

## 四、手术方式

### 1. 麻醉方式及注意事项

吞服祛泡剂，用 4% 利多卡因进行咽部表面麻醉，经鼻导管吸氧 1 ~ 2 L/min，然后进行静脉麻醉，肠蠕动活跃者可用解痉剂。

### 2. 手术程序

1）手术时先用复方碘溶液或靛胭脂溶液染色确定病变范围，进行 EUS 检查，确定病变深度及有无淋巴结转移。

2）手术时再用 VLE's 扫描病变范围的大小和深度，用激光标记系统多点位标记病变的范围。

3）切除方法

（1）直接圈套电切除：用电圈套器直接套住病变，进行高频电切除，其操作步骤和要领与亚蒂息肉切除基本一致。将电圈套器张开围住病变，抽吸消化道管腔内气体，使黏膜向腔内凸起，此时助手收紧电圈套器，对直径不超过 2 cm 的黏膜病变和直径不超过 1 cm 的黏膜下病变多能完整切除。本法主要用于向消化道管腔内凸出的黏膜下肿物和凸出于黏膜表面病变，尤其适用于病变深度不超过 2/3 黏膜下层病变的内镜下切除。

（2）黏膜下注射后直接圈套切除：先用内镜注射针，在病变处黏膜下层注射液体（生理盐水、高渗盐水、1∶10 000 ~ 1∶1 000 000 肾上腺素盐水等），使病变处黏膜隆起，便于电套圈套住病变，同时注射到黏膜下层的液体使待切除黏膜远离固有肌层，从而减少病变切除时对固有肌层的损伤，大大降低消化道穿孔的危险性，适用于黏膜平坦病变或消化管壁较薄处黏膜病变的切除。

（3）套扎后圈套切除：对于突起不明显的黏膜或黏膜下病变，采用先套扎使隆起不明显的病变变成亚蒂息肉状，再采取圈套电凝切除。

（4）透明帽法切除：在内镜前端加装透明帽，经活检钳道放入圈套器，对准待切除病变，将病变吸入透明帽内，收紧圈套器，电凝切除病变。

（5）黏膜下注射后套扎圈套切除：这是一种组合技术，即先行黏膜下注射，使病变远离固有肌层，再行套扎，使隆起不明显的病变成为亚蒂息肉样，便于圈套，最后行圈套切除。

（6）分片切除法：适用于病灶较大不能一次圈套切除或凹陷性病变注射后隆起不明显者。可先切除主要病灶，后切除周围小病灶。

4）切除病变后，可再次对切缘进行 VLE's 扫描，检查切缘及周边是否残存有病变。

5）处理创面。

## 五、术后护理及注意事项

### 1. 疼痛

应安静休息，避免用力活动，必要时可肌内注射镇痛药如哌替啶或吗啡，以减轻疼痛。

### 2. 发热

术后有轻度发热，不思饮食，体温一般在38℃以下，3～5日可恢复正常。若发热持续1周以上或体温不断升高，应考虑并发感染。

### 3. 恶心、呕吐

一般是麻醉反应，待麻醉药物作用消失后可缓解，但要防止误吸。有严重腹胀者，可应用持续胃肠减压。

### 4. 术后呃逆

可能是神经中枢或膈肌直接受刺激引起，可采用压迫眶上神经、短时间吸入二氧化碳、胃肠减压、给予镇静药物或针刺等。

### 5. 禁食

手术后需禁食，排气后可给予少量流质，待胃肠道功能恢复后，可逐渐恢复少量流食，6～8日后恢复普通饮食。禁食与少量饮食期间，应从静脉供给水、电解质和营养。

### 6. 术后常见的并发症及处理

（1）出血：明确出血点可用氩气刀、止血钳、注射硬化剂或金属止血夹止血。

（2）穿孔：一般较小，并发腹膜炎症状较轻，术后禁食、半卧位、抗感染，多数可通过金属止血夹夹闭裂口修补。若上述治疗无效或发生迟发性穿孔，则需尽快手术。

## 六、术后随访

随访时间为术后第1、6、12个月，用高清内镜、染色内镜、EUS 和 VLE's 内镜扫描成像复查，以后每年复查1次，2年内未见局部复发者可认为治愈。

（谢春艳　吴俊超）

# 第二节　容积激光显微内镜系统引导下的 ESD 技术

ESD 是指内镜下将病变黏膜从黏膜下层完整剥离的微创技术，20 世纪 90 年代末日本首创并应用于临床，是一种择期诊断性手术或根治性手术。ESD 的主要目的是对早期消化道肿瘤进行诊断和治疗，有一次性完整切除一定面积浅表病变的优点，但技术要求高、难度大，因此病变的范围大小和深度的界定就十分重要，若术后有病变残留，此次手术不成功。VLE's 内镜可更精确地估计病变大小，VLE's 能够在 3 mm 的深度上跨越 6 cm 的食管，横向分辨率为 7 mm，并且可以与高清 WLE 和 NBI 一起使用，以识别可疑的病变，近年来还有学者采用 IVE 软件对可视化的腺上皮定量化。IVE 软件提供了一个 VLE's 扫描的正面视图与叠加的地形图表面积和上皮腺体的分布，这是通过一系列图像处理步骤来实现的，包括在 VLE's 横截面视图上对低选择性结构（腺体）进行阈值化和描述。该算法进一步区分上皮腺和黏膜下囊性结构时，存在分层结构。可以自动或手动跟踪 ESD 切除的范围，以避免测量周围结构的破坏，同时准确记录每个 ESD 标本异型增生腺体所占的总量。VLE's 扫描和 ESD 术后和对照图如图 2-4-2-1。

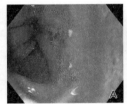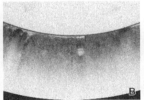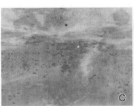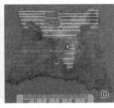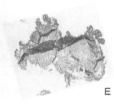

A.病变VLE's扫描时激光标记；B. VLE's扫描（局部）；C. VLE's扫描时病变衰减；D. ESD术后大体标本复原图；E.病理组织显微图（重度异型增生　HE×10）。

**图 2-4-2-1　容积激光内显微镜（VLE's）扫描和ESD术后和对照图（Kenneth K.Wang教授提供的病例）**

## 一、适应证

适用于早期食管癌、早期胃癌、间质瘤及结肠早期肿瘤的诊断和治疗。

## 二、禁忌证

1. 严重心肺疾病、休克、昏迷、上消化道急性穿孔、神志不清、严重或急性咽喉疾病、食管及胃的重度急性炎症、主动脉瘤及严重颈、胸椎畸形者。

2. 内镜下病变有明确黏膜下浸润征象者。

3. 病变范围广泛者。

4. 凝血功能障碍、血液病、口服抗凝或抗血小板药物者。

## 三、术前准备

### 1. 一般准备

同 EMR 的一般准备。另外，还需应用多种方法（染色内镜、EUS 和 VLE's 检查）再次确定病变的范围和深度。

### 2. 特殊患者的准备

同 EMR 特殊患者的准备。

### 3. 知情同意

实施 ESD 前，应向患者及其家属详细讲解 ESD 操作过程、治疗效果及存在的风险，并签署知情同意书。对于拟行 ESD 患者，应在术前告知术后可能存在复发或转移的风险及追加外科手术等其他治疗的可能。

## 四、手术方式

### 1. 麻醉方式及注意事项

同 EMR 的麻醉方式及注意事项。

### 2. 手术程序

1）手术时先用复方碘溶液或靛胭脂溶液染色确定病变范围，进行 EUS 检查确定病变深度及有无淋巴结转移。

2）手术开始前再用 VLE's 扫描病变范围的大小和深度后，用激光标记系统多点位标记病变的范围。

3）手术时采取仰卧位，对病变进行染色、EUS 检查和 VLE's 检查等多重成像以确定病变范围和深度，使用 VLE's 的标记点确定应切除的范围，然后于病灶边缘标记点外侧进行多点黏膜下注射，直至病灶明显隆起，用黏膜切开刀沿病灶边缘标记点外 5 mm 处切开黏膜并对病变黏膜下层进行剥离，之后用电凝或止血夹止血，确定无活动性出血，将所取标本及时送病理检查。

4）切除病变用钛夹关闭创面前，可再次对切缘进行 VLE's 扫描，检查切缘及周边是否残存有病变，若有病变残存需要补充切除后关闭创面。

## 五、术后护理及注意事项

### 1. 术后护理及注意事项

同前节。

### 2.术后常见的并发症及处理

1）出血

最常见，病变切除后即刻出血。①创面渗血：可局部用 1∶10 000 肾上腺素盐水局部注射或选用创面喷洒 5% 的孟氏溶液或喷洒凝血酶，也可选用金属夹止血，还可选用高频电止血钳止血、氩气刀高频电凝、激光等止血；②小动脉喷血：如喷射样出血无法控制，应选择急诊止血，局部注射 1∶10 000 肾上腺素盐水 + 电凝，金属夹止血等；③病变切除后迟发出血：如为渗血，可选用内镜下喷洒止血、注射止血、电凝止血、氩气刀止血、激光止血等，如为小动脉出血可选用金属夹止血。内镜下止血治疗无效的大出血，可行急诊血管造影 + 血管栓塞止血或急诊手术止血。

2）穿孔

不常见。①病变切除后即刻穿孔：如穿孔不大可用金属夹夹闭穿孔处，并给予禁食、补液、抗感染治疗；如穿孔发生于上消化道，还需行胃肠减压和静脉应用质子泵阻断剂治疗；如穿孔较大无法用金属夹夹闭，或腹膜刺激症状重，应急诊外科手术治疗。②病变切除后迟发性穿孔：通常因为切除时电凝过度，导致消化道全层电损伤，组织坏死所致。这类穿孔发生时间晚，局部污染严重，甚至有食物或粪便经穿孔处进入腹腔或纵隔和胸膜腔，局部组织水肿、溃烂明显，基本无内镜下治愈的可能性，发现后尽快外科手术治疗。

3）其他

包括腹痛、狭窄、感染等。腹痛主要源于治疗时形成的溃疡，可给予质子泵抑制剂和胃黏膜保护剂。

## 六、手术器械选择

### （一）内镜

常用的胃镜、肠镜、十二指肠镜即可满足治疗对内镜的要求，当然，近年来新开发的一些专门用于治疗的内镜，如具有创面冲洗功能的 GIFJ 系列内镜，则更适宜治疗操作。为了操作方便，尤其是对使用常规内镜病变显露困难的病例，以及从其他器械（如注射针、圈套器等）选用更方便的角度考虑，应尽可能选用工作钳道直径等于或大于 3.2 mm 的内镜。

### （二）VLE's

一般而言，目前使用的 VLE's，能满足对早期病变、浸润深度和肿瘤来源于消化道管壁哪一层的判断，其清晰度、判断的准确性和操作的难易程度比较容易掌握。

### （三）其他器械

根据不同病变及检查医师本人的工作习惯可以选用不同的操作器械，总体而言有以下常用器械。

**1. 注射针**

通常选用 21 ~ 25 G 的内镜注射针，注射针头的有效长度（即能够扎入组织的部分）不能短于 5 mm。

**2. 电圈套器**

应根据病变大小选用足够大的电圈套器，圈套器的形状以椭圆形和六角形为好，对于黏膜下注射后仍隆起不明显的病变，选用带刺的电圈套器可能更好，对于黏膜下肿物选用有金属螺旋管支撑外套管的圈套器，更有利于病灶的切除。

**3. 透明帽**

透明帽是一种安装在内镜前端，能将病变吸入帽内便于圈套切除的一种辅助器械。可根据所用内镜的型号和病变的大小，以及病变显露和吸引的方便程度，灵活选用不同型号的透明帽，伴随着 ESD 的创立和完善，出现了一种新的透明帽，其主要作用是协助推开已部分剥脱的黏膜，良好显露黏膜剥脱术野，便于 ESD 操作。

**4. 黏膜切开刀**

ESD 技术经过 10 余年的发展，已成为最大径大于 1 cm 消化道早期癌的首选内镜下治疗方法，伴随这一技术的发展，开发了各式各样的切开刀，应用相对普遍且商品化的切开刀有：T 刀、Hok 刀、Iax 刀、三角刀、Iuth 刀等。

**5. 高频电热止血钳**

高频电热止血钳能在内镜直视下精确钳住出血点，出血速度会明显减慢，确认后实现即刻止血，可提高止血效率。手术中减少反复多次高频电凝，可防止和避免发生因反复电凝损伤所致的穿孔。

## 七、术后随访

见前节。

（涂　颖　吴俊超）

## 第三节　容积激光显微内镜系统引导下的射频消融技术

内镜下射频消融术（ERFA）是指在内镜直视下将不同类型射频消融电极贴敷于人体自然腔道扁平黏膜病变处，通过射频电流产生凝固坏死而消除病变的一种内镜微创治疗技术。我国于 2015 年批准该技术在临床应用，目前虽然国内已有近百家单位开展 ERFA 治疗人体自然腔道疾病，然而对该项技术的适应证、禁忌证等问题尚未形成共识。在人体自然腔道内，射频消融（RFA）也是最佳的一种微创治疗手段，它采用高频射频波破坏人体自然腔道的内皮细胞，导致其发生热损伤，当人体自然腔道内皮的异常细胞或癌前细胞被破坏后，在原来的位置上正常的组织可以再生修复，达到完全愈合的目的。研究显示 RFA 治疗人体自然腔道的并发症发生率较低，肠上皮化生和异型增生完全消除率较高。但是病变范围大小和深度的确定非常困难，只有 VLE's 的检测才能确定，因此在 VLE's 引导下的射频消融治疗才能完整覆盖病变区域，同时有些病变需要反复射频消融治疗才能完全消除肠上皮化生，就这一监测任务，VLE's 检测完成就非常有益，对第一次 RFA 术后复发具有重要价值，如针对 BE 患者，平均需要 3 次以上疗程才能完全消除肠上皮化生，由于反复的内镜检查、射频消融治疗以及较高的治疗成本，如何监测就是一个重要的问题。因此，可以根据 VLE's 扫描对组织结构的特征来预测或评估射频消融治疗的效果，包括 SSIM，因为 VLE's 是第二代 OCT，能提供更高分辨率的组织实时图像，这使"智能消融"机制成为可能，还可鉴别正常组织结构和消融造成的组织碎片中的残余腺体，为操作医师在射频消融治疗时提供即时的治疗反馈，从而提高射频消融治疗的效果，提高肠上皮化生和异型增生完全消除率，缩短治疗周期。

近些年来，VLE's 计算机三维成像及 VLE's 等技术逐渐应用到以食管疾病为主的诊疗当中。有学者报道，使用 3DOCT 技术可以观察到鳞状上皮覆盖之下的腺体，这对于评估是否有术后腺体残留以及术前治疗范围的划定有重要的意义。有人报道，以速度分辨率高达 20 mm/s 的 VLE's（或 OCT）进行研究，可以起到监测以及量化微血管改变等作用，而评估射频消融治疗后残存腺体和微血管组织改变，是决定整体疗效的关键因素。

## 一、ERFA的适应证与禁忌证

### （一）适应证

1. 用于治疗人体自然腔道平坦型上皮内瘤变，局限于黏膜层病变。
2. 用于治疗人体自然腔道的毛细血管扩张性病变（如胃窦毛细血管扩张症、放射性直肠炎等）。

### （二）禁忌证

1. 严重心肺疾病不能耐受消化内镜检查者。
2. 怀疑消化道穿孔者。
3. 消化道急性腐蚀性炎症患者。
4. 患者拒绝接受该治疗。

## 二、ERFA规范操作流程（以治疗BE为例）

### （一）知情同意

实施 ERFA 前，应向患者及其家属详细讲解 ERFA 操作过程、治疗效果及存在的风险，并签署知情同意书。对于拟行 ERFA 人体自然腔道的早期癌患者，应在术前告知术后可能存在复发或转移的风险及追加外科手术等其他治疗的可能。

（二）术前准备

1. 术前需完善血常规、凝血功能、心电图、X线胸片等检查。对服用抗凝药物的患者，需评估原发病风险，酌情停药。

2. 术前禁食8小时。常规使用祛泡剂和黏液祛除剂可改善ERFA手术视野。建议使用解痉药减少胃肠蠕动对操作的影响，但伴严重心脏病、胃肠道机械性狭窄、重症肌无力、青光眼、前列腺增生的患者禁用或慎用。对于行镇静/麻醉ERFA的患者，饮水量及禁水时间参见《中国消化内镜诊疗镇静/麻醉的专家共识意见》。

（三）术中操作

1. 手术开始前用VLE's扫描病变范围的大小和深度后，用激光标记系统多点位标记病变的范围。

2. 环周消融：①内镜直视下记录EGJ与BE的顶端位置，置入导丝后退出内镜。②通过导丝置入测量气囊和导管，内镜直视下测量食管内径，测量从病灶口侧端上移2 cm开始，间隔2 cm，直到通过贲门。③根据测得的食管内径选取最小内径的气囊消融导管。④通过导丝置入气囊消融导管后插入内镜，内镜直视下确定消融导管在病变部位。气囊充气后，射频消融发生器传输射频能量至消融导管进行消融治疗。⑤首次消融术治疗后，退出导丝、消融导管和内镜，清洗气囊消融导管上的凝结物。⑥重复上述步骤再次进行消融。

3. 局灶性消融：①将局灶消融导管置于内镜头端，与内镜一起插入食管，消融导管一般位于内镜视野的12点钟方向。②将消融导管紧贴病灶黏膜，启动消融治疗。③内镜下冲洗消融表面坏死黏膜。④重复上述步骤再次进行消融治疗。⑤如有多个局灶病变需消融治疗，则中间应该间断退出内镜，清洗消融导管上的坏死凝结物。

4. 可再次对切缘进行VLE's扫描，检查切缘及周边是否残存有病变。若有病变残存需要扩大治疗面。

## 三、术后处理

1. 手术后应禁食24小时，适当静脉补液，根据病情逐步恢复饮食。

2. 建议术后抑酸治疗，可应用常规剂量质子泵抑制剂，每日2次，服用2周。

3. 对于术后疼痛的患者，可按需予以对乙酰氨基酚500～1 000 mg，每天不超过4次。如果对乙酰氨基酚不能完全缓解疼痛，可联合双氯芬酸50 mg，每天不超过2次。

4. 如怀疑有其他严重并发症发生，应及时行相关检查（如急诊胃镜、X线摄片或CT）。

## 四、术后随访

第一次ERFA治疗12周后，用高清内镜、染色内镜、EUS和VLE's内镜扫描成像复查。以后每年复查1次，2年内未见局部复发者可认为治愈。病灶周围有残余病变者可再次进行消融治疗。

## 五、消化道疾病举例

### （一）BE和早期EAC

#### 1. 不伴异型增生（上皮内瘤变）的 BE

ERFA 是伴或不伴异型增生的 BE 的有效治疗方法，众多研究表明 BE 经 ERFA 治疗后，肠上皮化生的完全缓解率可达 78%，异型增生的完全缓解率可达 91%　。尽管 BE 是公认的 EAC 癌前疾病，但目前流行病学证据显示，不伴异型增生的 BE 年癌变率仅为 0.12% ~ 0.27%　。因此目前英国胃肠病学会（BSG）和美国胃肠病学院（ACG）指南均不推荐常规行 ERFA 治疗不伴异型增生的 BE。

#### 2. 伴有 LGD 的 BE

既往观点认为，LGD 具有较低癌变风险，推荐 6 ~ 12 个月进行内镜随访监视。然而，研究显示，合并 LGD 的 BE 患者在随访中共有 85% 进展为 HGD 或 EAC，而不合并异型增生的 BE 患者随访中仅 4.6% 进展为 HGD 或 EAC，这提示既往观点低估了伴 LGD 的 BE 病理学进展的风险　。BE 相关 LGD 往往为平坦型病灶且传统 WLE 下不易检出，在 VLE's 使用的情况下检出率大幅度增高，而临床研究证实 ERFA 能使 90% 以上伴有 LGD 的 BE 患者异型增生完全缓解。3 年随访结果显示，ERFA 组及内镜随访组高级别病变进展率分别为 1.5% 及 26.5%。

#### 3. 伴有 HGD 或 IMC 的 BE

临床研究结果显示，ERFA 是治疗 BE 合并平坦型 HGD 或 IMC 的有效手段，治疗后异型增生完全缓解率可达 82.7%，肠上皮化生完全缓解率可达 77.6%。但 BE 合并的 HGD 或 IMC 大部分为内镜下可见的隆起性病灶，可通过 ESD 或 EMR 尝试完整切除，以实现更准确的病理学分级诊断，避免漏诊潜在的浸润性病变，内镜下切除可见的隆起性病灶后，可进一步行 ERFA 治疗残余病灶，降低局部复发风险。一项研究显示，局部 EMR 后联合 ERFA 治疗 BE 合并隆起性 HGD 或 IMC 效果确切可靠，治疗后异型增生完全缓解率为 93.4%，肠上皮化生完全缓解率为 73.1%。总之，对于合并内镜下可见的隆起性 HGD 或 IMC 病灶的 BE，推荐先对可见病灶行内镜下切除，病理学诊断确认无黏膜下浸润性病变后再行 ERFA 清除残余病灶；对于合并传统 WLE 下发现困难的平坦型 HGD 或 IMC 病灶的 BE，可直接行 ERFA 治疗，术后 3 个月需复查内镜及重新活检。

### （二）胃黏膜异型增生和重度肠上皮化生

胃黏膜异型增生和肠上皮化生是胃癌的癌前病变，欧洲消化内镜学会 2019 年更新发布的《胃部癌前病变管理指南》推荐，胃部内镜下可见的 LGD 至 HGD 病灶均应行 ESD 或 EMR 治疗。对于 LGD 病变，ESD 或 EMR 创伤相对较大，而 ERFA 创伤小、对内镜操作医师技术要求不高，具有较好的治疗效果及推广价值。目前国内有报道，对于胃 LGD 的治疗，每个病变射频治疗 3 次是安全有效的，而且创伤少、痛苦小，可在门诊进行。部分 LGD 内镜下发现困难，难以行内镜下切除术，ERFA 对于此类病灶仍具有治疗价值。目前国外已有 16 例病例报道，应用 ERFA 可根除 100% 的胃黏膜异型

增生 。《胃低级别上皮内瘤变规范化诊治专家共识》指出，ERFA 应用于胃黏膜异型增生（LGD），短期临床疗效显著，并发症发生率低，具有一定价值，但尚未经充分临床验证，还有待大规模和前瞻性研究进一步明确。

（三）胃窦毛细血管扩张症及放射性直肠炎

胃窦血管扩张症是上消化道出血及慢性贫血的病因之一，内镜下可表现为"西瓜胃"，即胃窦部可见纵向的，含有红色、扩张、扭曲血管的黏膜皱襞。国外临床研究报道 65.2% ~ 86.0% 的胃窦血管扩张症患者 ERFA 治疗后不再需要进行长期的输血治疗，且并发症发生率低。盆腔放射治疗后，容易并发放射性直肠炎，导致慢性直肠出血。经 ERFA 治疗，可使 94% ~ 100% 的患者出血停止，并减少需输血治疗患者比例（69.2% ~ 91.7%）。

（四）恶性胆道狭窄

近年来，胆管内 RFA 已经用于经内镜或经皮恶性胆道狭窄的治疗，高道键等回顾性研究提示 RFA 可能延长不能手术的胆管癌患者的生存期，但仍需更多的前瞻性随机对照研究验证其效果。缪林纳等人在内镜引导下射频消融治疗的胆道恶性狭窄患者均成功，同时经 VLE's 扫描后，确定病变长度，内镜下胆道的 RFA 治疗就更为精准。

（郑仕诚　陈光明　吴俊超）

# 第五章 容积激光显微内镜系统诊疗报告的书写

## 第一节 容积激光显微内镜系统检查的常用术语

**1. 容积激光显微内镜系统（VLE's）**

VLE's是一种将激光光学成像技术与内镜相结合的新型检查技术，激光光学扫描成像微探头与气囊和导管一起制成扫描成像导管，通过内镜的活检孔或胶囊输送到需要检测的人体自然腔道，可以直接观察到人体自然腔道黏膜及黏膜下的图像，可以准确判断需要成像的位置。在扫描时主要采用了光照射在不同黏膜层和结构返回光的能量差的低相干干涉系统中提取有用信息，与超声波原理相似，只是利用光代替了超声波。

**2. 光学相干层析（OCT）技术**

OCT是一种新型光学成像技术，利用近红外光作为探测源对生物组织的微观结构进行分辨率接近组织学水平的原位成像，成像分辨率为 $1 \sim 10 \mu m$，能够对生物组织内部结构和生理功能进行高分辨率、高灵敏度三维层析成像，被认为是最有可能成为"光学活检"的技术之一，可用于诊断一些传统医学成像诊断方法难以胜任的疾病，在诊断器官早期病变方面有明显优势。OCT技术目前在眼科、口腔、心血管等医学诊断领域已经得到了广泛的应用。

**3. 内窥式 OCT**

内窥式OCT是一种生物组织在体成像手段，采用易弯曲的微型成像探头配合导管和内镜实现体内人体自然腔道OCT成像技术。OCT探头按照扫描方式的不同可分为两种：侧视成像扫描探头和直视成像扫描探头。与US类似，区别在于用光和声分别对人体组织进行成像。由于OCT技术采用近红外光波作为信号源，并利用光学相干的方法获得深度层析信息，与超声相比能获得更高的分辨率。

### 4.VLE's 激光标记（VLEL）

VLEL 又称激光打标，是利用高能量密度的激光对组织表面进行局部照射使黏膜组织表面颜色发生变化的生物化学反应，从而留下标记，以便于内镜下诊疗的黏膜边界范围确定。

### 5. 光纤耦合器

光纤耦合器又称分歧器、连接器、适配器、法兰盘，是用于实现光信号分路 / 合路，实现光信号功率在不同光纤间的分配或组合的光器件。

### 6. 单光子发射计算层析成像（SPECT）

SPECT 和 PET 是核医学的两种 CT 技术，由于它们都是对从患者体内发射的 $\gamma$ 射线成像，故统称发射型计算机断层成像术（ECT）。

### 7. 气囊和导管

气囊和导管是一种特殊的精密医用导管，其主要用于人体内宫腔的介入治疗，常规的气囊和导管包括一个导管体和一个延伸于导管体部远端的可扩张气囊。

### 8. 电子内镜

电子内镜是一种可插入人体自然腔道进行直接观察、诊断、治疗的集光、机、电等高精尖技术于一体的医用电子光学仪器。它采用尺寸极小的微型图像传感器（CCD）深入人体腔内进行微型摄像，它将光能转变为电能，再经过图像处理器 "重建" 高清晰度的、色彩逼真的图像显示在监视器屏幕上，供医师观察和诊断。

### 9. 白光内镜（WLE）

WLE 是正常电子胃镜用白光观察胃黏膜。

### 10. 共聚焦激光显微内镜（CLE）

CLE 是在内镜末端加上一个极小的激光共聚焦显微镜，可以在内镜检查的同时获取消化道上皮及上皮下高度放大的横截面图像，从而在内镜下作出组织学诊断并指导靶向活检。

### 11. 超声内镜（EUS）

EUS 是将内镜和超声相结合的消化道检查技术，将微型高频超声探头安置在内镜顶端，当内镜插入体腔后，在内镜直接观察消化道黏膜病变的同时，可利用内镜下的超声行实时扫描，可以获得胃肠道的层次结构的组织学特征及周围邻近脏器的超声图像，从而进一步提高了内镜和超声的诊断水平。

### 12. 窄带成像（NBI）

NBI 是通过特殊的光学滤镜，将组成白光的蓝、绿、红三个波段过滤形成带宽较小的三个窄波段，三个波段对组织的穿透深度不尽相同，分别对应黏膜的浅层、中层和深层，通过内镜系统的图像调整回路整合后在监视设备上成像，能够反映黏膜不同层次的结构。

### 13. 放大内镜（ME）

ME 是通过在普通电子内镜基础上增加变焦镜头，使黏膜组织光学放大 1.5 ~ 150 倍的消化内镜检查方法。通过 ME 观察消化道黏膜表面腺管开口、微血管及毛细血管等微细结构的改变，有利于判断黏膜病变病理学性质，明确病变浸润范围及提高活检准确性。

### 14. 放大内镜窄带成像（ME-NBI）

ME 与电子染色 NBI 高分辨率等技术结合观察消化道黏膜等微细结构的改变，在消化道疾病尤其是早期肿瘤诊断方面有独特优势，可有效提高诊断效率。

### 15.VLE-DA 评分模式（VLE-DA）

根据 VLE's 信号强度和异型腺体来区分异型增生。

### 16. 食管胃黏膜异位（HGM）

HGM 是胃黏膜上皮长到食管黏膜表面，它是一种少见的先天性胚胎残余病变，可发生于食管的任何部位，以食管上段靠近咽喉部较多见。发生于食管下端者多诊断为 BE。

### 17. 上皮内瘤变（IN）

IN 是一种以形态学改变为特征的上皮性病变，也是目前临床病理诊断中常用的一种诊断术语，包括组织结构和细胞形态学改变，伴随细胞增殖动力学和细胞分化的异常，属于肿瘤或向肿瘤发展过程中的异型增生或异型增生性病变。根据异型增生程度可将 IN 分 LGD 和 HGD，根据病理活检可明确诊断。

### 18. 低级别上皮内瘤变（LGD）

LGD 是指结构和细胞学异常限于上皮的下半部，相当于轻度和中度异型增生。

### 19. 高级别上皮内瘤变（HGD）

HGD 是一种癌前病变，相当于上皮重度异型增生或异型增生，可发生于较多部位，例如宫颈、阴道、食管、皮肤等部位。一般是由多种因素造成的，例如细菌病毒感染、不良的饮食生活习惯、炎症刺激、环境因素、遗传因素以及基因突变等，会导致发生 HGD。如果不积极治疗，任其发展有发生癌变的可能性。

### 20. 黏膜内癌（IMC）

IMC 是一种发生在人体黏膜当中的早期恶性肿瘤，IMC 一般不会出现转移，但也不是绝对的。仍有极少数的会出现远处转移，只是概率相对非常的小，比如印戒细胞癌，在极早期的时候有可能会出现远处器官的转移。

### 21. 鳞状上皮肠上皮化生（SSIM）

黏膜鳞状上皮转变为含有帕内特细胞或杯状细胞的小肠或大肠黏膜上皮组织，称为鳞状上皮肠上皮化生。

### 22. 巴雷特食管（BE）

BE 是指食管下端黏膜受损后在修复过程中原复层鳞状上皮被单层柱状上皮所替代的一种病理现象。

### 23. 食管鳞状细胞癌（ESCC）

ESCC 是指食管鳞状上皮异型增生导致的食管恶性肿瘤，是一种常见病，目前主要病因尚未完全清楚，可能与饮食和生活方式、遗传、感染和疾病因素有关，其主要临床症状包括吞咽困难、疼痛、反流、声音嘶哑、消瘦，可导致感染、体液失衡、心理障碍的并发症。目前主要通过手术、化学药物治疗、放射治疗等多种方式综合治疗，预后一般。

### 24. 食管腺癌（EAC）

EAC 是由食管黏膜下或者来自贲门腺体发生的恶性肿瘤。

### 25. 胃食管反流病（GERDs）

GERDs 是指胃十二指肠内容物反流入食管引起反酸、胃灼热等症状。反流也可引起口腔、咽喉、气道等食管邻近的组织损害，出现食管外表现，如哮喘、慢性咳嗽、特发性肺纤维化、声嘶、咽喉炎和牙蚀症等。根据反流是否导致食管黏膜糜烂、溃疡，分为糜烂性食管炎（EE）、BE，其中非糜烂性反流病（NERD）最常见。

### 26. 消化性溃疡（PUD）

PUD 是指在各种致病因子的作用下，黏膜发生的炎症与坏死性病变深达或穿透黏膜肌层导致的溃疡。常发生在与胃酸接触的消化道黏膜，以胃、十二指肠最常见。

### 27. 早期胃癌（EGC）

EGC 通常指癌组织浸润深度仅限于黏膜及黏膜下层，不论病灶的大小或淋巴结是否转移。早期症状不明显，仅仅感到上腹部不适。

### 28. 结直肠癌（CRC）

CRC 又称大肠癌，是源于大肠腺上皮的恶性肿瘤，可发生在各段大肠，70% 发生于左侧，尤以乙状结肠和直肠最多。大肠肿瘤的生长特点是肿瘤的多发性，半年内的同一时间点存在两个或两个以上的肿瘤，称为同时瘤。不同时间点存在两个或两个以上肿瘤，称为异时瘤。病因尚不清楚，该肿瘤的发病主要与人们的生活方式、环境和饮食结构有关，某些特殊类型大肠癌可能更多与遗传因素相关。

### 29. 胰腺癌（PC）

PC 是发生于胰腺外分泌腺的恶性肿瘤。胰腺恶性肿瘤可来自胰腺外分泌腺、内分泌腺或非上皮组织，其中 95% 为胰腺癌，该疾病预后最差，其发病率和死亡率很高。

### 30. Oddi 括约肌功能障碍（SOD）

SOD 是 Oddi 括约肌（SO）的异常收缩，胆汁或胰液经胰管、胆管汇合处流出受阻的良性、非结石性梗阻。临床上，SOD 表现为胆源性或胰源性疼痛，胰腺炎或肝脏功能检查异常。

### 31. 炎症性肠病（IBD）

IBD 是一组病因尚未阐明的慢性非特异性肠道炎症性疾病，包括 UC 和 CD。

### 32. 膀胱癌（BC）

BC 广义上指起源于膀胱的恶性肿瘤，一般为产生于膀胱壁上皮组织和间质组织的恶性肿瘤。

### 33. 牵拉性支气管扩张（TB）

TB 是一个慢性的进行性的发病过程，是由于肺部感染造成的支气管阻塞，管壁破坏或者受到外周组织的牵拉而使支气管扩张。

### 34. 特发性肺纤维化（IPF）

IPF 是一种慢性、进行性、纤维化性间质性肺炎，病因尚不明确，发病率呈逐年增长的趋势，主要的发病机制为肺泡上皮细胞损伤和异常修复，所致的肺部组织出现纤维化病变。特发性肺纤维化的主要临床表现为咳嗽、咳痰、呼吸困难，起病隐匿，病情逐渐加重，治愈的机会很小，死亡率很高。

### 35. 血管内超声（IVUS）

IVUS 是无创性的超声技术和有创性的导管技术相结合的一种使用末端连接有超声探头的特殊导管进行的医学成像技术。

### 36. 生物可吸收支架（BS）

BS 是用可溶解在人体内的材料制成，放入体内后，可被人体吸收，经常被用于外科手术中。例如提供支撑的血管支架、肠道支架，另外还包括作为营养物质载体并提供一定的尺寸结构的人工骨支架、人工器官支架等。

### 37. 高分辨 CT（HRCT）

HRCT 是高科技产物，可以在较短扫描时间内取得 1 ~ 1.5 mm 的薄层图像，可显示细微结构，有良好空间分辨率，特别是在肺部方面应用，是目前活体肺无创性成像技术中最敏感的工具。

### 38. 胶囊内镜（TCE）

TCE 全称为"智能胶囊消化道内镜系统"，又称"医用无线内镜"。原理是受检者通过口服内置摄像与信号传输装置的智能胶囊，借助消化道蠕动使之在消化道内运动并拍摄图像，医师利用体外的图像记录仪和影像工作站，了解受检者的整个消化道情况，从而对其病情作出诊断。

### 39. 内镜逆行胰管、胆管造影（ERCP）

ERCP 是将内镜经口插入十二指肠降部，经十二指肠乳头导入专用器械进入胆管或者胰管内，在 X 线透视下注射造影剂造影、导入子内镜 / 超声探头观察、进行脱落细胞 / 组织收集等操作，完成对胆、胰疾病的诊断，并在诊断基础之上实施相应介入治疗的总称，是目前微创治疗胆胰疾病的主要手段之一。

### 40. 内镜下黏膜切除术（EMR）

EMR 是由内镜息肉切除术和内镜黏膜注射术发展而来的一项内镜技术。EMR 的目的是切除部分黏膜，深度可达黏膜下组织，因而可起到治疗黏膜病变的作用。

### 41. 内镜黏膜下剥离术（ESD）

ESD 是在 EMR 基础上发展而来的新技术，治疗主要针对早期消化道癌和癌前病变。方法是在内镜黏膜下注射的基础上利用几种特殊的黏膜切开刀，将病变所在黏膜剥离。切除深度：黏膜全层、黏膜肌层及大部分黏膜下层。通过 ESD 可完整地切除病变，达到根治消化道肿瘤的效果。

### 42. 射频消融术（RFA）

RFA 在腔内异常结构的位置，局部释放 200 ~ 750 kHz 的电磁波，射频电流经过人体时，在很小的范围内产生较高的温度，通过热效能，使局部组织内水分蒸发，干燥坏死而达到治疗目的。

### 43. 支气管热成形术（BT）

BT 是一种支气管镜下的治疗手段，使用微热消减过度增生的呼吸道平滑肌组织，帮助缓解严重的哮喘发作。

### 44. VLE's 黏膜层消失

VLE's 黏膜层消失的定义指所观察到的鳞状上皮层状黏膜结构的部分或全部丧失。

### 45. VLE's 黏膜层部分消失

在 1 cm 纵向扫描中，超过 50% 的横断面出现 ≥ 2 mm 的黏膜层（测量的黏膜层的平均厚度）。一旦鉴别出部分消失的 VLE's 黏膜层，VLE-DA 要求评价者对异型腺体进行定量。异型腺体是一种形状和大小不规则的囊性结构。若 1 cm 纵向扫描中出现超过 5 个异型腺体，则被认为是肿瘤。

### 46. 黏膜层完全消失

在 < 50% 的扫描中，横切面上没有黏膜层或其存在于 < 2mm 处。如果黏膜层完全消失，VLE-DA 要求评判者解释在扫描中一半以上位置出现的黏膜层强度—黏膜下层强度比率（黏膜层强度 > 黏膜下层强度，或黏膜层强度 ≤ 黏膜下层强度），黏膜层强度 > 黏膜下层强度被认为是肿瘤。

（何元清　周　骥）

# 第二节　容积激光显微内镜系统诊断报告的书写

容积激光显微内镜诊断报告的书写原则主要是要准确、全面和系统地将病变及相关组织情况描述清楚。一般情况下都是选用电脑格式化报告和修改的方法。电脑格式化报告是将专家的医学思想、知识及临床经验抽象成描述模板，详细地表述出来，供作报告时调用。这样检查者完成检查后既可根据诊断印象选择相应的报告模板，选取相应关键词快速制作报告，又可选择采集的图像打印成图文并茂的报告。避免了手写报告潦草、不规范和遗漏的问题，而且方便今后的资料检索。诊断报告都应包括病变本身的描述，如范围大小、异型增生的程度、VLE-DA 评分值等。

容积激光显微内镜诊断的报告描述一般分为内镜描述和 VLE's 描述两部分。内镜描述的主要内容与普通内镜描述基本相同，一般位于 VLE's 内镜报告的第一部分。VLE's 描述，包括病变的形状、大小、边界、深度和激光标记的位置等有利于治疗方面信息应全部呈现在报告中（如表 2-5-2-1）。

表2-5-2-1　XXXXX医院容积激光显微内镜诊断报告单模式（以BE为例）

××××× 医院容积激光显微内镜诊断报告单

| 设备： | 住院号：××× | 检查号：××× | |
| 姓名：××× | 性别：××× | 年龄：×× 岁 | 受检原因：烧心 |
| 病区：××× | 床号：××× | | |
| 来源：门诊或病房 | 临床诊断：BE？ | | |

检查所见：

　　普通内镜所见：表现为食管远端胃食管交界上方灰白色食管鳞状上皮处出现橘红色，伴（或）有栅栏样血管表现的柱状上皮区域，柱状上皮区呈天鹅绒样，按形态可分为全周型、舌型和岛状，按化生长度可分为 ≥ 3 cm 的长段和 < 3 cm 的短段

　　特殊染色内镜所见：（包括 NBI、LCI 和碘染）

　　VLE's 所见：低散射的隐窝腺样结构的形态，食管壁分层结构（黏膜肌层和黏膜下层）的完整性（完全、部分）破坏，黏膜层消失（消失、部分、完全），有无表层凹陷，有无分层缺失，隐窝或腺体上皮细胞是否完好。腺体不规则的表面和异常腺体结构和程度。有无贲门型结构镶嵌征，病变范围大小、深度，病变激光标记点。VLE-DA 评分，Evans 标准评分和预测评分值

　　图例顺序：1.WLE's；2.特殊染色内镜图片；3.VLE's 扫描成像图；4.激光标记范围图

　　诊断意见：BE 伴或不伴异型增生或腺癌

　　建议：ESD、EMR 或射频治疗

　　报告医师：×××

　　报告日期：× 年 × 月 × 日

（周　骥　郑仕诚）

# 第三节　容积激光显微内镜系统治疗报告的书写

　　VLE's 是内镜治疗前后确定病变治疗范围和治疗后效果评价的一种手段，作为一项新型的影像成像诊断技术具有独特特点。可对人体自然腔道病变的早期进行筛查，预测已知病变的异常进展、在内镜根除治疗的阶段之前和期间对病变的可疑区域进行图像记录和内镜下根除后的监测等功能。

　　容积激光显微内镜治疗的报告描述一般分为内镜检查描述、VLE's 扫描描述和内镜治疗过程描述三部分。内镜描述的主要内容与普通内镜描述基本相同，一般位于 VLE's 内镜报告的第一部分，VLE's 描述分为治疗前后扫描的描述，包括病变的形状、大小、边界、深度和激光标记的位置和切

除后病变是否存在残留等，第三部分就是治疗过程的描述（EMR、ESD 和射频消融等）。如表2-5-3-1 所示。

**表2-5-3-1 ××××医院容积激光显微内镜治疗报告单模式**

（以直肠侧向发育肿瘤为例）

设备：×××　　住院号：×××　　检查号：×××

姓名：×××　　性别：×　　　年龄：××岁　　　　受检原因：大便不成形

病区：×××　　床号：×××　　来源：门诊或病房　　临床诊断：直肠侧向发育肿瘤

检查所见：

内镜所见：

特殊内镜所见：（包括放大内镜、色素内镜等）

VLE's 切除前所见：

EMR、ESD 等治疗过程：

VLE's 切除后所见：

图例顺序：1.WLE；2.特殊染色内镜图片；3.VLE's 扫描成像图（切除前）；4.激光标记范围图；5. EMR 或 ESD 切除过程图；6. VLE's 扫描成像图（切除后）

诊断意见：直肠侧向发育肿瘤

治疗：ESD 切除

建议：

报告医师：×××

报告日期：×年×月×日

（周　骥　郑仕诚）

# 第 三 篇
## 容积激光显微内镜系统的管理

# 第一章　容积激光显微内镜系统诊疗操作的护理

## 第一节　容积激光显微内镜系统诊疗操作的常规护理

### 一、诊疗操作前的常规护理

（一）身体评估

全面了解患者的身体状况，如年龄、文化程度、血氧饱和度等情况，评估患者有无心脏病、高血压、糖尿病、肠梗阻、食管静脉曲张等疾病史，及时排除诊疗操作的禁忌证，评估凝血功能是否正常，有无麻醉药过敏史等，减少意外事件发生。

（二）心理护理

容积激光显微内镜系统诊疗操作属于侵入性的操作，大部分人对该操作的作用机制不了解，患者或多或少会出现紧张、恐惧等不良情绪，不能很好地配合诊疗操作，甚至会排斥该项检查。有效的心理护理可减轻患者的紧张、恐惧等情绪，因此，护理人员对待患者应热情、诚恳，态度和蔼可亲，耐心向患者讲解容积激光显微内镜系统的优势、诊疗操作的目的、诊疗操作过程、过程中需要配合的注意事项、并发症、诊疗操作后的注意事项等，使患者对诊疗操作有一定的了解，取得患者的理解及信任，从而减轻患者的心理负担，以消除患者恐惧、紧张等不良情绪，消除患者对该诊疗操作的顾虑和担忧，积极配合进行诊疗操作。

（三）诊疗操作前准备

**1. 患者准备**

（1）完善血常规、凝血功能、血淀粉酶、输血前九项和肝炎标志物等检查，行心电图和 X 线胸片诊疗操作以评估心肺功能。

（2）练习床上大小便，放松全身肌肉，缓慢用力，避免用力过猛。诊疗操作前排空膀胱，穿大小合适的病号服、平底防滑鞋，取下义齿、眼镜及金属物。

（3）其他特殊准备详见消化道、其他腔道容积激光显微内镜系统诊疗操作护理。

**2. 环境准备**

保持环境温度在 18 ~ 22℃，幼儿、年老体弱者，温度可调节至 22 ~ 24℃，湿度保持在 50% ~ 60%，光线充足、适宜，声音强度保持在 35 ~ 40 dB，为患者提供一个温湿度适宜、安静舒适的诊疗操作环境。

**3. 设备准备**

采用容积激光显微内镜系统，操作前护士检查内镜设备状态，保证性能完好。

**4. 家属准备**

选择陪护能力强的家属，护士与家属进行充分沟通，做好解释工作，向其说明诊疗操作目的、诊疗操作需要配合的注意事项等，消除其顾虑，取得家属的理解与配合。

**5. 麻醉评估**

护士协助患者完成麻醉评估，准备麻醉评估所需材料，如心电图、病历等，评估内容包括：基本信息、心血管系统、神经系统、内分泌系统等，交代相关注意事项。

**6. 用物准备**

护士按要求协助准备好麻醉用药、麻醉器械等，且放于随手可取处，避免遗漏，常用麻醉药物有：盐酸利多卡因胶浆（10 mg/0.2 g）、丙泊酚中/长链脂肪乳注射液（20 ml/0.2 g）、枸橼酸芬太尼注射液（10 ml/0.5 mg）、咪达唑仑注射液（2 ml/2 mg）等，其他用物：穿刺针、无菌治疗巾、无菌手套、心电监护仪、吸引管、10% 甲醛固定溶液及无菌试管等。备用吸氧和吸痰装置，特殊情况备好抢救车，确保急救物品呈完好备用状态，以防意外发生。

**7. 建立静脉通道**

护士应根据患者年龄、血管条件等选择合适的留置针建立静脉通道，常选择绿色 18 号、20 号留置针建立静脉通道，遵医嘱进行静脉补液等治疗。

**8. 医护人员准备**

严格按照医院感染防控要求，穿手术衣，戴口罩、帽子、外科手套，必要时戴面屏，穿防护衣，做好个人防护。

（四）诊疗操作前用药

详见消化道、其他腔道容积激光显微内镜系统诊疗操作前用药。

## 二、诊疗操作中的常规护理

病区护士完成患者诊疗操作前准备、测量患者生命体征、填写交接单、备好病历，通知中央运输人员。

中央运输人员携带患者病历，陪同患者及家属至内镜中心或手术室，普通患者可采用步行的方式，危重患者选择轮椅或病床，与内镜中心或手术室护士做好患者、病历、病情等的交接。操作前由操作医师、麻醉医师、护士进行操作前三方安全核查，核查内容为患者身份信息、诊疗操作项目、诊疗操作部位、患者体位、特殊器械等。操作过程中护士应密切关注仪器数据状况，如有异常立即报告。协助医师完成活检标本的留取，正确放置于标本容器中，清楚标注患者信息，确保正确送检。操作结束后，由操作医师和护士共同核对患者姓名、住院号、诊疗操作项目等。

## 三、诊疗操作后的常规护理

协助患者穿好衣裤，平车送患者至复苏室，严密监测其意识、心率、呼吸等情况，由于患者苏醒后短时间内会出现反应迟钝的现象，部分会发生头晕及不同程度的肢体障碍，因此护理人员还需要观察患者是否有恶心、呕吐、呼吸抑制等症状。待患者麻醉清醒且生命体征平稳后，及时告知患者已顺利完成诊疗操作，主动扶起患者，协助患者到观察室休息，并通知家属陪同。待患者完全清醒，内镜或手术室护士再次测量患者生命体征、填写交接单、备好病历，通知中央运输人员。中央运输人员携带患者病历，陪同患者及家属至病区病房，与病区护士做好患者、病历等的交接。严格按照操作规范处理容积激光显微内镜系统，做好清洁、消毒等，以防交叉感染。做好诊疗操作后病情观察、健康指导等。

## 四、健康宣教

做好随访，向患者或家属介绍整个诊疗操作治疗的情况，并给予诊疗操作后卫生和康复的指导；再次了解患者整个诊疗操作过程的体验和满意度、对诊疗操作过程的意见和建议，通过不断调整个性化护理方案，提高护理质量，提升患者满意度。

（陈　洁　马　莉）

# 第二节　上消化道容积激光显微内镜系统诊疗操作的护理

## 一、诊疗操作前的护理

### （一）患者准备

诊疗操作前1天晚饭后开始禁食或诊疗操作当天禁食5小时以上，禁饮水2小时，预防诊疗操作中或后发生反流、呕吐等反应，引起误吸、肺部感染或窒息等意外和并发症的发生。正常人胃排空时间为4～6小时，心情紧张、焦虑或疼痛不适等可使胃排空时间延长，禁食时间应适当延长，有食管或幽门梗阻者，要禁食2～3天，必要时应插胃管进行洗胃。

### （二）诊疗操作前用药

诊疗操作前用药，如达克罗宁胶浆、盐酸丁卡因、盐酸利多卡因胶浆等，对保障顺利插镜、仔细观察及寻找病变、准确活检和精细的内镜下治疗十分重要。对一些精神紧张的患者，术前用药还有助于减少痛苦，更好的配合诊疗操作。

## 二、诊疗操作中的护理

1. 扶患者躺至诊疗操作床上，协助患者松开衣领和腰带，取左侧卧位，保持头部略向前倾，内收下颌，以增加咽喉部空隙，同时调整枕头高低直至合适范围，保持头部固定。嘱患者两腿屈膝，使用约束带固定患者腰部，确保正确约束，松紧度适宜，拉起操作床双侧床档，防止患者发生坠床等不良事件。

2. 根据患者口腔大小，选择合适的牙垫，常用套头式，铺好治疗巾，置弯盘于下颌，降低左侧口角位置，备好纱布，嘱患者口含牙垫，牙齿轻轻咬住牙垫，口水自然往外流，不要蓄积在口中，也不可吞咽唾液。告知患者当镜身从口腔插入口咽部时，舌根应放松，做吞咽动作，指导患者深呼吸，并向患者说明诊疗操作过程中可能出现的不适，取得患者的理解及配合。

3. 使操作显示屏正对操作医师，诊疗操作床放置于主机右侧，待患者进入镇静状态后由操作医师开始进镜。护士位于患者头侧，保持患者头部位置不动，以便内镜顺利通过咽喉部。护士应密切观察患者情况，如脉搏、呼吸、血氧饱和度、血压等情况，对年老、心脏疾病等患者应给予吸氧，一旦发现血氧饱和度下降，口腔内有分泌物，应立即抬高患者下颌，使用纱布、吸痰管负压吸引，及时清除患者口腔内分泌物，以保持呼吸道通畅，防止误吸和窒息的发生，直到患者血氧饱和度恢复正常。必要时视情况停止诊疗操作并做相应处理。

4. 协助医师完成容积激光显微内镜引导下的 EMR、ESD 等操作。若怀疑食管恶性病变，协助医师完成碘染，常用染色剂有：靛胭脂、亚甲蓝、复方碘溶液、结晶紫、冰醋酸（食用白醋）、酚红、刚果红等。护士用空针抽吸染色剂，连接内镜专用注射器，排气，通过嵌道帽进行染色剂的注射。

## 三、诊疗操作后的护理

1. 诊疗操作结束后，用清洁纱布轻轻清理患者口腔或鼻腔分泌物，或润滑剂等，以防止出现呼吸道阻塞。如患者有咽部疼痛不适，告知患者不必过分担心，一般诊疗操作后 6 ~ 12 小时可好转。指导患者用生理盐水漱口，保持口腔清洁，必要时服润喉片。

2. 诊疗操作后 24 小时内密切观察患者病情变化，监测患者血压、脉搏、呼吸、体温等生命体征并做好记录，保持静脉通路通畅，监测血常规、出凝血时间和血淀粉酶变化情况。

3. 诊疗操作 24 小时后，如患者血清淀粉酶在正常范围内，则可嘱其进食温凉流质或半流质，即不含食物纤维的食物，如米汤、米粥、煮烂的面条、蒸蛋羹、小馄饨等，易于吞咽和消化，并逐步过渡到正常饮食。嘱患者卧床休息，禁食 24 小时，如有上腹部不适、腹痛及时告知医师。

4. 观察有无出血、穿孔等并发症

（1）观察患者是否有出血的情况发生，密切观察患者血压变化，是否有解黑便、呕血等情况。若诊疗操作或治疗后即刻出血，可局部用 1∶10 000 肾上腺素盐水局部注射或选用出血部喷洒 5% 的孟氏溶液或喷洒凝血酶，也可首选金属夹止血，或选用高频电止血钳、氩气刀、高频电凝激光等止血，如小动脉喷血或喷射样出血无法控制，应选择急诊手术止血或局部注射 1∶10 000 肾上腺素盐水加电凝管造影血管栓塞止血。若诊疗操作或治疗后迟发出血，如渗血，可选用内镜下喷洒止血、注射止血、电凝止血、氩气刀止血、激光止血等，如为小动脉出血可选用金属夹止血。内镜下止血治疗无效的大出血可行急诊血管造影加血管栓塞止血或急诊手术止血。

（2）观察患者是否发生穿孔，密切观察患者是否出现恶心、呕吐、腹痛，腹痛的部位、时间、性质等。若诊疗操作或治疗后即刻穿孔，穿孔不大可用金属夹夹闭穿孔，并遵医嘱给予禁食、补液、抗感染等治疗；若穿孔发生于上消化道，还需行胃肠减压和静脉应用质子泵治疗，穿孔较大无法用金属夹夹闭，或腹膜刺激症状重，应急诊外科手术治疗。若诊疗操作或治疗后发生迟发性穿孔，通常因为切除时电凝过度，导致消化道全层电损伤组织坏死，这类穿孔发生时间晚，局部污染严重，甚至有食物或粪便经穿孔处进入腹腔或纵隔和胸膜腔，局部组织水肿、溃烂明显，基本无内镜下治愈的可能性，若发现应尽快行手术治疗。

5. 密切观察患者排尿情况，准确记录患者 24 小时尿量，指导患者放松全身肌肉，缓慢用力，避免用力过猛。

## 四、健康宣教

嘱患者适当卧床休息；告知患者注意事项，饮食宜清淡、易消化，忌辛辣、刺激、油腻等食物；避免驾驶机动车、进行机械操作或从事高空作业，以防意外发生。

（陈　洁　马　莉）

# 第三节　下消化道容积激光显微内镜系统诊疗操作的护理

## 一、诊疗操作前的护理

（一）患者准备

1. 诊疗操作前两天进食易消化的低纤维食物，即咀嚼口感很细腻的食物，如小米、玉米面、小白菜、软面条等，不要饮牛奶，避免进食海带、紫菜、韭菜、芹菜、香菇及带籽水果，如火龙果、西红柿等。

2. 肠道准备，充分的肠道准备能够确保诊疗操作视野的清晰性以及操作准确性，从而保证诊疗操作的顺利开展。护士应指导患者根据诊疗操作时间合理安排口服洗肠液时间，并指导患者进行洗肠液的准备，具体方式如下：

（1）上午行诊疗操作的患者：诊疗操作前一天晚上 8 点，将一盒复方聚乙二醇电解质散加入 1 000 ml 温水中，搅匀，分次小剂量在 2 小时内将 1 000 ml 液体口服完。诊疗操作当天早上 5 点空腹状态下按上述方法再重复服用第二盒复方聚乙二醇电解质散。诊疗操作当天 7 点以后禁饮水。

（2）下午行诊疗操作的患者：诊疗操作当日禁早、午餐。诊疗操作当日早上 8 点，将两盒复方聚乙二醇电解质散加入 2 000 ml 温水中，搅匀，分次小剂量 3 小时内将 2 000 ml 液体口服完。诊疗操作当天 11 点以后禁饮水。

注意：想要取得较为理想的肠道准备质量，且不对睡眠质量造成过大的影响，减轻不适感，减少不良反应，采取小剂量分次给药法比较好。若短时间内大量服用聚乙二醇，极易造成肠道内压力上升，从而出现腹痛、腹胀以及脱水等不良反应，甚至引起休克及肠穿孔，当出现严重不良反应时则需及时停止给药。肠道准备完成至开始结肠镜诊疗操作间隔时间在 2 ～ 4 小时，肠道准备质量可以保持在最佳清洁状态。

病区卫生间马桶上方的墙壁上张贴肠道准备合格与否的对比图，指导患者进行肠道准备情况的判断，根据最后一次大便性状来看（抽水马桶中最后一次的大便性状）。若肠道准备不充分，需及时告知医师或护士，必要时重新准备肠道。

高血压患者，根据血压情况，在口服完洗肠液 1 小时后可根据医嘱服用降压药，不建议用其他药物，保持空腹状态。

同一天行下消化道容积激光显微内镜系统诊疗操作和腹部 B 超诊疗操作的患者，先做 B 超再做容积激光显微内镜诊疗操作。

（二）诊疗操作前用药

容积激光显微内镜系统诊疗操作前用药对保障顺利插镜、仔细观察及寻找病变、准确活检和精细的内镜下治疗十分重要。对一些精神紧张的患者，术前用药还有助于减少痛苦，更好的配合诊疗操作。

## 二、诊疗操作中的护理

1. 扶患者躺至诊疗操作床上，协助患者松开衣领和腰带，将裤子脱至膝盖处，取左侧卧位，腹部放松，嘱患者两腿屈膝，充分暴露患者臀部，将治疗巾铺于患者臀部，备好纱布。向患者说明诊疗操作过程中可能出现的不适，并使用约束带固定患者腰部，确保正确约束，松紧度适宜，拉起操作床双侧床档，防止患者发生坠床等不良事件。

2. 护士位于患者背侧，保持患者左侧卧位不动，诊疗操作中协助操作医师进行患者腹部按压等，以便内镜顺利通过，护士密切观察患者情况，如脉搏、呼吸、血氧饱和度、血压等情况，对年老、有心脏疾病等患者应给予吸氧。如有异常，立即报告诊疗操作者，必要时视情况停止诊疗操作并做相应处理。

3. 协助医师完成容积激光显微内镜系统引导下的 EMR、ESD 等技术。若为肠道恶性病变，协助医师完成碘染，护士用空针抽吸染色剂，连接内镜专用注射器，排气，通过嵌道帽进行染色剂的注射。

## 三、诊疗操作后的护理

1. 诊疗操作结束后，用清洁纱布轻轻清理患者肛周排泄物或润滑剂等。嘱患者卧床休息，禁食24 小时，24 小时内密切观察患者病情变化，监测患者血压、脉搏、呼吸、体温等体征并做好记录，保持静脉通路通畅，观察患者有无腹胀、腹痛、便血等并发症，如有上腹部不适、腹痛等，应及时通知医师。

2. 诊疗操作后若出现腹胀的应对方法：

1）鼓励患者多走动。研究证明患者早期下床活动，由于体位的变化可引起肠道反射，从而促进肠集团式蠕动，加快排气、排便。具体行走的速度和时间可根据自身的耐受性而定，在身体可耐受的情况下尽量快速、长时间的行走。

2）如厕时肛门括约肌舒张，降结肠、乙状结肠和直肠收缩，膈肌和腹肌收缩，增加腹内压力，因而可促进肠内气体、粪便的排出。

3）让患者跪卧于床面，腹部垫软枕或棉被支撑，头偏向一侧，两臂屈肘放于头的两侧，胸贴床面，腹部悬空，臀部抬起，两小腿平放于床上稍分开，大腿和床面垂直。以能保持住身体的平衡为度，维持时间可根据患者的耐受性而定。

4）腹部按摩，手掌或大小鱼际紧贴体表，手法柔和，轻重均匀，以患者可耐受为度，自右下腹部开始，两手一前一后顺时针沿升结肠、横结肠、降结肠和乙状结肠方向做单向旋转按摩 10 分钟，促使气体移向肛门部，利于气体排出。

5）腹部热敷，可改善血液循环，升高皮肤及内脏温度，从而加快肠蠕动，促进排便、排气。

6）肛管排气，是将肛管从肛门插入直肠，以排除肠腔积气的方法，将肛管前端用剪刀剪 2 ~ 3 个直径 0.3 cm 的侧孔，将肛管轻柔的插入肛门 15 ~ 18 cm，末端连接一次性负压引流器。置引流器低于肛门 20 cm 处，行负压吸引，在吸引过程中可来回推拉肛管，待引流器内气体膨胀至极限后打开引流器开关放出气体，再次重复负压吸引。

3. 观察有无出血、穿孔等并发症，若发现应及时通知医师处理。若发生出血、穿孔等，处理方式同上消化道容积激光显微内镜的诊疗操作护理。

4. 密切观察患者排尿、排便情况，记录患者 24 小时尿量。

5. 诊疗操作 24 小时后，如患者无腹胀、腹痛后可进食无刺激、易于吞咽和消化的食物，如米汤、米粥、煮烂的面条、蒸蛋羹、小馄饨等。

## 四、健康宣教

嘱患者适当卧床休息，避免驾驶机动车、进行机械操作或从事高空作业，以防意外发生；告知患者腹胀一般在肛门排气或排便后可自行消失，无须担心；指导患者饮食宜清淡、易消化，忌辛辣、刺激、油腻等食物。

（陈　洁　马　莉）

# 第四节　其他腔道容积激光显微内镜系统诊疗操作的护理

## 一、纤维支气管容积激光显微内镜系统诊疗操作的护理

（一）诊疗操作前的护理

1. 诊疗操作前 2 小时进 100 ml 半流质，如肉末粥、蛋花粥、面条汤、面片汤、馄饨、蒸蛋羹、

蛋花汤等，之后开始禁食、禁水，可有效减少不良事件的发生，减轻血压波动，缓解患者焦虑情绪，提高诊疗操作效率。

2. 不做剧烈运动，如跑步、跳高、俯卧撑等，不饮酒和不吸烟。

（二）诊疗操作中的护理

1. 扶患者躺至诊疗操作床上，协助患者松开衣领和腰带，取平卧位，并使用约束带固定患者腰部，确保正确约束，松紧度适宜，拉起诊疗操作床双侧床挡，防止患者发生坠床等不良事件。

2. 操作医师站于患者头侧，护士位于操作医师对侧，保持患者头部位置不动，以便内镜顺利通过鼻咽部，护士密切观察患者情况，注意观察患者的脉搏、呼吸、血氧饱和度、血压等情况，对年老、有心脏疾病等患者应给予吸氧。如有口腔、鼻腔分泌物流出时，使用纱布、吸痰管负压吸引清除患者口腔、鼻腔内分泌液，以保持呼吸道通畅，防止误吸和窒息。如有异常应立即报告，必要时视情况停止诊疗操作并做相应处理。

（三）诊疗操作后的护理

1. 诊疗操作后嘱患者少说话，禁食禁饮 2 ~ 3 小时，3 小时后，试吞温水，无呛咳方可进食，进低温清淡软食，即质地软，便于咀嚼，易于消化的食物，如豆腐、虾仁、面条、手擀面、饺子等。

2. 24 小时内密切观察患者病情变化，监测患者血压、脉搏、呼吸、体温等体征并做好记录，保持静脉通路通畅。

3. 观察诊疗操作或治疗后有无出血、气胸、感染等并发症，若发现及时通知医师处理。

（1）出血：密切观察患者有无呕血及解黑便，同时应做好预防，在操作前护士应协助患者检查血小板计数、凝血酶原时间、部分凝血活酶时间。对于拟行活检的患者，若一直口服抗凝剂，检查前应至少停用 3 天，或用小剂量维生素 $K_1$ 拮抗。

（2）气胸：观察患者有无胸闷、胸痛和呼吸困难等表现。防治方法：行经纤维支气管容积激光显微内镜系统诊疗肺活检术次数不要太多，行活检术的患者，应在活检 1 小时后进行 X 线胸片检查，以排除气胸。

（3）感染：密切观察患者体温变化情况。防治方法：严格消毒纤维支气管容积激光显微内镜系统，对有肺部感染的患者，检查前、后均应用抗生素治疗，对发热 38℃以上者，最好等体温下降，肺部炎症控制后再行纤维支气管容积激光显微内镜系统检查。诊疗操作后出现发热，应及时行血常规检查，必要时拍 X 线片，并立即给予抗生素 $K_1$ 治疗。

（四）健康宣教

诊疗操作后 24 小时内不得驾驶机动车、进行机械操作或从事高空作业，以防意外发生；告知患者注意事项，进低温清淡软食，忌辛辣、刺激、油腻等食品。

## 二、 腹腔镜容积激光显微内镜系统诊疗操作的护理

（一）诊疗操作前的护理

### 1. 患者准备

诊疗操作前两天不宜吃易产气的食物，如牛奶、豆浆、萝卜、韭菜、柚子等，也要保证营养的充足和均衡，认真听取医师的建议，进行营养补充。诊疗操作前 12 小时禁食固体食物，如米饭、馒头、蔬菜、水果、鱼类、肉类等，术前 4 小时禁水，防止麻醉后内容物反流，引起呕吐、误吸等情况影响诊疗操作进程。

为了保证诊疗操作视野清晰，诊疗操作时会向患者腹内注入二氧化碳气体，形成气腹。二氧化碳气体快速增加，会导致血液和组织中二氧化碳不平衡，引发高碳酸血症和呼吸性酸中毒。患者在行诊疗操作前必须戒烟，避免感冒等呼吸道疾病，进行呼吸锻炼，减少呼吸道并发症。

### 2. 皮肤准备

备皮范围是上腹部，用肥皂清洁脐部皮肤，严格地清洁和消毒脐部，对于不易清洗的脐部污垢，可用液状石蜡洗净后冲洗，防止脐部切口的感染。备皮部位清理完成后，还要进行良好的保护，避免在诊疗操作前再次产生污染。

### 3. 诊疗操作前用药

诊疗操作前半小时预防性使用抗生素可有效防止诊疗操作后创口感染；口服镇痛药，预防性镇痛，减少术后疼痛。

（二）诊疗操作中的护理

扶患者躺至手术床上，协助患者松开衣领和腰带，取仰卧位，并使用约束带固定患者腰部，确保正确约束，松紧度适宜，拉起诊疗操作床双侧床挡，防止患者发生坠床等不良事件。护士密切观察患者情况，注意观察患者的脉搏、呼吸、血氧饱和度、血压等情况，对年老、有心脏疾病等患者应给予吸氧。

（三）诊疗操作后的护理

1. 嘱患者平卧休息，减少各种刺激，保证睡眠：18 ~ 70 岁患者保证 7 ~ 8 小时睡眠时间，71 ~ 99 岁患者保证 5.5 ~ 7 小时睡眠时间，可加速麻醉药物的排泄，减少麻醉药物引起的恶心、呕吐等不适。

2. 立即给予氧气吸入，氧流量为 3 L/min，增加血中氧的浓度，减少对二氧化碳的吸收，避免发生高碳酸血症。

3. 补液量小于 2 000 ml/d，手术 6 小时后，应让患者进少量流质软食，如稀米汤、面汤、蒸蛋

羹、蛋花汤等，不要给患者饮甜牛奶、豆奶粉等，以防出现肠胀气。术后 24 小时，患者可进半流质食物，如米粥、面条、馄饨、肉末粥等。术后 6 小时在医护人员指导下可下床活动，减少肠粘连的发生。

4. 按时镇痛，可增加患者的舒适度，使患者尽早下床活动。观察患者有无胸部疼痛、肩痛和上肢部疼痛。有疼痛时应向患者解释疼痛的原因，一般疼痛好发于术后第一天，第二天可缓解。疼痛严重时嘱患者采取胸膝卧位，让二氧化碳气体向腹腔聚集，以减少二氧化碳气体对肋间神经及膈神经的刺激，减轻疼痛。

5. 严密观察 3 个小切口的情况，观察伤口敷料是否渗血、渗液、污染及移位，必要时更换敷料。腹腔镜术后患者恢复时间较短，一般 3 ~ 4 天，小切口已经愈合。如果有感染时，小切口可能为假愈合。认真听取医师的建议，严格按照医师的嘱咐进行操作，保证伤口在术后正常愈合。

6. 观察并发症的发生

1）诊疗操作的气腹环境可能对膈肌、腹腔肌肉和肠系膜造成一定的损伤。腹痛、腹胀是患者诊疗操作后常有的感觉。症状轻微的可热敷、按摩，以缓解症状，情况严重的遵医嘱使用镇痛药物。

2）诊疗操作时使用麻醉药、气腹二氧化碳残留和腹腔迷走神经损伤会导致恶心和呕吐，经过禁食、吸氧、吸痰，在 24 小时内恶心、呕吐症状可得到缓解。为了尽量减少麻醉剂对人的伤害，可以在术后遵医嘱用药，以减轻恶心和呕吐的症状。

3）出血穿孔，密切注意患者生命体征，如有异常，及时报告医师，尽早处理。

4）感染，密切观察患者体温变化、切口渗液情况、腹痛情况等，如果患者出现发热、切口异常渗液、严重腹痛、板状腹、引流液异常等症状，可能出现感染，要及时报告，尽早处理。

5）高血压患者在做诊疗操作的时候有很大的风险，需要进行降压，使血压保持平稳，麻醉、气腹、应激反应都可能导致患者血压升高。诊疗操作后，应密切观察患者血压情况，2 级以上高血压需要遵医嘱用药。

（四）健康宣教

教会患者在家中观察切口愈合情况，保持切口的清洁和干燥，如果有渗液，应及时就医、妥善处理，尽早恢复健康；指导患者改变不良的生活习惯，如改变高脂肪、高糖、低膳食纤维的饮食习惯，注意饮食健康；近期避免重体力劳动。

（陈 洁 马 莉）

# 第二章 容积激光显微内镜系统消毒的管理

VLE's消毒的基本要求与软式内镜和EUS的消毒方法相似。

## 第一节 容积激光显微内镜系统清洗消毒的方法

内镜是进入人体腔内的设备，需要进行严格清洗、消毒程序，才能保证使用安全。

### 一、内镜清洗消毒的方法可分为人工法和机械法

1. 机械法是用全自动内镜消毒机完成内镜的清洗消毒，有严格的程序和规则。
2. 人工法一般是五槽法清洗消毒。

### 二、内镜常用清洗方式

内镜常用清洗方式为手工清洗和清洗消毒机清洗，但使用内镜清洗消毒机前应遵循《软式内镜清洗消毒技术规范》（WS507—2021）相关规定，对内镜先进行预处理、测漏、清洗和漂洗处理。

### 三、消毒设施

（一）清洗消毒间要求

清洗消毒间是所有内镜及附件清洗消毒的场所，清洗消毒间配备专用流动水清洗槽、消毒槽、全管道灌流装置、一次性注射器、各种内镜专用毛刷、压力水枪、压力气枪、负压吸引器、计时器、内镜及附件运送装置、纯化水加温装置、全自动消毒机。

（二）清洗消毒间分区明确

分清洁区和污染区，充分利用空间，保持整洁、宽敞，通风条件好，便于工作。污染的内镜应与消毒好的内镜分开摆放，无菌物品与消毒好的物品及清洁物品均应分开摆放。清洗消毒间应设有双通道，使用后内镜运入通道，消毒后内镜运出通道。清洗消毒间位置应设置在检查间的附近，设备要齐全，如运送装置、转运车、医疗废物收集箱等。

（三）干燥用品

宜采用不掉网且质地柔软的擦拭布，清洗用纱布应一次性使用；复用的干燥用品应每次使用后清洗，消毒，干燥后备用；配备 75% 乙醇或 95% 乙醇；内镜清洗消毒间要保证通风良好，有开放的窗户利于通风，安装排风扇，定时通风换气，每日采用动态空气消毒机或紫外线进行空气消毒；清洗消毒人员应严格实施标准防护及无菌技术操作规程，加强个人防护，操作时戴帽子、口罩、护目镜、手套，穿防渗透围裙、专用鞋。

（四）严格遵守消毒隔离制度

每日消毒结束后对所有清洗槽进行终末消毒，每周固定卫生日，对清洗消毒间卫生进行彻底清扫。

## 四、清洗消毒间人员的要求

清洗消毒间应配备专门的清洗消毒工作人员，其数量与本单位软式内镜诊疗工作量相适应；清洗消毒人员资质，容积激光显微内镜消毒人员应经过专业内镜清洗消毒培训，并取得培训合格资格证书，具有清洗消毒理论方面相关知识，合格清洗消毒人员是保证消毒质量的基础。

清洗消毒人员着装要求：进行清洗消毒时应穿戴整齐，戴帽子、口罩、护目镜、手套，穿防渗透围裙、专用鞋。服从清洗消毒室工作人员的管理。严格区分无菌区与污染区，清洁物品和污染物品。清洁消毒后的内镜和附件应按规定地点固定放置，不得和未清洁消毒物品混放。进入清洗消毒间的物品，带入人员和清洗消毒人员应共同清点登记后，由清洗消毒间工作人员按品种分类到指定地点进行清洗消毒处理。科室定期组织对清洗消毒工作人员进行培训及考核，内容包括内镜及附件的清洗消毒程序、内镜构造及保养知识、高水平消毒剂和灭菌剂的使用、标准预防措施、个人防护知识等。

遵守医院及科室的各项规章制度，在护士长指导下工作，服从科室的工作安排。严格按照软式内镜的清洗消毒规范，每日诊疗工作开始前须对当日使用的各种内镜进行再次消毒，时间不少于 20 分钟。每日诊疗结束后对环境进行终末消毒。做好各种内镜预处理，清洗消毒、储存，每条内镜每天测漏并做记录。

每日对消毒液进行浓度检测，做好登记，及时更换并记录。发现消毒液稀释，应立即检测浓度，发现浓度下降，直接更换消毒液。每日诊疗工作结束后，用 75% 的乙醇对消毒后的内镜各管道进行冲洗、干燥，存于专用洁净柜或镜房内，镜柜表面或镜房墙壁内表面应光滑、无缝隙。

清洗消毒过程中确保对内镜的有效保护，杜绝人为损伤，一旦人为损坏内镜按照医院要求赔偿，发现内镜的异常应及时汇报护士长或者质控护士，必要时与维修工程部门取得联系及时送检。

妥善保存内镜清洗消毒记录资料，每日认真清点清洗间各项物资，及时补充并保证工作区域环境清洁整齐。每日诊疗结束后按照软式内镜清洗消毒技术规范进行软式内镜的测漏处置工作，有异常及时上报。负责洗消间终末处理工作。完成护士长及感染控制医师安排的指令任务，关闭水机及电源。

每日清洗消毒工作结束，应对清洗槽、漂洗槽等彻底刷洗，并采用含氯清洁剂、过氧乙酸或其他符合国家相关规定的消毒剂进行消毒，对内镜诊疗中心（室）的环境进行清洁和消毒处理。每次更换消毒剂时，应彻底刷洗消毒槽。

协助完成内镜消毒的监测工作，每季度配合科室及医院感染管理部门进行内镜采样和空气培养。

（彭　容　马　莉）

# 第二节　容积激光显微内镜系统消毒剂的选择

适合容积激光显微内镜系统消毒的制剂，须满足以下几点：适用于内镜，且符合国家相关规定，并对容积激光显微内镜腐蚀性较低；短时间内，对病毒和细菌均有杀灭作用；对人体无损害；对环境无污染。综合以上几点要求，有以下几种常用的消毒剂。目前世界各地使用最广的消毒剂仍为戊二醛，而过氧乙酸以其消毒效果好、浸泡时间短的优点正逐渐被认可。

## 一、邻苯二甲醛

邻苯二甲醛（OPA），为淡黄色针状结晶。其熔点 56 ~ 57℃，闪点大于 110℃，溶于水、醇和醚等，微溶于石油醚。邻苯二甲醛的优点：

### 1. 更快速

即开即用，无须激活、混合或稀释；5 分钟实现高水平消毒，比戊二醛节省 50% ~ 75% 时间，缩短了内镜消毒循环周期，提高周转率。

### 2. 更安全

无须特殊的通风装置；无 OSHA 允许暴露极限；无吸入毒性、黏膜毒性，近十年广泛使用至今未见急性毒性、致畸变、致突变报道。

### 3. 更高效

广泛杀菌效力；5 分钟即可杀灭 2% 戊二醛耐受的分枝杆菌尤其是龟分枝杆菌菌株。

### 4. 更温和

不含任何表面活性剂，接近中性 pH 值，广泛的材料相容性。

### 5. 更持久

在高负荷使用，平均可持续使用的消毒循环＞戊二醛（戊二醛约 40 个循环）。朗索邻苯二甲醛消毒液适用于不耐热内镜的高水平消毒。配合内镜清洗消毒机及内镜清洗消毒剂相同程序的手工清洗消毒对内镜进行高水平消毒。

## 二、戊二醛

CarrLocke 等于 1978 年报道内镜浸泡于 2% 碱性戊二醛 2 分钟即能达 100% 无菌，2 分钟的浸泡也足以灭活 HIV 和肠病毒，2.5 ～ 5 分钟则能灭活 HBV。戊二醛的缺点主要是副作用多，包括刺激和过敏作用，能引起皮炎、结膜炎、鼻刺激、哮喘等，这些副作用的报道有逐渐增多的趋势。戊二醛的另一缺点如内镜内腔中的有机成分未被彻底清洗，这些成分接触戊二醛后会发生固化，使之不易去除，成为污染来源或堵塞内镜内腔。同时，戊二醛对环境也有一定的破坏作用。Rozen 等于 1994 年报道了戊二醛相关的自限性肠炎。从长远来看，戊二醛逐渐被其他消毒剂所替代。国内戊二醛是主要消毒剂，但要重视内镜清洗消毒人员的职业防护。

## 三、过氧乙酸

过氧乙酸是一种强氧化剂，浸泡 5 分钟能杀死分枝杆菌，浸泡 10 分钟能杀死细菌孢子，并能防止阴孢子菌的脱囊作用。对 HBV、HCV、HIV、结核分枝杆菌的杀灭效果也很好。过氧乙酸的优点在于能使内镜腔道内固化的有机物质溶解。主要缺点是费用昂贵，过氧乙酸一旦配置，必须每 24 小时更换。也有每 7 天更换一次的过氧乙酸，测试过氧乙酸浓度的试纸也有供应。过氧乙酸的刺激性目前尚无法评价，另外担心的是对内镜的损坏，包括腐蚀内镜，引起漏、脱色等。目前，国外更常见的是过氧乙酸用作内镜自动清洗消毒机的消毒剂，当然手工浸泡消毒也可使用过氧乙酸。过氧乙酸同样具有刺激气味，且较戊二醛更甚，使用时应在密闭容器内。过氧乙酸因为消毒效果好，浸泡时间短，正在被逐渐推广。

## 四、酸性氧化电位水

酸性氧化电位水（EOW）是利用离子隔膜技术电解氯化钠在阳极得到的酸性水。EOW 具有理化特性和杀微生物活性。将用过的内镜置于碱性水中清洗，再用自来水冲洗，然后，用清洗剂加酶彻底清洗镜体和管腔，并浸泡 2 分钟，继而用 EOW 冲洗镜体、气、水及活检钳腔道，作用 2 分钟，再用洁净水冲去 EOW，注入 70% 乙醇，并用压缩空气吹干。全过程大约为 10 分钟。Selkon 报道，在彻底清洗的基础上，EOW 对内镜的处理可以达到高水平消毒的要求，可杀灭分枝杆菌、大肠埃希菌、粪链球菌、铜绿假单胞菌、枯草杆菌黑色变种芽孢、耐甲氧西林金黄色葡萄球菌、白色念珠菌、脊髓灰质炎病毒Ⅱ型和人类免疫缺陷病毒 –1（HIV–1），灭菌对数值≥ 5。常用消毒剂的种类分析，见表3-2-2-1。

**表3-2-2-1 常用消毒剂的种类分析表**

| 消毒剂 | 高水平消毒及灭菌参数 | 使用方式 | 注意事项 |
| --- | --- | --- | --- |
| 邻苯二甲醛 | 浓度：0.55%（0.5% ~ 0.6%）<br>时间：消毒≥ 5 分钟 | 1. 内镜清洗消毒机<br>2. 手工操作 | 1. 易使衣服、皮肤、仪器等染色<br>2. 接触蒸汽可刺激呼吸道和眼睛 |
| 戊二醛 | 浓度：≥ 2%（碱性）<br>时间：20 分钟；其他内镜消毒≥ 10 分钟 | 1. 内镜清洗消毒机<br>2. 手工操作 | 1. 对皮肤、眼睛和呼吸具有致敏性和刺激性，并能引发皮炎、结膜炎、鼻腔发炎及职业性哮喘，宜在内镜清洗消毒机中使用<br>2. 易在容积激光显微内镜及清洗消毒设备上形成硬结物质 |
| 过氧乙酸 | 浓度：0.2% ~ 0.35%（体积分数）<br>时间：消毒≥ 5 分钟，灭菌≥ 10 分钟 | 内镜清洗消毒机 | 对皮肤、眼睛和呼吸道有刺激性 |
| 酸性氧化电位水 | 主要指标：<br>有效氯浓度 60 mg/L<br>pH 值 2.0 ~ 3.0<br>氧化还原电位≥ 1 100 mV<br>残留氯离子< 1 000 mg/L<br>时间：消毒 3 ~ 5 分钟 | 1. 酸性氧化电位水内镜清洗消毒机<br>2. 手工操作：使用专用连接器将酸性氧化电位水出水口与内镜各孔道连接，流动浸泡消毒 | 1. 在存在邮寄物质的情况下，消毒效果会急剧下降，消毒前清洗应彻底。尤其对污染严重、不易清洗的内镜（如肠镜等），应增加刷洗时间，保证清洗质量<br>2. 应采用流动浸泡方式消毒<br>3. 消毒后用纯化水或无菌水冲洗 30 秒 |

（彭　容　马　莉）

## 第三节　容积激光显微内镜系统清洗消毒的流程

容积激光显微内镜系统清洗消毒参照软式内镜的清洗消毒规范。

### 一、软式内镜清洗消毒基本原则

所有软式内镜每次使用后均应进行彻底清洗和高水平消毒或灭菌。软式内镜及重复使用的附件、诊疗用品应遵循以下原则进行分类处理：①凡进入人体无菌组织、器官，或接触破损皮肤、破损黏膜的软式内镜及附件应进行灭菌。②与完整黏膜相接触，而不进入人体无菌组织、器官，也不接触破损皮肤、破损黏膜的软式内镜及附属物品、器具，应进行高水平消毒。③与完整皮肤接触而不与黏膜接触的用品宜低水平消毒或清洁。内镜清洗消毒应遵循以下流程：诊疗室、预处理、清洗消毒室、内镜与附件储存。

## 二、软式内镜清洗消毒注意事项

内镜使用后应按以下要求测漏：宜每次清洗前测漏，条件不允许时，应至少每天测漏 1 次；内镜消毒或灭菌前应进行彻底清洗；清洗剂和消毒剂的作用时间应遵循产品说明书；确诊或疑似结核分枝杆菌感染患者使用过的内镜及附件，应灭菌处理；消毒后的内镜应采用纯化水或无菌水进行终末漂洗，采用浸泡灭菌的内镜应采用无菌水进行终末漂洗；内镜应储存于清洁、干燥的环境中；每日诊疗工作开始前，应对当日拟使用的已消毒内镜进行再次消毒、终末漂洗、干燥后，方可用于患者诊疗。

## 三、软式内镜手工清洗消毒（灭菌）操作流程

（一）预处理流程

内镜从患者体内取出后，在与光源和视频处理器拆离之前，应立即用含有多酶清洗液的湿巾或湿纱布擦去外表面污物，擦拭用品应一次性使用。反复送气与送水至少 10 秒，将内镜的先端置入装有多酶清洗液的容器中，启动吸引功能，抽吸多酶清洗液直至其流入吸引管。盖好内镜防水盖。放入运送容器，送至专用清洗消毒室。

（二）测漏流程

取下各类按钮和阀门。连接好测漏装置，并注入压力，将内镜全部浸没于水中，使用注射器向各个管道注水，以排出管道内气体。首先向各个方向弯曲内镜先端，观察有无气泡冒出；再观察插入部、操作部、连接部等部分是否有气泡冒出，如发现渗漏，应及时保修送检。测漏情况应有记录。也可采用其他有效的测漏方法。

（三）清洗流程

在清洗槽内配制清洗液，将内镜、按钮和阀门完全浸没于清洗液中。用擦拭布反复擦洗镜身，应重点擦洗插入部和操作部。擦拭布应一用一更换。刷洗软式内镜的所有管道，刷洗时应两头见刷头，并洗净刷头上的污物，反复刷洗至没有可见污染物。连接全管道灌流器，使用动力泵或注射器将各管道内充满清洗液，浸泡应遵循产品说明书。刷洗按钮和阀门，适合超声清洗的按钮和阀门应遵循生产厂家的使用说明进行超声清洗。每清洗 1 条内镜后，多酶清洗液应更换。将清洗刷清洗干净，高水平清毒后备用。

（四）漂洗流程

将清洗后的内镜连同全管道灌流器、按钮、阀门移入漂洗槽内。使用动力泵或压力水枪充分冲洗内镜各管道至无清洗液残留。用流动水冲洗内镜的外表面、按钮和阀门。使用动力泵或压力气枪向各管道

充气至少30秒，去除管道内的水分。用擦拭布擦干内镜外表面、按钮和阀门，擦拭布应一用一更换。

### （五）消毒（灭菌）流程

将内镜连同全管道灌流器，以及按钮、阀门移入消毒槽，并全部浸没于消毒液中。使用动力泵或注射器，将各管道内充满消毒液，消毒方式和时间应遵循产品说明书。更换手套，向各管道至少充气30秒，去除管道内的消毒液。使用灭菌设备对软式内镜灭菌时，应遵循设备使用说明书。

### （六）终末漂洗流程

将内镜连同全管道灌流器，以及按钮、阀门移入终末漂洗槽。使用动力泵或压力水枪，用纯化水或无菌水冲洗内镜各管道至少2分钟，直至无消毒剂残留。用纯化水或无菌水冲洗内镜的外表面、按钮和阀门。采用浸泡灭菌的内镜应在专用终末漂洗槽内使用无菌水进行终末漂洗。取下全管道灌流器。

### （七）干燥流程

将内镜、按钮和阀门置于铺设无菌巾的专用干燥台。无菌巾应每4小时更换1次。用75%～95%乙醇或异丙醇灌注所有管道。使用压力气枪，用洁净压缩空气向所有管道充气至少30秒，至其完全干燥。用无菌擦拭布擦拭内镜外表面，压力气枪干燥内镜外表面、按钮、阀门和各个管路，干燥完毕，安装按钮和阀门，置于干燥台上备用。

## 四、全自动清洗消毒机

### （一）全自动清洗消毒机资质要求

应取得卫生部门生产许可证，应具备清洗、消毒、漂洗、自身消毒功能。宜具备持续测漏、水过滤、乙醇冲洗和压力送气干燥、数据打印等功能。

### （二）全自动清洗消毒机的消毒操作流程

将手工初洗和酶洗过后的内镜、按钮和阀门放入全自动清洗消毒机中，按内镜的结构盘放到位。按机械操作说明，连接好各个管路，盖好机器的盖子，注意防止内镜受压。

按预先设置的清洗消毒流程，输入患者ID号、内镜编号、操作人员编号。

在全封闭状态下完成内镜的初洗—酶洗—次洗—消毒浸泡—末洗—75%～95%乙醇或异丙醇吹干等整个流程。

消毒流程结束后，打开机盖，更换无菌手套，取出内镜置于内镜干燥台上，用无菌擦拭布擦拭内镜外表面，压力气枪干燥内镜外表面、按钮、阀门和各个管路，干燥完毕，安装按钮和阀门，置于干燥台上备用。

### （三）全自动清洗消毒机消毒的注意事项

随时注意机器各个功能的报警系统的报警示意，及时解决报警问题，使机器保持正常运作状态。

全自动清洗消毒机应按照出厂说明定时更换水过滤网、内镜全管路灌流连接管等配套结构，并定时做好消毒机的自身消毒。

使用全自动内镜清洗消毒机，通过严格的自动程序设置，可以大大减少人为因素导致的消毒不严格，是现在和将来内镜清洗消毒发展的必然趋势。但是，在进入全自动机器清洗清毒前，床旁预处理和手工初清洗程序仍然是必不可少的步骤，严格的清洗是消毒效果的保障。

## 五、容积激光显微内镜系统清洗消毒的方式

### （一）容积激光显微内镜系统全浸泡式清洗消毒法

#### 1. 床旁预处理

容积激光显微内镜系统使用后，立即用含有多酶清洗液的湿纱布或湿纸巾擦拭容积激光显微内镜系统表面的黏液等污物，然后关闭电源，拔出容积激光显微内镜，并盖上容积激光显微内镜的防水盖。

#### 2. 初洗

仔细检测容积激光显微内镜系统是否完好，有无破损，有无折叠，再次确认防水盖已盖严，在流动清水下，用一次性纱布或专用棉反复擦洗容积激光显微内镜，同时将接头部擦洗干净，擦拭纱布或专用棉应一次性使用。

#### 3. 酶洗

在酶洗槽内配制多酶洗液，浓度 1：520，将容积激光显微内镜盘成大圈放置于多酶液中，用一次性纱布反复擦拭容积激光显微内镜的外表面及接头处。

#### 4. 清洗

在流动清水下用纱布或专用棉将容积激光显微内镜系统外表面的多酶液擦拭干净，并擦干外表面，纱布或专用棉一用一更换。

#### 5. 消毒

将容积激光显微内镜系统放入消毒液中浸泡消毒。在浸泡前，务必要再次确定容积激光显微内镜系统的防水盖密封性能良好。否则，会引起容积激光显微内镜系统故障。在保证消毒效果的前提下，尽量用最短的消毒时间；不同消毒液，消毒时间不同，在选择消毒剂时，尽可能选择使用容积激光内镜生产厂家推荐的品牌和型号，且按照要求进行高效消毒或灭菌。

#### 6. 终末漂洗

更换手套，将容积激光显微内镜系统从消毒槽移到终末漂洗槽内，用一次性纱布或专用棉反复擦净容积激光显微内镜系统外表面及接头处的残留消毒液。

### 7. 干燥

将容积激光显微内镜系统置于干燥台无菌巾上，用无菌巾或高压气枪干燥外表面，干燥完毕，将容积激光显微内镜系统圈好置于干燥台上备用。

#### （二）容积激光显微内镜系统全自动清洗机消毒法

将手工初洗过后的容积激光显微内镜系统放入全自动清洗机中，按容积激光显微内镜系统的结构盘放到位。按机械操作说明，盖好机器的盖子。

按预先设置的清洗清毒流程，输入患者 ID 号、内镜编号、操作人员编号。清洗消毒流程同内镜全自动清洗消毒机的清洗消毒。在全封闭状态下完成容积激光内镜的初洗—酶洗—次清洗—消毒浸泡—末洗—乙醇干燥等整个流程。消毒流程结束后，打开机盖，戴无菌手套，取出容积激光显微内镜置于干燥台上，用无菌巾或高压气枪干燥外表面，干燥完毕，将容积激光显微内镜圈好置于干燥台上备用。

## 六、复用附件的清洗消毒与灭菌

附件使用后应及时浸泡在清洗液里或使用保湿剂保湿，如为管腔类附件应向管腔内注入清洗液。附件的内外表面及关节处应仔细刷洗，直至无可见污染物。采用超声清洗的附件，应遵循附件的产品说明书使用医用清洗剂进行超声清洗。清洗后用流动水漂洗干净，干燥。附件的润滑应遵循生产厂家的使用说明书。

根据种类不同选择不同的消毒或灭菌方法：耐湿、耐热附件的消毒，可选用热力消毒，也可采用消毒剂进行消毒。消毒剂的使用方法应遵循产品说明书。使用消毒剂消毒后，应采用纯化水或无菌水漂洗干净，干燥备用。耐湿、耐热附件的灭菌首选压力蒸汽灭菌；不耐热的附件应采用低温灭菌设备或化学灭菌剂浸泡灭菌，采用化学灭菌剂浸泡灭菌后应使用无菌水漂洗干净，干燥备用。

## 七、内镜清洗质量监测

#### （一）应采用目测方法对每件内镜及其附件进行检查

内镜及其附件的表面应清洁、无污渍。清洗质量不合格的，应重新处理。可采用蛋白残留测定、ATP 生物荧光测定等方法，定期监测内镜的清洗效果。

#### （二）使用中的消毒剂或灭菌剂监测

氯浓度监测，应遵循产品使用说明书进行浓度监测。产品说明书未写明浓度监测频率的，一次性使用的消毒剂或灭菌剂应每批次进行浓度监测；重复使用的消毒剂或灭菌剂配制后应每日测定一次浓度，每日使用前进行监测；消毒内镜数量达到规定数量的一半后，应在每条内镜消毒前进行测定。EOW 应在每次使用前，使用现场 EOW 出水口处，分别测定 pH 值和有效氯浓度。

### 1. 染菌量监测

每季度应监测 1 次，监测方法应遵循 WS/T367《医疗机构消毒技术规范》的规定。

### 2. 内镜消毒质量监测

消毒内镜应每季度进行生物学监测。监测采用轮换抽检的方式，每次按 25% 的比例抽检。内镜数量 ≤ 5 条的，应每次全部监测；＞ 5 条的，每次监测数量应不低于 5 条。监测方法应遵循 GB 15982—2012《医院消毒卫生标准》的规定，消毒合格标准：菌落总数 ≤ 20 菌落总数 / 件。当怀疑医院感染与内镜诊疗操作相关时，应进行致病性微生物检测，方法应遵循 GB 15982—2012《医院消毒卫生标准》的规定。

### 3. 采样方法

监测采样部位为内镜的内腔面。方法：用无菌注射器抽取 10 ml 含相应中和剂的缓冲液，从待检内镜钳子管道开口注入，用 15 ml 无菌试管从活检出口收集，及时送检，2 小时内完成检测。

菌落计数：将送检液用旋涡器充分震荡，取 0.5 ml 加入 2 只直径 90 mm 无菌平皿中，每个平皿分别加入已经熔化的 45 ～ 48℃营养琼脂 15 ～ 18 ml，边倾注边摇匀待琼脂凝固，于 35℃培养 48 小时后计数。结果判断：菌落数 / 每条内镜 =2 个平皿菌落数平均值 ×20。

致病菌检测：将送检液用旋涡器充分震荡，取 0.2 ml 分别接种在 90 mm 血平皿、中国蓝平皿和 SS 平皿，均匀涂布，35℃培养 48 小时，观察有无致病菌生长。

### 4. 内镜清洗消毒机的监测

内镜清洗消毒机新安装或维修后，应对清洗消毒后的内镜进行生物学监测，监测合格后方可使用。内镜清洗消毒机的其他监测，应遵循国家的有关规定。

### 5. 手卫生和环境消毒质量监测

每季度应对医务人员手消毒效果进行监测，监测方法应遵循 WS/ T367《医疗机构消毒技术规范》的规定。每季度应对诊疗室、清洗消毒室的环境消毒效果进行监测，监测方法应遵循 WS/T367《医疗机构消毒技术规范》的规定。

### 6. 质量控制过程的记录与可追溯要求

应记录每条内镜的使用及清洗消毒情况，包括：诊疗日期、患者标志与内镜编号（均应具唯一性）、清洗消毒的起止时间以及操作人员姓名等。应记录使用中消毒剂浓度及染菌量的监测结果。应记录内镜的生物学监测结果。宜留存内镜清洗消毒机运行参数打印资料。应记录手卫生和环境消毒质量监测结果。记录应具有可追溯性，消毒剂浓度监测记录的保存期应 ≥ 6 个月，其他监测资料的保存期应 ≥ 3 年。

（彭　容　马　莉）

# 第四节　容积激光显微内镜系统的储存

VLE's 的储存室的要求：

## 一、储存室要求

内镜及其附件的储存室应通风、明亮、清洁。配备的储存柜或内镜悬挂架应具有空气消毒、干燥设备。储存室大小和储镜柜多少以内镜拥有量来设计。

## 二、储存原则

每日诊疗工作结束后将 VLE's 扫描探头和内镜分别储存于专用储镜盒或储镜柜内，镜体应悬挂，弯曲固定钮应置于自由位，并将取下的各类按钮和阀门单独储存扫描探头并单独保存。VLE's 扫描探头清洗消毒后是否规范存放，直接影响到 VLE's 的使用寿命。卫生部《内镜清洗消毒技术操作规范（2004 年版）》第二十六条要求具有内镜紫外线杀菌作用的储存柜。储镜室应该配备足量使用的储镜柜。

## 三、储镜柜使用要求

储镜柜内表面或者镜房墙壁内表面应光滑、无缝隙，便于清洁。每周清洁消毒一次。内镜储镜柜内空间密闭效果优异，整体简洁、实用、美观、大方；内设智能化自动控制紫外线循环风消毒程序；消毒工作自动累时、照明和干燥等功能，各种消毒模式供医院自由选择和设定；内部全方位的定位内镜，防止相互碰撞，适应不同尺寸的内镜的存放需要，保持内镜垂直存放，避免碰撞损伤。内镜与附件储存库（柜）应每周清洁消毒一次，遇污染时应随时清洁消毒。灭菌后的内镜、附件及相关物品应遵循无菌物品储存要求进行储存。每日检查前，应对容积激光显微内镜进行消毒处理。

## 四、配置标准

储镜柜应保持镜柜的功能正常，防止柜子内部的通风、干燥功能丧失致内镜潮湿，滋生细菌，镜身材质损坏等。储镜柜内配装活检挂钩、紫外线灯；内置循环风、排气系统；微电脑计时，任意设定工作时间。

## 五、培训

内镜储存柜满足临床使用要求安装，安装后对使用人员进行培训，达到人人能掌握使用流程的目的。

## 六、维护

内镜储存柜每日使用 75% 酒精擦拭，设立登记本，并记录擦拭时间，与医院感染科协调定期采样。

（彭　容　马　莉）

# 第三章　容积激光显微内镜系统检查室的设置

## 第一节　设置的基本原则

VLE's检查室设置的基本原则是应该从环境、人员、物品三个大方面进行配置，只有全方位的合理配置才能方便医务人员使用，更好地为广大人民群众服务。

### 一、环境

#### （一）环境的定义

环境是指与人类生活密切相关的各种自然条件和社会条件的总体，它由自然环境和社会环境中的物质环境所组成。医院环境是指创造一个适宜于医疗需要和员工生活需要的内外部环境，是医院文化形成和发展的最基本的要素。

#### （二）医院环境的特殊性

**1. 医院环境的总体要求**

医院环境的总体要求是安全性、舒适性、整洁性、安静性。

**2. 医院适宜的温湿度**

一般病室的温度保持在 18 ~ 22℃，老年人检查时温度保持在 22 ~ 24℃。室温过高会使神经系统受到抑制，干扰消化及呼吸功能，不利于体热的散发，使人烦躁，影响体力恢复；室温过低则因冷的刺激，使人畏缩，缺乏动力，又可能会造成患者在诊疗护理时受凉。适宜的病室湿度为50% ~ 60%。当湿度过高时，蒸发作用弱，可抑制出汗，患者感到气闷不适，尿液排出量增加，加重肾脏负担，对患有心、肾疾病的患者尤为不利；湿度过低时，空气干燥，人体蒸发大量水分，引起口干舌燥、咽痛、烦渴等表现，对呼吸道疾患或气管切开患者不利。室内通风的作用可使室内空气流通，与外界空气进行交换，保持室内空气新鲜，调节室内温湿度，增加患者舒适感，降低室内空气污染，减少呼吸道疾病的传播。

### （三）噪声

凡与环境不协调的声音、患者感觉不愉快的声音均为噪声。凡是妨碍人们正常休息、学习和工作的声音，以及对人们要听的声音产生干扰的声音，都属于噪声。从物理学的角度来看，噪声是发声体做无规则振动时发出的声音。从环境保护角度而论，凡是人们所不需要的声音统称为噪声。噪声或声音过大会刺激耳膜，每天长时间的噪声，会导致听力下降，甚至失聪。WHO 规定医院白天的噪声强度在 35 ～ 45 dB，所以说在医院要控制好声音，以免引起患者不适。

### （四）洗手池

每个操作间配备洗手池、医用洗手液，按照七步洗手法彻底洗手。洗手前需先剪除指甲、去除甲垢；充分搓洗 15 秒以上；流动水下彻底冲洗，然后用消毒纸巾或毛巾彻底擦干，或者用干手机干燥双手；如水龙头为手拧式开关，则应采用防止手部再污染的方法关闭水龙头。洗手池上方墙壁粘贴洗手指征：直接接触患者前后、接触不同患者之间、从同一患者身体的污染部位移动到清洁部位时、接触特殊易感患者前后；接触患者黏膜、破损皮肤或伤口前后，接触患者的血液、体液、分泌物、排泄物、伤口敷料之后；穿脱隔离衣前后，摘手套后；进行无菌操作前后，处理清洁、无菌物品之前，处理污染物品之后；当医务人员的手有可见的污染物或者被患者的血液、体液污染后。

### （五）标志

#### 1. 指引标志

容积激光显微内镜检查室应该标志明确，清晰可见，标志一旦模糊，立即更换。

#### 2. 防滑标志

因检查者年龄不同，有些行走不便的患者需使用辅助器具，所以在检查室各个通道应该定点放置防滑标志，走廊扶手、卫生间及地面设有防滑设备；洗手间有"小心地滑"的警示标志，刚拖过的地面应放上警示标志。

### （六）卫生保洁及消毒

#### 1. 保洁及消毒区域

所有检查区域均应该做好清洁及消毒，包括地面、室内墙壁、公共场所上的物体表面、门窗、玻璃、灯具；病房、走廊、安全通道、卫生间及其他非医护人员工作区；病房外楼梯等公共区域。卫生员要清扫承担的卫生区段并把清扫的垃圾及时清运到垃圾点，做到日产日清，无积存。每次清运完后要保证垃圾箱周围的清洁。卫生员定期安排垃圾箱的清洗和消毒，定期做好投药灭鼠、灭蟑，喷药灭蚊、蝇等；医院各科室应认真执行周末卫生清扫活动，并服从卫生检查人员的批评意见。所有人员应尊重卫生员的劳动成果；每周对卫生保洁检查不少于一次，全院卫生检查由预防保健科牵头，每月一次，并将检查结果报院务会；对认真执行本规定，维护医院环境卫生表现突出的科室和个人，给予表扬和奖励，对违反本规定的科室和个人，根据情节给予通报批评教育、警告、责令限期改正等处罚。

**2. 卫生保洁标准**

地面清洁有光泽，无污渍、烟头、痰迹、纸屑等；公共设施、杂用间、卫生间等清洁、干燥、无积水、无异味；不乱贴标语、宣传广告；墙壁清洁无污渍、浮土，无蜘蛛网，标牌无灰尘；物品摆放整齐，柜上、柜下、桌面、窗台清洁无杂物，所有物体表面无积尘，定期清扫电梯轿厢；门窗、玻璃清晰明亮；无卫生死角；拖布、擦拭毛巾严格进行区分，保证患者房间、洗手间、办公室不混入、混用，并有明显标志；拖布桶、消毒液桶、剩饭桶有提示，不混用；不在工作室内乱堆、乱放、乱挂个人生活物品或食品；不在楼道内存放有碍通行的自行车、废旧物品。

### （七）通风

检查室每日要定时通风，每次 30 分钟左右。注意保暖，避免对流风，通风换气可降低室内空气中微生物的密度，降低二氧化碳浓度，提高氧含量，保持空气清新，调节温、湿度。

### （八）光线

检查室应该避免噪声、保持安静、光线柔和、无刺激。

## 二、人员

### （一）医师

**1. 资质合理**

容积激光显微内镜系统检查室医师必须有坚实的临床基础，应在工作 3 年以上的住院医师中择优选拔，培训时间不少于 3 个月，从事治疗性内镜工作的医师，培训时间应适当延长，医师必须既能掌握熟练的操作技能，又有丰富的临床及理论知识；经过上级医师考核，采取考核上岗制度。

**2. 职责明确**

熟悉掌握内镜专业知识和技术，以及各项内镜检查治疗的适应证、禁忌证及并发症的处理；热情接待患者，诊疗前充分了解病情，阅读有关检查资料，必要时询问病史及体检，并将重要病史、体征补充于申请单上；诊疗前向患者及家属做好解释工作，陈述利弊及可能发生的危险性，患者自愿接受并签字，不能勉强或强行操作；诊疗细心，操作轻柔，严防穿孔、出血、感染等并发症，对疑难或可疑病例（镜下与病理不一致、镜下与 X 线片不一致、本院与外院结果不一致），应请上级医师或其他有经验的医师镜下会诊，避免漏诊和误诊。诊疗后应充分观察，对可能发生意外者要留院观察；检查治疗中注意观察患者情况，发现异常情况，应立即终止检查，及时处理；检查后应详细书写或打印内镜报告，向患者或家属交代病情、检查治疗后的注意事项及进一步治疗的建议；认真填写病理或细胞学检查申请单；认真做好培养轮训及进修医师工作，把好关，放手不放眼，既要为送培单位负责，更要为患者负责，还要保障仪器安全；及时了解国内外动态医学，积极开展新技术、新业务，不断提高诊疗水平；认真总结经验，保存并总结资料，撰写论文，参加专业会议。

### （二）护士

#### 1. 资质合理

容积激光显微内镜系统检查室应配备有经过专业培训的专科护士，内镜工作经验至少在 3 年以上；每个检查台应设置 1 名护士（按同一时间内开展的台数计算）。3 台以上的内镜室可设立护理组或配备护士长；容积激光显微内镜系统检查室护士应经过专门技术培训，考核合格后方可上岗；清洗消毒工人应该经过规范化培训，取得专业培训证书。

#### 2. 操作护士岗位职责

在护士长的领导下，医师的指导下进行工作；认真执行医院和本科室的各项规章制度和技术操作常规，严格查对制度，严防差错发生；做好诊疗前的准备工作，保持内镜室整洁、安静。热情接待患者，维护就诊秩序。向患者交代检查前和检查中的注意事项，同时做好心理护理等健康宣教工作；观察候诊患者的病情变化，对病情较重者予以提前就诊；预约时了解病史及必要的化验检查结果，并登记检查日期；对传染性疾病者、特殊感染者应安排在最后检查；严格执行消毒隔离制度，内镜每次用后应严格按照《软式内镜清洗消毒技术规范（2021 版）》进行清洗消毒；检查时应注意保护患者的隐私；检查时注意观察病情变化及有无并发症的发生，随时做好应急准备，配合抢救；检查后要向患者及家属交代注意事项；所取病理组织应妥善保管，认真核对，及时送检；每天检测并记录浸泡内镜消毒液的有效浓度；护士应掌握好急救用品的作用、剂量，熟悉仪器的性能、操作规程；负责本科室的物品领取和保管工作；负责对住院患者及时准确计费。

#### 3. 麻醉恢复室护士岗位职责

在护士长的领导下，上级护士的指导下进行工作；认真执行医院和本科室的各项规章制度和技术操作常规，严格查对制度，严防差错发生；做好麻醉恢复的准备工作，保持麻醉恢复整洁、安静；观察候诊患者的病情变化，发现异常及时向上级汇报，协助处理；恢复时应注意保护患者的隐私；检查时注意观察病情变化及有无并发症的发生，随时做好应急准备，配合抢救；向患者交代检查前和检查中的注意事项，同时做好心理护理等健康宣教工作；熟悉急救用品的作用、剂量，熟悉仪器的性能、操作规程，并在上级的督导下工作。

#### 4. 清洗消毒间工人岗位职责

严格遵守医院的规章制度及内镜中心消毒隔离制度；定期接受岗位技能及相关制度培训和考核；做好个人职业防护，按要求着装；按照《软式内镜清洗消毒技术规范（2021 版）》要求，对内镜及附件完成清洗消毒和正确保存；每日测定消毒液有效浓度，做好登记，及时更换；协助完成内镜消毒的监测工作；清洗消毒过程中确保对内镜的有效保护，杜绝人为损伤，发现内镜的异常状态应及时汇报护士长，做好记录并追踪原因，必要时与维修工程师取得联系及时送检；妥善保存内镜清洗消毒记录资料。

### 5. 导医岗位职责

在护士长的领导下工作；认真执行医院和本科室的各项规章制度和技术操作常规；做好预检分诊工作；热情接待患者；维持好候诊秩序；发放检查报告。

### 6. 掌握突发事件的应急预案

1）内镜设备异常应急预案

不管何时发现内镜工作异常，都应立即停止使用，并慢慢地将其取出；如果在检查过程中内镜图像消失或冻结，应将电子内镜中心的电源开关关闭再重新打开。如果图像仍然不可见，请立即停止检查，缓慢地从患者体内抽出内镜；如果角度旋钮之类的部件出现异常，应立即停止检查，松开角度卡锁，不要操作角度旋钮，然后一边观察内镜图像一边小心地抽出内镜。如果难以拔出，请不要用力将其抽出；先让其暂留在患者体内并立即与厂家联系，用力抽出会导致患者受伤。当操作人员下压送气、送水按钮却无法从内镜图像里观察到水流时，请立即停止送水并检查水瓶里的剩水量，如果吸引按钮被卡住，会导致无法复原而不能停止吸引，需把吸引软管从内镜接头的吸引接口上拆除，停止吸引并取出内镜；如果活检钳先端处于打开状态或从鞘管内伸出，请勿拔出，以免造成患者受伤、仪器损坏；如果不能拆出，应该一边仔细观察内镜画面，一边小心地将内镜与活检钳同时拔出；如果怀疑内镜有故障，请勿使用，及时与厂家联系检查维修。

2）患者坠床/摔倒的应急预案

患者不慎坠床摔倒，护士应与医生共同处理，立即检查患者的生命体征，如测量血压、心率、呼吸、判断患者意识等；如情况允许，将患者移至检查床上；通知相应科室进一步处理；向上级领导汇报；做好患者及家属的安抚工作；认真记录患者坠床/摔倒的经过及抢救过程。

3）停电的应急预案

如果是全部停电，通知医院设备科等相关部门、科室组织解决；停电期间，巡回人员密切观察患者的病情变化，以便随时处理紧急情况；关闭仪器，以免突然来电时损伤仪器；安抚患者，稳定患者情绪，与家属做好沟通；来电后，检查所有仪器，并重新调整参数。

4）停水的应急预案

接到停水通知后，告知患者停水的时间，做好停水准备；做好应急准备，根据停水时间尽量储备水源，已备使用和饮用；突然停水时，与设备科联系，汇报情况，查询原因；向患者做好解释工作，尽量协助患者解决因停水带来的不便。

5）火灾的应急预案

发现火情后立即呼叫周围人员，并组织灭火，同时报保卫科及上级领导；根据火势使用现有的灭火器材以及组织人员积极扑救；发现火情无法扑救，马上拨打119报警，并告知准确位置；关好邻近房间的门窗，以减慢火势扩散速度；将患者撤离疏散到安全地带，稳定患者情绪，保证患者生命安全；尽可能切断电源，撤出易燃易爆物品并抢救贵重仪器设备及重要科技资料；组织患者撤离时，不要乘坐电梯，应走安全通道，叮嘱患者用湿毛巾捂住口鼻，尽可能以最低的姿势前进，如果患者处于麻醉状态，不能自主活动，工作人员应用湿毛巾捂住患者口鼻，将患者推至安全地带。

6）地震的应急预案

地震来临，值班人员应冷静面对，关闭电源、水源、气源、热源，尽力保障人员的生命及国家财产安全；发生强烈地震时，需将患者撤离病房，疏散至广场、空地。撤离过程中，工作人员要注意维护秩序，安慰患者，减少患者的恐惧；情况紧急不能撤离时，叮嘱在场人员及患者寻找有支撑的地方蹲下或坐下，保护头颈、眼睛，捂住口鼻；维持秩序，防止发生混乱；注意防止有人趁火打劫。

7）喉头水肿的应急预案

发现患者急性喉头水肿、呼吸困难时需要立即与医师一起立即进行救治。氧气吸入、建立静脉通道、心电监护及血氧饱和度监测；通知同事，共同抢救患者；携抢救车至床旁；遵医嘱用药，患者如果没有出现三凹征，可以首先给予患者应用激素、脱水药、利尿药等进行消肿治疗；患者一旦出现三凹征（胸骨上窝、锁骨上窝、肋间隙在吸气的时候出现凹陷），证明上呼吸道梗阻，需要气管插管进行救治，必要的时候可能需要气管切开进行救治。

# 三、物品

## （一）医用耗材

### 1. 医用耗材的范畴

根据卫生部门《消毒管理办法》规定，医疗用品是指医疗保健、卫生防疫机构诊断、治疗用的需要销毁的医疗用品，包括：一次性注射器、输液（血）器、手术巾、手术衣、帽子、口罩、一次性口腔镜、一次性手套及其他需要消毒的医疗用品等。

### 2. 医用耗材管理机制

容积激光显微内镜检查系统室对医用耗材应该专人管理，保证各环节的工作落到实处，有完善的管理制度，并能保证定期向医院感染管理委员会反馈监督、检查、落实等情况。购入产品必须查验一次性医疗用品卫生许可证、一次性医疗用品合格证，对一次性输液（血）器、注射器每批号必须附有药品新的热原、内毒素等项目检验报告和卫生防疫站无菌项目检验报告。一次性医疗用品的存放和保管，必须严格按无菌物品的存放要求，并详细登记每次入库产品的批号。复验产品外包装及中、小包装情况，抽查产品外观质量，发现问题及时记录并上报医院感染管理控制部门，并及时停止同批号产品的使用。严格执行产品发放制度，对一次性输液（血）器、注射器每批号必须附有药品检验报告，严格执行产品发放制度，注射器使用前要严格核对该产品的有效期。使用后的物品，按卫生部门有关规定，统一回收处理，不得随意丢弃或卖给无回收证件的单位或个人，禁止一次性使用的医疗器具重复消毒再次使用。做好台账管理，严格出入库，高值与植入耗材严格登记，记录使用耗材的批号、规格型号、数量、使用人、患者基本信息等。

### 3. 办公家具

在人文关怀被高度重视的今天，医院家具设计也应注意避免传统的冰冷印象。导诊台作为指导患者就医的功能性平台，既要考虑显眼的设计方便患者寻求帮助，多采用圆角设计，拉近与患者的距离，降低患者紧张心理，也为医师塑造舒适的办公环境。医院办公家具主要有办公桌、文件柜、仪器柜、椅子、洗手池等，所有办公家具应该登记在册，每年通过固定资产盘点，粘贴固定资产条码。

## （二）抢救仪器及设备

容积激光显微内镜系统检查室虽然是门诊检查室，但是患者口服达克罗宁胶浆、利多卡因胶浆等有可能会引起喉头水肿、呼吸困难，严重者甚至威胁生命，无痛检查患者全麻后仍会发生不良反应，所以应配备完善的抢救仪器及设备，包括抢救车、除颤仪等，为保证抢救工作顺利进行，医护人员要做好抢救物品、药品仪器的管理与保养，并熟练使用。

### 1. 抢救车保管方法

凡抢救药品、物品必须固定在抢救车上，保持一定的基数，编号排列，定位放置，定期检查，每班清点，保证随时应用；建立抢救车药品、物品登记本，做到账物相符，班班交接；建立抢救车药品、物品平面示意图，确保医护人员能够及时获取抢救药品和物品；建立抢救车药品批号登记表，对于有效期低于 6 个月的药物及低于 3 个月的药物，标志清楚，优先使用，有效期不足 1 个月的药物应送药房按程序换领合格批号的药物；抢救药品、物品做到五固定：定数量品种、定点放置、定人保管、定期消毒灭菌、定期检查维修；及时检查维修、及时领取补充，物品有明显标记，不准任意挪用；抢救仪器物品齐全、性能良好，处于备用状态，完好率达到 100%。无菌物品标志清晰，符合保存要求，确保在有效期内；抢救药品齐全，标签清晰，无变色、变质、过期失效、破损现象；每个药盒内只能放置 1 种药品，按药物失效期的先后放置和使用；抢救车须定点放置，定人管理，保证安全和使用方便；抢救药品、物品使用后，24 小时内补充齐全，如因特殊原因无法补齐时，应及时交班，在交班登记本上注明并报告护士长协调解决，以保证抢救患者时能及时使用；封存抢救车管理：封存前护士长或分管护理人员和另一名护理人员按基数本清点药品、物品，核对无误后用封条封存，双人签名并填写封存时间。护理人员每班检查封条的完整性，并登记。

### 2. 除颤仪保管方法

1）定期培训

除颤仪为生命支持急救设备，操作者熟练掌握仪器的性能和操作流程，熟知报警提示后的应对措施，保证应急使用。

2）定人保管

有专人负责保管。

3）定位放置

放在易取放的位置，标示醒目，不要随意挪动。

4）定期检查

每天有专人清点记录，开机检查确认仪器处于完好待用状态，护士长每周检查一次。

5）定期消毒

每次使用后由用 75% 酒精或中性肥皂水对仪器外表和电极板做好清洁。

6）定期保养

每周清洁保养一次并做好记录。

7）更换及时

仪器使用中若突然出现故障应在最短时间更换，故障仪器做好标记并及时通知维修，已坏或有故障的仪器不得出现在抢救室或病区内。

# 第二节　检查室的整体设计

容积激光显微内镜系统检查室的整体设计应该以满足患者检查需要为主线，方便医护人员操作为基础，在此前提下有序开展检查工作，总体布局主要根据医院的规模、年检查例数和现有的房间结构而定。理想的检查室房屋布局便于工作、便于患者就诊，诊疗环境安静整洁、宽敞舒畅，各种设备齐全，安置适当，设备系统安全可靠，利于维修和保管，各种资料管理得当，便于查阅及总结，教学医院和有培训任务的医院应具备教学条件，各室布局合理，清洁区、污染区应区分明确，图示标志清楚，配备流动水洗手设施。各个区域要尽可能通风、透光，所用材料便于清洗消毒。应配备预约间、候诊区、输液准备间、检查间、清洗消毒间、储镜室、麻醉恢复间、多媒体示教室、污物处置间、水处理间、资料储存间、更衣室、办公室、库房。

## 一、预约间

### （一）基础设施

预约间内配备电脑、办公桌、办公用品、信息化的呼叫系统，方便患者预约，信息系统存储患者信息全面，方便统计患者信息。预约间外设立警戒线，以利于患者有序排队预约，预约间干净整洁、窗口高度适宜。

### （二）检查告知

预约间工作人员应该具有丰富的经验，耐心解答患者的疑问，预约时详细告知检查的注意事项，检查前一天开始进食易消化无渣饮食如面条、牛奶、鸡蛋、面包，禁食蔬菜和肉类以及带籽的水果。清洁肠道方法：按要求准备肠道，腹泻至清水样便，少数患者由于个体差异未能腹泻至清水样便，请与内镜中心预约窗口工作人员联系。

（三）签署知情同意书

知情同意是医师必须履行的义务，能够加深检查者和被检查者之间的信赖关系，向被检查者提供十分详细的情况，使内镜术者及患者共同理解术中及术后的注意事项，并严格遵守，使其能安心的进行内镜检查或治疗。知情同意书包括以下内容：患者的疾病状态；准备实施的检查或治疗的具体内容；建议检查或治疗的理由；检查或治疗的预期效果；检查或治疗可能发生的危险；替代检查或治疗的其他方法；如果不接受检查或治疗的后果。

## 二、候诊区

候诊区是患者等待检查的地方，往往人群密集，面积应该在 100 m² 以上，因此候诊椅在保障患者舒适度的同时应注意提高空间使用效率，通常采用宽度适中的排椅。可采用开放式的候诊沙发，能满足当日检查患者舒心等待，也能提高候诊舒适度，缓解患者及家属的焦虑情绪。为了防止患者跌倒，就诊椅应固定放置，在候诊大厅可以配置宣传展板，供患者了解检查前后注意事项。候诊大厅的墙壁上悬挂电视机，播放检查进行中人员姓名以及下一位候诊人员姓名。候诊区环境整洁卫生，无积尘，地面无果皮、痰迹和垃圾，应采用湿式清扫，每天不少于两次。经常检查设施使用情况，禁止吸烟，并有明显的禁烟标志，不得在候诊室内诊治患者或出售商品和食物。公共卫生间要做到每日清扫、消毒，并保持无积水、无异味，清洁卫生。保证室内灯光明亮、宽敞舒适，空气流通，环境整洁、无杂物，配用冷暖空调，提供报纸、杂志，配备饮水机方便患者家属饮用，配备电视机体现人文关怀，但需注意维持秩序，减少喧哗。

## 三、输液准备间

（一）基础设施

输液准备间应该配备输液用物、治疗车、一次性输液用耗材。

（二）操作前准备

操作前严格执行无菌操作规程，进入治疗室必须衣帽整洁，戴口罩。严格执行各项查对制度，掌握各项护理常规。各类药品分类放置标签明显、字迹清楚。护士在穿刺前做好卫生宣教，主动告知患者静脉留置针使用的目的、意义，使其了解静脉留置针置管期间应注意保持穿刺部位清洁、干燥，避免置管肢体过度活动，预防各种意外引起感染、堵管、液体渗漏、导管脱出等并发症的发生。更衣时注意不要将导管勾出或拔出；穿衣时先穿患侧衣袖，再穿健侧；脱衣时先脱健侧衣袖，后脱患侧衣袖。

### （三）规范操作

做好手卫生，严格执行消毒隔离制度，防止交叉感染，灭菌物品一经打开须注明开启日期，超过一周者重新灭菌，严格区分清洁区、污染区，物品放置要清楚。要密切观察穿刺部位有无红肿或水肿、疼痛等不良反应，如有不良反应应及时通知护士。护士合理选择血管，选择相对粗直、有弹性、血流丰富、无静脉床、避开关节且易于固定的血管。对住院患者应避免反复多次在同一部位穿刺，以免导致血管壁损伤。对长期卧床的患者避免选择下肢远端静脉，一般都选择上肢前臂的浅静脉。留置针型号大小依据患者病情、年龄及血管情况选用。在不影响输液速度的前提下，选择用细、短的留置针。因相对小号的留置针，进入血管后漂浮在血管中，减少了机械性摩擦及对血管内壁损伤，从而降低机械性静脉炎及血栓性静脉炎的发生，可相对延长留置时间。护士应熟练掌握穿刺技术，穿刺时动作应轻巧、稳、准。穿刺前打开并检查留置针，将排好气的输液器针头插入留置针肝素帽内，再次排尽空气。按常规消毒注射部位皮肤后，先旋转松动留置针外套管，右手持针以 15° ~ 30° 角刺入皮下静脉血管，进针速度宜慢。穿刺后协助患者口服咽喉麻醉剂。

### （四）操作后物品处理

仪器、设备、器械准备要完善，保持性能良好，有专人管理，放置固定位置，便于使用，经常检查，及时补充更新、修理和消毒，保证治疗和护理需要。保持室内清洁，完成每一项处置均要随时清理垃圾，无关人员不许在治疗室内逗留，常规每天空气消毒一次，定期采样培养。每天紫外线按时照射。棉球、棉签、使用过的一次性医疗器具应消毒、毁形、统一回收给定点单位。

### （五）三通道

容积激光显微内镜系统检查室应该设置三个通道，患者检查通道、员工出入通道、污物运输通道。患者检查通道单进单出，地面导引标志粘贴清楚，各个检查间标志粘贴清楚。员工通道入口标志清楚，员工更衣室紧临通道入口，医务人员更衣以后进入操作区域。污物通道用于存放消毒供应室回收物品，供工人回收医疗垃圾使用。

## 四、检查间

### （一）基础设施

操作间是整个内镜室的核心部分，内镜室的主要设备均摆设在内，由于诊疗工作的开展，操作间常因设备物品繁多、凌乱而显得拥挤，不利于医师及内镜护士诊疗工作。因此设计时应尽量从整洁、舒适和便于工作来考虑，布局应更具科学性和实用性。检查间要有足够的空间，面积至少 50 m²，检查床不应太高，80 cm 为宜，若能装备可调节倾斜度的床更为理想，检查中可根据需要调节头低脚高位,便于进镜。通风良好,应配备检查用主机、光源、内镜、检查床、电脑、办公桌、打印机、配液台、电刀、麻醉机,操作至少要 3 人,一名麻醉师、一名医师、一名护士,操作台应在房间的中央,以保证其四边均可进行各自的工作。室内光线明暗适中,安装可调节的灯光。采光过强者可在窗户上挂窗帘,窗帘选择红或黑布制作,也可用百叶窗帘,以保持室内较暗,使内镜图像清晰。室内要有供水系统和排水系统。检查室的另一侧应置有器械柜,存放常用内镜附件及常用药品和急救药品。条件许可时,应备一辆抢救车,车内备齐各种常用急救药品和器材,一旦需要,可立即展开急救。

（二）工作要求

每班地面湿式清扫,适时消毒,开窗通风,保持室内清洁卫生。物体表面如桌面、门把手、无菌容器盖等按规定用浓度为 500 mg/L 有效氯消毒液擦拭。

（三）操作流程

操作前检查内镜外部外皮是否有破损,管道系统是否通畅,角度控制旋钮是否正常,光源、监视器工作是否正常,把主机光源、吸引器、注水瓶连接好,注水瓶应装有 1/2 ~ 2/3 的蒸馏水或注射用灭菌水,调节白平衡。打开光源开关,见到光从胃镜头端传出后,将内镜头端对准内镜台车上附带的白色塑料帽 1 分钟,电子胃镜会自动进行白色平衡,检查内镜注气、注水、吸引等功能是否正常,将内镜角度旋钮置于自由位,将内镜消毒,弯曲部涂上润滑油,镜子就可以正常使用了,治疗台车上备好几只 20 ml 注射器,抽好生理盐水备用,注射器应配钝针头,以备检查术中冲洗,清洁视野。操作前首先要了解病史、检查目的、其他检查情况,有无内镜禁忌证,有无药物过敏史及急、慢性传染病,护士向患者讲清检查目的、必要性及配合检查须注意的事项,签署检查知情同意书。患者进入检查室取左侧卧位,躺于诊疗床上,在患者头下放一个一次性垫子,患者头微曲。两腿屈曲,取下患者活动性义齿,松解领口和裤带,操作时操作者面向患者,左手持操纵部,右手在距离镜端 20 cm 处持镜,将镜面对准患者舌跟部,将镜端插至咽后壁,左手边调节旋钮方向,使之顺利到达咽后部,切勿使用暴力硬插。插入后,在内镜直视下从食管上端开始循腔进镜,当腔内充气不足而黏膜贴近镜面时,可少量注气,切忌注气过多。需抽气或吸引液体时,应远离黏膜,间断吸引。当接物镜被玷污时,可少量注水,清洗镜面。操作后立即用湿纱布擦去外表污物,并反复交替注气、注水至少 10 秒,取下内镜并装好防水盖,置合适的容器中送清洗消毒间。吸引瓶、吸引管、清洗槽、酶洗槽、冲洗槽及工作台面、仪器表面用 500 mg/L 的含氯消毒剂进行消毒,再清洗干净。护士与麻醉师共同将患者推至麻醉恢复室,在搬运患者时动作轻稳,协调一致,车速适宜,确保患者安全、舒适。搬运患者时,尽量让患者身体靠近转运者,使重力线通过支撑面,保持平衡,又因缩短重力臂达到省力。推车时,护士应站于患者头侧,便于观察病情,要注意患者面色、呼吸及脉搏的变化。下坡时,患者头部应在高位。

## 五、清洗消毒间

### （一）基础设施

清洗消毒间是所有用后内镜及附件清洗消毒的场所，清洗消毒间根据实际工作情况配备手工清洗消毒槽，带加温装置和全自动消毒机。清洗消毒间分清洁区和污染区，充分利用空间，保持整洁、宽敞，通风条件好，便于工作。污染的内镜应与消毒好的内镜分开摆放，无菌物品与消毒好的物品及清洁物品均应分开摆放。无菌物品与消毒好的物品及清洁物品均应分开摆放。清洗消毒间应设有双通道，使用后内镜带入通道，消毒后内镜带出通道。清洗消毒间总的面积＞40 m²，要配备排气扇4个以上，有开放的窗户利于通风，清洗消毒间应设置在检查间的附近，设备要齐全，如转运车、医疗废物收集箱、软性清洁刷、注射器、纱布、手套、防渗透服、防护镜或面罩、消毒液。

### （二）人员要求

取得专业培训证书，工作人员进入室内应衣帽整齐，服从清洗消毒间工作人员的管理。严格区分无菌区与污染区、清洁物品和污染物品。清洁消毒后的内镜和附件应按规定地点固定放置，不得和未清洁消毒物品混放。进入清洗消毒间的物品，带入人员和清洗消毒人员应共同清点登记后，由清洗消毒间工作人员按品种分类到指定地点进行清洗消毒处理。

## 六、储镜室

详见第二节。

## 七、麻醉恢复间

### （一）物品配备

麻醉下内镜检查开展越来越多，术后对病情的观察就显得极为重要。恢复间主要用于患者术后短时的休息、观察、复苏和抢救，除了设置一定数量的观察床外，还应配备足量的硬件设施，包括心电监护仪、抢救车、麻醉机、电动吸引器、办公桌、电脑。

### （二）麻醉恢复间护士工作任务

照护无痛检查的麻醉患者，监测患者生命体征，直到患者清醒，将患者交给家属并签字，患者方可离开。为患者讲解检查后注意事项：检查结束后半个小时在预约窗口取报告；无痛内镜检查1小时后先饮一小口水，无呛咳后方可进食清淡饮食；无痛内镜检查当日禁饮酒、开车、机械操作及高空作业；检查后可能会有腹痛、腹胀感，可通过按摩腹部或如厕排便的方法缓解，如腹痛、腹胀持续加重，请及时到急诊科就诊；行活检术的患者可能出现少量便血，一般会自行停止，如出血持续加重需及时到急诊科就诊；48 小时内避免剧烈活动，禁烟、酒，禁食刺激性食物。息肉切除患者的注意事项：禁食 24 ~ 48 小时，术后第 2 ~ 3 天进食温凉流质或半流质饮食，如稀饭、面条、牛奶、鸡蛋羹、鱼肉类可少量进食，无特殊情况的 3 天后可逐渐恢复正常饮食，术后一周内禁烟、酒、刺激性饮食及使用促进胃蠕动药物；术后卧床休息 2 ~ 3 天，术后两周内禁止剧烈运动或进行重体力劳动，所有活动以平缓不出汗为原则；无特殊情况术后无须用药，口服抗凝血药物的患者术后应停药 2 周，高血压、糖尿病、冠心病等疾病所服药物可照常服用；术后如出现剧烈腹痛难以忍受、便血、发热等情况应及时就诊，情况严重的应及时就近急诊就诊；没有息肉的患者 3 年后复查，单发性息肉摘除术后 1 年复查，多发性息肉摘除术后半年复查，有癌变的术后 3 个月复查。

## 八、多媒体示教室

医院常有教学任务，应配有示教室，除了学员坐的桌椅外，应备电教系统，如录像、投影、幻灯等，有条件的单位最好建立多媒体影视示教室进行内镜图像及操作实况的实时转播。主要是作为内镜技术交流及人数较多的各种内镜新技术学习班的观摩场所。室内最好配置图像显示器，用于同步显示内镜专家的操作现场、内镜图像与 X 线或 EUS 影像。图像监视器的尺寸可根据观摩的人数多少和场地大小而定。在多媒体影视示教室内观看内镜专家的操作演示，如临现场，对提高操作医师的水平、推广内镜新技术有重要作用。

## 九、污物处置间

### （一）清洁车

清洁车用于生活、医疗垃圾每日集中收集，分类后运送至医院生活和医疗垃圾指定存放点。垃圾箱内放生活垃圾，箱内放置黑色垃圾袋。建议分层使用，中间平台上部放置两个标有标记的小塑料桶，桶内有浓度为 500 mg/L 有效氯消毒液泡制的抹布，用后立即清洗消毒。中间平台下部放置大清洁桶两个，桶内有浓度为 500 mg/L 有效氯消毒液，要求一室一拖把，用后立即清洗消毒，适时更换消毒液。

### （二）垃圾车

污物处置间配备生活、医疗垃圾车各一个，严禁混用。每天运送完垃圾后，要先用水冲洗干净后用浓度为 500 mg/L 有效氯消毒液泡制的抹布进行全面擦拭，保证垃圾桶内外无污渍、无异味，垃圾车运送必须使用专用电梯，每半月对垃圾车进行用浓度为 500 mg/L 有效氯消毒液擦拭。

（三）拖把

一室一拖把，使用完毕用浓度为 500 mg/L 有效氯消毒液泡 30 分钟，冲净消毒液，干燥备用，分区不同使用不同颜色标记的拖把，遇明显污染时随时去污与消毒，地面采用 500 mg/L 有效氯消毒液擦拭，作用时间 30 分钟。

（四）抹布

一室一抹布，分区不同使用不同颜色标记的抹布。使用完毕用浓度为 500 mg/L 有效氯消毒液泡抹布，也可集中处理。

## 十、水处理间

（一）水处理间的要求

水处理间体面积根据水处理设备的具体大小而定，一般为水处理设备的 1.5 倍，配备加压泵、砂罐、碳罐、树脂罐、反渗膜（或反渗机）、储水罐等。每周加盐 1 次，每次 5 ~ 10 kg，每年由专业工程师消毒水处理系统 1 次。每日监测电导率，正常值小于 10 μs/cm，每周测定纯水的 pH 值，应维持在 5 ~ 7 的正常范围。

（二）水处理系统作用

砂罐滤过可见的杂物及悬浮物，碳罐内的活性炭吸附游离氯和氯胺，树脂罐加盐除水中的钙、铁、镁，降低水的硬度，反渗透膜（或反渗透机）可以除去 98% 以上的无机溶质和 99% 分子量大于 300 的有机溶质和细菌。

## 十一、资料储存间

资料储存间，方便储存患者的资料，也为教学、科研提供资料。房间面积一定要大，空气流通，并且要有专人加锁管理，资料柜可用层叠形式的铁柜，按照检查年份或患者检查号的顺序排放资料，以便查询，资料盒整齐摆放，方便年底归档与建档。条件有限的单位也可与本单位的档案室联系，资料可以存放在档案室。

## 十二、更衣室

更衣室是员工进入岗位前更衣的场所，是全体员工共同使用的公共地方，男女更衣室分开设置。更衣柜、个人物品摆放有序以及室内的干净整洁不仅直接影响到科室形象，更能反映出工作人员的精神面貌，所以每位员工都有义务保持、维护好更衣室的整体环境，这样可以使大家能在一个整洁、融洽的环境中进行上下班更衣，也使每位工作人员都有一个好的心情上下班；衣物、鞋子等所有物品需放入更衣柜内，不得摆放在外；更衣柜每人一柜、一锁、编号、登记姓名，由使用人负责使用保管，清洁工人每日清扫更衣室；更衣柜破损需联系工程部门维修；每位员工应养成良好的节约意识与习惯，室内无人时，应及时关闭电源；更衣柜内勿摆放贵重物品及钱款，如有遗失，责任自负；不得在更衣柜内存放违禁品或易燃易爆物品。

## 十三、办公室

设立主任及护士长办公室，办公室是办公的地方，应保持环境清洁，配备办公家具，包括办公桌椅、文件柜、沙发、会议桌椅、阅览桌椅、书架、电脑、打印机等；配备时遵循"统一规划、统一规格、统一风格"的原则，既保证质量，又美观大方；办公家具在年终时进行年度预算，由行政部门统一配置与采购，原有家具符合使用要求的，原则上不再更换新家具。

## 十四、库房

库房应设置在清洁区，库房要保持通风、干燥、清洁，注意安全，做到防火、防盗。凡医院办公用品、卫生材料等均由库房保管，科室设立库管员，严格出入库管理；库存物品要建账建卡，做到入库有验收，出库有凭证，登记及时，保证库存物品数字准确，账、卡、物相符，做到逐日清点；各种物资按类存放，顺序编号建卡。凡经批准报残物品和账外物品，应登记明确，不得与其他物品混杂存放；严格物品验收入库手续，验收人员须清点数量、验收质量后，方可签字办理入库手续。库内不得代存其他物品。库管员应了解掌握各类物品的性能用途、使用方法，按领用单限定的品名、数量单价分发各类物品，做到计划供应、满足需要、防止浪费。

（于海娜　马　莉）

# 第四章　容积激光显微内镜系统图文资料的管理

## 第一节　图像资料的记录和管理

在 VLE's（或 OCT）系统应用时，采集患者人体自然腔道的图像信息之后，将会产生大量的 VLE's（或 OCT）图像，这些图像将能够很好地帮助医师进行病情分析和判断，但是如何高效地利用好这些图像信息和高效管理，并能在获得大量样本数据之后进行大数据的分析从而得出具有普遍性的诊断结论，这种能力具有重大的意义。

首先在系统采集和处理完患者的病理图像信息之后，根据医师的诊断详细记录和诊断结果，再结合患者的病史记录以及基本信息等数据，整理分类再保存到后台数据库中。保存数据的过程中，每个患者的信息存有一条或者多条记录，分别对应了不同时间内的检查所对应的检查结果，这样能够在查询患者信息的时候获取全部的检查记录，能够更好地对比病情的变化和评估治疗的效果。

在获取患者信息的过程中，需要能够根据患者的基本信息筛选得到想要查询的患者的检查结果，系统界面上将能够直接根据医师或者操作人员筛选出来的患者检查记录，获得当次或者以往多次检查中，医师对于当前病情的判断和医学图像，以便于医师重新评估病情和对比治疗效果。

最后，为了统计的需求，系统需要具备根据当前所有患者数据，分析患者年龄分布和患病程度的能力，这种功能的开发，在一方面上能够帮助医师或者研究人员获得一手的数据资料，也有助于在未来帮助进行大数据的疾病分析和预判，从而更好地为患者或者存在潜在患病风险的人群规避风险。

### 一、组成部分

VLE's（或 OCT）病例管理系统软件的设计主要分成三个部分：患者信息录入、患者信息筛选查询以及基于后台数据的统计结果。

在录入患者信息时，需要提供对应患者基本的信息，包括姓名、年龄、病情描述等，其中对于数据库中的每一条数据记录，会由系统默认分配编号，而对于同一个患者的多次的检查结果，会产生多条不同的记录。在这个过程中，采集到的 VLE's（或 OCT）图像将会由图像采集部分完成图像存储，此处只保存患者的基本信息即可。

患者信息的查询是该套系统的最主要部分。首先系统界面上完全显示了当前系统中所存在的所有的检查记录，但是此部分只保留一些基本的信息，不会包含检查结果等重要的、繁多的信息，在这个记录的指引下，可以按照主要的信息来筛选得到想要查询的信息记录，对应的多次检查的结果都可以有效获得。在输入正确的姓名或者编号等信息之后，点击查询就能在系统界面上显示出该患者想要得到的多次检查结果，再通过点击软件界面上的浏览按钮来浏览全部的图像信息。

基于后台数据的统计结果部分是一个更具有开发前景的功能，但是受限于现有的条件，目前只完成一些简单的设计，并期待后续开发工作的进行。这一部分，医师或者研究人员能够通过一项或者几项基本参数，获取当前所有数据的统计结果分析，例如通过筛选患者的性别、年龄，系统显示对应性别的、不同年龄的患病程度，这样的分析结果有助于帮助医师或者科研人员对一些疾病的分析和早期预判具有极其重要的作用。

## 二、软件介绍

启动软件，首先显示登录界面，如图 3-4-1-1 所示，输入预先设定好的密码进行登录，初步的设计只考虑简单的预设密码登录系统的方式，在以后的完善工作中，可以通过设置用户注册和登录的功能进入系统，并增加用户权限，判定用户所能访问的资源内容。

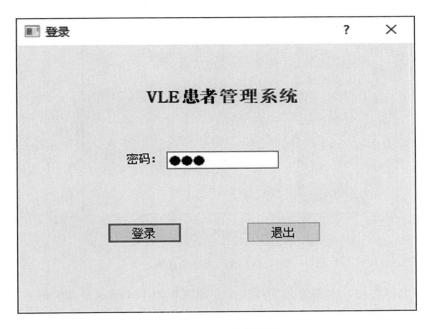

图3-4-1-1 登录界面

　　系统的功能总体上分为如下两大类，信息管理和病情统计（如图 3-4-1-2），其中信息管理部分包括患者信息录入、患者信息查询，病情统计功能主要是为了完成后台数据的统计分析。

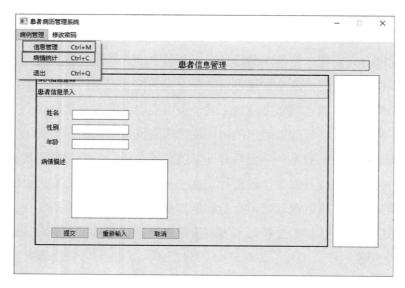

**图3-4-1-2　系统功能界面**

　　患者的信息录入时，在如图 3-4-1-3 显示的界面完成。需要注意的是此时患者还没有开始进行图像采集，此步骤用于检查之前的患者基本信息录入。

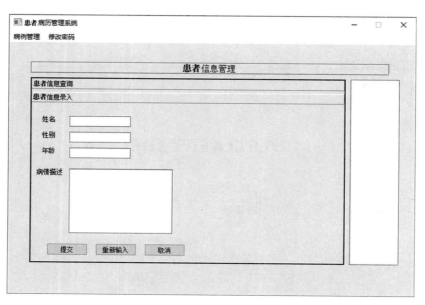

**图3-4-1-3　患者信息录入**

　　患者的图像信息保存在一个特定的文件夹中，如图 3-4-1-4 所示。对于每一个检查过的患者，在患者基本信息填写完成之后，点击提交按钮，将会在图 3-4-1-4 位置新建对应的文件夹用于保存该次检查所产生的 VLE's（或 OCT）图像。此处产生的空文件夹命名格式的规范已经在系统中进行过设置，按照"编号_姓名"的生成方式生成，其中编号会是唯一的标志，不会重复，并且系统按照顺序进行分配。

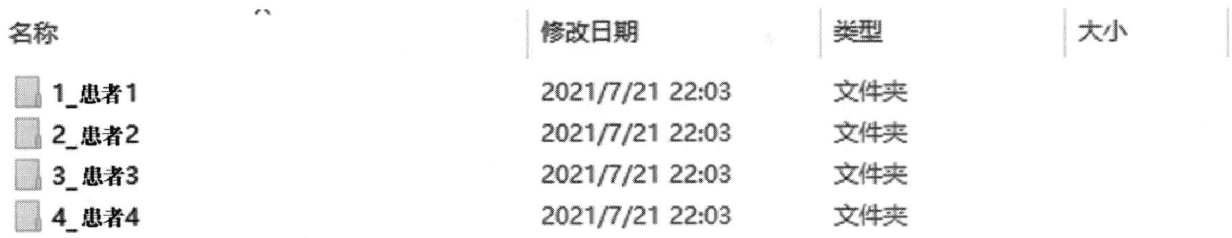

名称
修改日期
类型
大小
1_患者1
2021/7/21 22:03
文件夹
2_患者2
2021/7/21 22:03
文件夹
3_患者3
2021/7/21 22:03
文件夹
4_患者4
2021/7/21 22:03
文件夹

图3-4-1-4　图像保存位置以及格式

信息录入界面的其他填入的信息将会保存在数据库当中，包括年龄、性别和病情描述等，如果没有填写相关信息，系统将会提示重新输入完整信息，正确操作将会提示创建病例成功。

根据后台存放的所有病例检查结果的数据信息，在此处通过输入正确的查询参数，便能够获得详细的检查结果资料，包括患者的检查结果描述信息和检测结果 OCT 图像。整个设计显示界面如下图 3-4-1-5 所示。

患者病历管理系统
病例管理
修改密码
患者信息管理
患者信息查询
编号：
姓名：
性别：
年龄：
检查结果
检测影像
name
1 患者1 男
2 患者2 男
3 患者3 女
4 患者4 女
查询
重新输入
上一张
下一张
患者信息录入

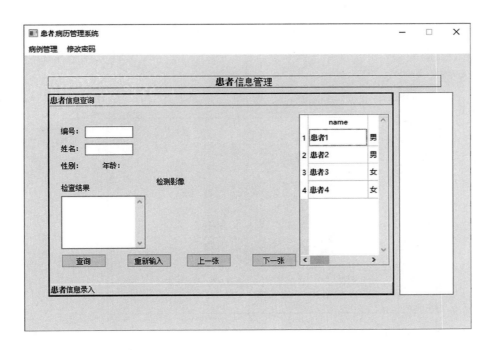

图3-4-1-5　病例信息查询界面

在图 3-4-1-6 中标示出来的部分展示了全部病例信息的预览结果，其中包括了所有检查产生的结果记录，此处只用作预览使用，所以不包含详细信息。

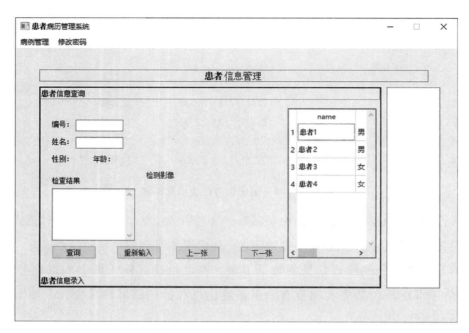

**图3-4-1-6　全部病例信息预览**

根据右侧的全部病例预览结果显示，可以查询对应个体的详细信息。如图 3-4-1-7 所示。

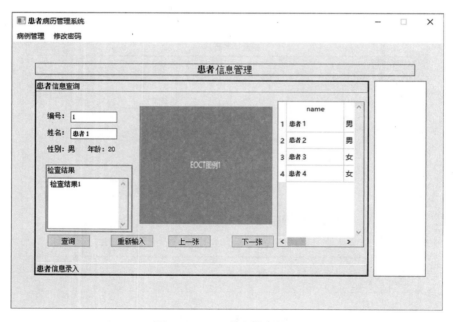

**图3-4-1-7　查询结果展示**

查询时可以输入完整的筛选信息进行查询，也可以按照某个唯一的信息进行查询，例如单独使用编号进行查询也是可以得到对应结果的，因为系统设置在添加病例时，每一个病例分配的编号都是唯一的。

输入正确的信息之后，详细信息将会展示在界面上，其中包括：姓名、性别、年龄、检查结果显示以及全部的 VLE's（或 OCT）图像。"查询"按钮用于输入检索信息之后点击，正确的情况下将会呈现结果展示，否则会提示"查无此人"，如图 3-4-1-8 所示。由于没有对应编号的病例，所以无法查询到对应的结果，类似的，对于名字的检索，如果没有匹配结果也会弹出相同的提示内容。

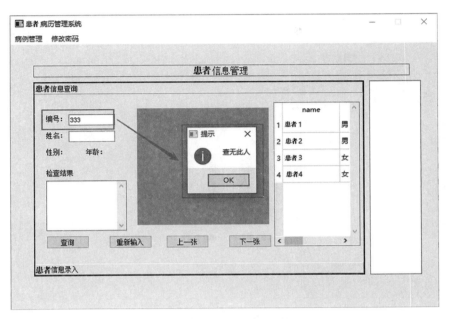

图3-4-1-8　错误的查询信息

点击"重新输入"按键将会清空此界面上的全部内容，为查询下一条病例做准备。点击"上一张"或者"下一张"按钮，能够切换显示该病例的全部 OCT 图像，直至浏览到最后一张或者第一张，继续点击将会出现图 3-4-1-9 的提示界面。

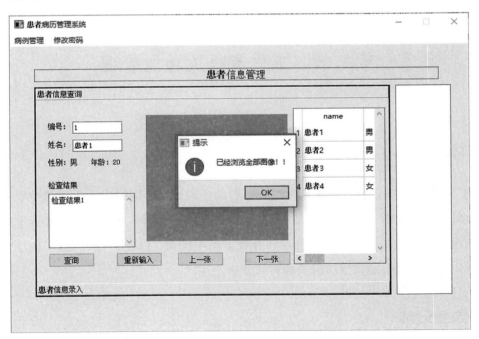

图3-4-1-9　浏览全部提示

当前的功能设计，根据性别的筛选，显示所有选择性别的年龄分布统计，如图 3-4-1-10 所示。

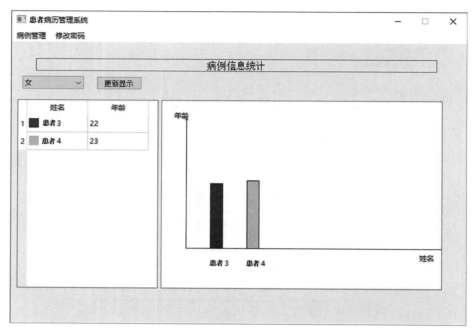

图3-4-1-10　病例统计

根据选择的性别，会在右侧显示出所有统计病例中保存的患者的年龄分布直方图统计，该统计结果的展示有助于帮助判断在女性性别中，患病概率在不同年龄段的分布，帮助医师和科研人员判断哪些年龄的人群是更加具有患病风险的人群，从而为后续的疾病预防工作做准备。

# 第二节　工作流程及功能管理

## 一、预约登记

利用 VLE's 中预约登记窗口负责每日检查患者的预约登记，同时输入申请单中提供的资料记录患者的一般项目、患者来源（病房、门诊、本院或外院等）、主诉、主要体征、临床诊断、各种特殊检查和治疗情况，并发放可打印预约通知单，详细介绍不同类 VLE's（或 OCT）和注意事项。并储存所有的资料，以便后期对照和多次检查的对比分析。

## 二、预约登记站

可放在内镜中心预约登记站一起预约，发放患者检查编号。

### 三、图文工作站

每台容积激光显微内镜系统是双图文工作站，内镜图文和 VLE's（或 OCT）图文，分别存入各自的系统中，也可以通过软件将两种图文整合后统一储存，通过这些图文和相关操作面板可分别进入图像采集、图文报告、图像观察、报告阅览、打印等，还可根据检查日期、登记日期、患者姓名进入检索界面进行检索。

### 四、图像采集

在此工作界面上可与检查台同步观察检查画面，并根据要求采集图像。根据不同的软件，按照人机工程设计的影像采集界面，特别注意具有智能记忆功能的开发，实现区域图像采集，对亮度、对比度、色度、饱和度实时可调等功能。对每例患者在系统硬件支持下可采集任意的成像图和存储。自动分析当前图像，以便决定是否活检和活检部位，是否存入数据库。对同一患者可根据情况还要分别采集内镜、超声、CT 图像等。

### 五、图文报告

利用 VLE's 中开发的报告模块，根据储存的患者的图像自动形成报告，制作成文字报告，在开发时将依据专家系统的定义将疾病的描述语句事先编成报告模板，其中可变项的多项选择制成下拉式菜单形式，方便使用。如在食管的检查中，可将黏膜下腺体数量定义为一级目录，腺体数量多少、增生性和深度定义为二级目录。对二级目录中的疾病可编成报告模板，而其中的可变项如病灶大小范围、边界清与不清等则作为选择项。这样在检查者完成检查后即可根据诊断印象选择相应的报告模板，快速制作报告，并选择采集的图像打印成图文一体的精美完整的报告，为今后进行计算机检索提供了可能。

### 六、图像观察

在此界面上，可将同一患者的每一断层的图像逐幅观察，可根据软件重建为 3D 图像，并采用了国际标准 JPEG 图像压缩及图像与图标分离技术实施储存，同时可进行单层和多层图像的识别，并可进入图像处理功能模块对某一图像进行测量（长度、角度及任意封闭区域的面积和周长）、标注、文字说明及图形示意实现图中图的功能。并可将特殊的图像以其他图像文件格式（如 JPEG）另行存盘。方便以后 Powerpoint 制作幻灯片或直接进行出版物计算机排版等。

以上仅是本系统的检查工作流程，目前研究者在设计、开发本系统时已预置应用互联网进行学术交流的模块，利用本系统进行诸如远程会诊或资料传输和交流将成为现实。

（郑仕诚 黄 勇 王晓绪）

# 第五章　容积激光显微内镜系统培训的管理

容积激光显微内镜系统属于复杂内镜操作系统，要求从业医师及技术人员具备很高的专业素质，且其在诊治方面有很强的客观性；而医学诊断的客观性决定了一个初学者必须经过规范化的培训才能成为合格的容积激光显微内镜系统操作者，而如果没有建立完整准确的空间解剖概念，会对扫描的图像不能正确理解和认识。因此，对容积激光内镜系统技术的临床使用进行规范化培训是立足之本。

## 第一节　操作者的培训

### 一、操作者培训概述

（一）培训目的

VLE's 的培训直接关系到容积激光显微内镜工作质量的改善、容积激光显微内镜系统技术水平的发展与提高。通过科学合理的培训，培养出大量合格、优秀的容积激光显微内镜系统医师，能整体提高 VLE's 工作的水平，从而有效地保障容积激光显微内镜系统诊疗的质量。

（二）操作医师培训模式

培养一名合格、优秀的内镜专科医师的过程是漫长而具有挑战性的。美国、日本和英国等消化内镜技术发达国家，操作医师规范化培训开展较早，培训模式相对完善，形成了全国性的操作医师培训规范及培训体系，内镜培训的准入、准出标准严格控制，因容积激光显微内镜系统近几年新兴起来的扫描成像技术，国内外大多数操作医师对此技术不甚了解，更谈不上熟悉和应用，因此对此技术规范化培训工作就十分重要，也可借鉴国外的培训模式进行培训。

**1. 美国消化操作医师培训模式**

美国操作医师成长历程：以消化专科医师为例，在医学院毕业后完成为期 3 年的内科住院医师培训后，可申请进入为期 3 年的消化专科医师培训，消化专科医师培训计划中要求至少参加 18 个月临床学习培训，培训内容包括基本消化内镜技术理论和实践，受训医师完成全部课程并考评合格后发放美国消化内镜协会（ASGE）认证的消化内镜执业资格证书。

**2. 日本消化操作医师培训模式**

日本操作医师成长历程：日本的消化内镜技术和产业非常发达，并且拥有完备的消化操作医师教育培训体系，日本消化内镜检查普及程度高，普查及随访内镜开展多，医师接触消化内镜操作较其他国家也更早。3 年的内科住院医师培训阶段，受训医师有机会接受上消化道内镜模拟训练，并在上级医师监督下尝试开展随访内镜检查。3 年的消化专科培训阶段将提供系统、规范的消化内镜技术培训，受训医师相对独立地完成 100 例以上消化道内镜操作后可开始接受结肠镜培训，能熟练掌握 EMR 和止血技术者可选择性地继续学习更高级的内镜技术，如 ERCP 和 ESD 等。

**3. 英国消化操作医师培训模式**

英国操作医师培训模式与美国类似，英国基础内镜培训在消化专科医师培训中完成，高级内镜操作培训根据受训医师个人情况在专科医师培训后期或以毕业后继续教育的形式进行。消化内镜联合咨询小组（JAG）成立于 1994 年，现负责英国全国消化内镜培训、培训中心及操作医师资格认证和全国消化内镜质控等。相比于 ASGE，JAG 的培训项目和资格认证更加细致，对内镜基础知识、上消化道内镜、下消化道内镜、ERCP、EUS 和小肠镜等均单独开设培训项目并单独授权。JAG 创立了直接操作技能观察（DOPS）评分工具，用于对各项消化内镜受训者进行能力评估。DOPS 与 ASGE 的系列评分系统类似，均为标准化综合性评分系统，推荐用于培训全过程评价和学习曲线监测。DOPS 较 ASGE 的评分工具打分条目更多、评价更全面，但使用也更为复杂，目前该工具已应用于多个欧洲国家及加拿大、新加坡和澳大利亚等英联邦国家。

（三）培训目标

**1. 容积激光显微内镜系统基础知识**

掌握 VLE's 下各种治疗的适应证、禁忌证和并发症；熟练掌握容积激光显微内镜系统治疗患者的术前准备及术后注意事项；熟练掌握容积激光显微内镜系统下常规治疗的术中配合，掌握镇静和麻醉的安全实施、知情同意和伦理等方面；掌握并发症的处理。

**2. 容积激光显微内镜系统仪器设备**

熟练掌握 VLE's 术前仪器及附件的准备工作；熟练掌握容积激光显微内镜系统各型部件名称及功能，熟知各型有何不同、适合做何种检查与治疗；掌握内镜主机面板、键盘功能键的正确使用；熟练掌握主机后面板各端口的功能及与线的连接；熟练掌握主机周边设备的功能、调试和正确使用方法。

### 3. 图像处理

正确识别和分析容积激光显微内镜系统扫描图像和治疗过程中各种图像的处理。

### 4. 容积激光显微内镜系统常规检测、治疗项目

掌握容积激光显微内镜系统下常规检查项目的操作方法及注意事项；容积激光显微内镜系统检查食管标准技术操作方法、要点及注意事项；容积激光显微内镜系统治疗项目的操作方法、技巧及注意事项，如 EMR、ESD 技术、精准活检技术。

### 5. 容积激光显微内镜系统维护保养

掌握正确的测漏、清洗和消毒方法及基本维护与保养；掌握简单故障的查找及排除；能熟练掌握计算机图文系统的基本维护；熟悉资料的收集、查找、整理及统计。

## （四）容积激光显微内镜培训原则

### 1. 因材施教

学员来自不同的基层医院，对容积激光显微内镜系统技术的理解、掌握程度不同，由于医院条件的差异，对容积激光显微内镜系统培训的要求也各自不同，如何尽量满足他们不同层次的要求，需要带教医师综合平衡，妥善安排。依据基础不同，将医师分为熟练者、初学者和参观者。先培养熟练者，在其操作过程中为初学者讲解要点，同时定期组织学生进行经验交流。

### 2. 循序渐进

容积激光显微内镜系统的检查和治疗是逐步熟悉的过程。初学者为好奇心所驱使，急于掌握容积激光显微内镜系统操作，往往容易出现差错。对于已有内镜基础的医师，除了矫正不规范的操作外，主要应当利用综合医院病种丰富的优势，使其增长容积激光显微内镜系统知识，提高检查及诊治能力。学员第一周不操作，以看为主，兼做术前器械准备、器械消毒，使其在观摩过程中对容积激光显微内镜系统建立感性认识，熟悉容积激光显微内镜系统下的解剖、标志和部位成像判断及操作注意事项，使初学者将书本知识与临床结合，对常见疾病的容积激光显微内镜系统下诊断标准和治疗有更深刻的认识，当开始正式操作时，初学者难免有些手忙脚乱，操作和观察无法协调，应该耐心指导，尽可能使初学者有良好的、规范的操作习惯，尽量使其手眼协调。

### 3. 规范典型病例选择

为保证学员的内镜学习能顺利的开始和得到满意的进展，达到循序渐进的目的，病例的选择非常重要，初学者所选择的病例必须相对简单，身体耐受性较好，以后随着技术的熟练而逐渐放手操作，但是放手不放眼，遇见复杂情况，为避免操作时间过长，给患者带来额外的痛苦和不必要的医疗纠纷，应该及时干预，避免并发症的发生，保护医师的安全和学习积极性。

### 4. 教学资源共享

通过微信群、公众平台和网络外链接提供容积激光显微内镜系统相关教学资源，包括容积激光显微内镜系统理论知识、容积激光显微内镜系统下图片、容积激光显微内镜系统操作音频及视频，学员自主选择感兴趣的教学内容进行学习，可以对遇到的问题进行提问，由平台自动或指导教师人工进行回复。

**5. 出科考试制度**

结束学习时，进行严格的考核，基础理论考试包括内镜下各种病变的表现，内镜检查的适应证、禁忌证及并发症，内镜的保养方法。实际操作考试，随机抽查各种患者，在指导教师的监督下，独立完成全部操作，并进行现场点评。结合平时的学习态度和工作能力，给予中肯的、切合本人实际的评语，根据其学习情况，向其所在单位写推荐意见。

**6. 反馈机制**

为了解学员回到单位后开展容积激光显微内镜系统工作的情况，通过电话、通信、网络等手段，保持定期联系，了解工作动态，并对工作中遇到的实际问题进行指导，必要时实地指导。根据反馈的情况及遇到的问题进行调整，充实后期的培训计划，以此提高容积激光显微内镜教学质量。

## 二、培训步骤

经过 20 余年的消化内镜培训经验积累，逐步建立了一套简便易行的"五步七评法"内镜培训模式，该模式中学员的训练共包括五个阶段（理论学习、教学观摩、模拟练习、病例操作以及考核），学员必须在规定的时间内完成每个阶段的教学内容、达到阶段考核要求后才能进入下一阶段的学习。除了每个阶段的评估（共 5 次）外，教学模式中还增加了入学基础评估和后续跟踪评估两项措施，在有限的培训时间内达到可靠的教学效果，借鉴"五步七评法"容积激光显微内镜系统操作者培训内容如下：

（一）理论知识培训

理论知识包括容积激光显微内镜系统分类、适应证和禁忌证、常规术前准备、并发症、镇静和麻醉的安全实施、诊疗知情告知及专业技能知识等。

**1. 容积激光显微内镜系统分类**

1）按不同系统的人体自然腔道应用范围分为食管、胃、胆道、结直肠、气管、泌尿道、心血管和耳鼻喉容积激光显微内镜系统等。

2）按气囊分为气囊式和系线式胶囊容积激光显微内镜。

3）按扫描探头的设计和结构划分为带内侧式内窥探头的容积激光显微内镜和带前式内窥探头的容积激光显微内镜。

4）按与其他扫描技术相结合划分为多普勒容积激光显微内镜和偏振容积激光显微内镜。

**2. 容积激光显微内镜系统适应证**

人体自然腔道内可疑癌变的诊断；判断黏膜下瘤浸润的深度，如平滑肌瘤、间质瘤、脂肪瘤等；肿瘤的 TNM 分期及侵犯深度；容积激光显微内镜引导下的 EMR、ESD 技术、精准活检技术；人体自然腔道内腺体病变、黏膜病变、结石及异物等。

**3. 禁忌证**

容积激光显微内镜系统的禁忌证基本上与一般内镜检查相同，主要有绝对禁忌证和相对禁忌证。

1）绝对禁忌证

严重心肺疾患不能耐受内镜检查者；处于休克等危重状态者；疑有人体自然腔道穿孔者；不合作的精神病患者或严重智力障碍者；口腔、咽喉、食管及胃部的急性炎症，特别是腐蚀性炎症；其他如明显的胸主动脉瘤、脑出血等。

2）相对禁忌证

巨大食管憩室、明显的食管静脉曲张或高位食管癌、高度脊柱弯曲畸形者；有心脏等重要脏器功能不全者；高血压未获控制者。

### 4. 常规术前准备

1）操作间仪器设备及物品准备

主要准备者为护理人员，但操作者应熟悉操作间的布局和仪器设备及物品配置。

2）患者准备

容积激光显微内镜检查前，需对患者进行体检及规定的化验检查（如血清学肝炎指标），检测的有效期为6个月；按胃肠镜要求进行胃肠道准备。

3）用药准备

常用药物有麻醉性镇痛药哌替啶（杜冷丁）、芬太尼，神经安定镇静药地西泮（安定）、咪达唑仑（咪唑安定）等和静脉麻醉药丙泊酚（异丙酚）、依托咪酯等。应备有麻醉药拮抗药物如纳洛酮，催醒药氟马西尼（安易醒）等。

4）体位准备

通常患者取左侧卧位，双下肢微曲，解开衣领，放松腰带，头稍后仰。

5）技术准备

通常需2～3人，术者操作容积激光显微内镜系统主机，助手操作容积激光主机（操控台）等。术者必须熟练掌握一般消化道内镜的操作技术和操作要点，并具有一定的人体三维解剖知识和容积激光显微内镜系统的成像原理知识。

6）气囊导管及激光标记准备

每次插镜前均应仔细检查探头外气囊有无破损及滑脱，及时更换气囊导管；激光标记脚踏板准备在位。

### 5. 检查后注意事项

静脉麻醉者应留观至清醒为止，患者检查后不得驾车；向患者及家属说明检查结果，交代注意事项；术者应亲自过问病理检查结果，以便修正初步诊断，必要时可进行复查，或建议行其他检查，直至明确诊断。提倡首检负责制，应书写规范的容积激光显微内镜诊断、治疗报告。

### 6. 并发症的预防和处理

无论是诊断内镜，还是治疗内镜，内镜操作均有发生并发症的可能，一旦发生，须积极处理，并真实保存原始记录与资料，保证后续鉴定工作顺利进行。

1）并发症的预防

年龄≥65 岁；危重患者；伴有糖尿病、高血压或心、肝、肾疾病患者，凝血机制障碍者；疑难、复杂、有风险的内镜治疗应作为预防并发症的重点；分级医疗负责制，即难度大的操作由上级医师担任；尚不能完全胜任手术者必须在上级医师指导下进行操作。

2）常见并发症

窒息、吸入性肺炎、麻醉意外、器械损伤、出血、穿孔、心脑血管意外等。

3）并发症的处理

检查后 24 小时内应严密观察病情变化，早期诊断、早期处理；应严格按医疗要求，处理各类并发症；对保守治疗无效的患者，应及时进行手术或其他必要的干预治疗措施；对已发生的并发症，应寻找原因，认真讨论，总结经验，防止类似并发症的发生；所有并发症均应分类登记，上报备案。

**7. 镇静和麻醉的安全实施**

内镜的镇静麻醉必须由麻醉科医师完成，同时配备麻醉监测设备及准备复苏室，必须配有气管插管、呼吸机及其他抢救设备，要有患者或家属签署的知情同意书。

1）术前评估

为了预防并发症的发生，必须了解病史和进行体格检查。风险因素主要有：年龄过大、过小，严重脏器功能障碍，妊娠，肥胖，吸毒，酗酒，高度不合作，有麻醉反应史，药物过敏史。应注意调整麻醉用药方案，降低风险。

2）术中监护

包括四方面：意识状态、肺通气、血氧状态、血流动力学。

3）常用药物

对药物总的要求是起效快、苏醒快、可控性强，无蓄积作用、无心肺损害等副作用。

4）镇静剂的不良反应

呼吸抑制如呼吸次数减少、发绀、呼吸停止，循环抑制如血压降低、缓脉、心律不齐，醒觉恢复延缓，迟发的镇静作用等。

**8. 容积激光显微内镜系统诊疗知情告知**

容积激光显微内镜系统诊疗属"微创"检查，应充分尊重患者对病情的知情权，诊疗前应对检查或治疗的目的、手术方法、可能达到的效果及风险等，向患者及家属充分说明，以取得他们的理解与配合，并签署同意书。

**9. 专业技能知识培训**

1）人体三维解剖知识培训

容积激光显微内镜系统是通过体内光学探头观察消化道管壁或邻近器官的情况，因此人体解剖是容积激光显微内镜的基础。由于探头扫描，活动范围较大，体外无法直接观察到探头的空间位置。探头的位置及扫查角度的改变都将使成像切面不停变化，加上各系统局部解剖结构复杂，对操作者解剖学基础、空间想象能力与内镜控制能力要求甚高。因此，一定要先熟练掌握解剖知识，并形成空间解剖观念。在教学过程中，可利用传统的教学挂图、书本图像、录影、光盘、演讲、幻灯和网络等，展现与容积激光显微内镜相关的大体解剖形态，以及各个器官的毗邻关系，以便在内镜检查中准确定位并识别病变。

2）容积激光显微内镜系统的基本原理培训

VLE's是一种将VLE与内镜相结合的新型检查技术，自带的激光光学扫描成像微探头与气囊和导管一起制成扫描成像导管，通过内镜的活检孔或胶囊输送到需要检测的消化道等处，它可以从微观结构上显示组织断层的三维立体形态结构图像，又可以显示组织的吸收、散射、血液流速等功能信息，可以直接观察到人体自然腔道黏膜的可视图像，其分辨率接近组织病理切片水平，同时可以准确判断需要成像的位置，容积激光显微内镜系统的成像原理与OCT的成像原理是一致的，与超声波类似，其采用的是近红外光而不是声波，容积激光显微内镜利用近红外线及光学干涉原理对生物组织进行结构成像，能提供黏膜和黏膜下层的高分辨率图像，图像穿透深度由光散射确定，在组织中为2～3 mm。在本阶段的学习可定期组织OCT教师来为学员授课，主要讲述光学成像的基本原理、近红外光在人体组织的传播规律、近红外光的生物效应、光学成像检测技术的原理和方法，主要是让学员通过对成像原理基础知识的了解，能够更好地掌握各种病变诊断的主要成像特征。

3）容积激光显微内镜系统及其部件和相关器械培训

VLE's包括由低相干光源、光纤耦合器、样品臂、参考臂、光纤、扫描探头、显示器、成像软件和（或）内镜主机、内镜和附件。讲解VLE's各部件名称，各操作间的职能，容积激光显微内镜系统持拿的正确方法、禁忌及注意事项；各种辅助配件的正确使用方法、禁忌及注意事项。

4）图像的识别与分析培训

通过图示或视频播放VLE's下食管、贲门、胃腔、胆道、生殖泌尿系统、心血管系统等人体自然腔道的成像特点，常见疾病的VLE's下成像图谱。

（二）教学观摩培训

本阶段为观摩老师操作，以看为主。带教教师通过模拟演示、实际演练做出示范，从而对今后将要使用的"武器"有一个初步的了解；术前仪器的检测与常见故障查找方法和故障排除方法；周边设备的调试及如何使用；掌握容积激光显微内镜系统持拿的正确方法、禁忌及注意事项；各种辅助配件的正确使用方法、禁忌及注意事项；光源和电子成像系统控制台的正确使用，气囊导管的更换与安装方法，可重复使用附件的检查及修复技巧与特殊附件的使用手法和技巧；插镜技术及方法、检查、治疗技术及方法操作注意事项；要求在学习容积激光显微内镜系统操作前必须在内镜清洗消毒间轮转一周，通过对VLE's及其附件和相关器械的清洗、消毒、组装，更好地掌握常用VLE's的结构和功能，熟悉各旋钮、按钮和各附件的位置和作用，了解各种附件及相关器械的使用要点。

（三）模拟训练培训

理论培训通过后，在对容积激光显微内镜系统有初步认识的基础上，安排开始模拟训练，如何熟练掌握容积激光显微内镜这门技术，熟练进行和完成模拟训练是进行临床转换的关键，采用培训者 TTT 培训模式，此模式在内镜、腹腔镜及手术方面的应用已经得到认可。培训者作为总体指导者，对第一位受训者进行单独指导，下一位受训者作为操作助手，同时进行观摩及培训，其仅参与操作配合；第一位受训者完成操作后，进入模拟培训者角色，对下一位受训者进行模拟指导技术操作，而真正的培训者在一旁进行总体指导。依次循环完成 TTT 培训模式整体的推进，直至完成所有培训者操作。培训中，每一位受训者完成 1 个轮次的手把手培训，即 1 例操作，即可完成 3 个不同角色的转换。

**1. 基础模拟训练**

用容积激光显微内镜系统观察食管、贲门、胃腔、胆道、生殖泌尿系统、心血管系统等人体自然腔道模型上的成像结构，掌握内镜下的解剖标志和部位，不同激光参数，观看图像变换等，并进一步强化定位活检、定图观察，提高容积激光显微内镜系统检查、标记活检的精准技能。练习激光标记操作，容积激光显微内镜图文记录系统的正确使用方法。

**2. 虚拟现实训练**

虚拟现实技术（VR）是计算机图形学、人机接口技术、传感器技术、计算机仿真技术等交叉与综合的结果。使用虚拟现实容积激光显微内镜系统训练系统，运用三维空间立体结构、力反馈、触觉反馈系统等技术，逼真地模拟临床容积激光显微内镜系统实践操作的环境和手感，模拟操作的力度、深度等，通过模拟器，熟悉消化道的解剖结果，掌握操作的常见要领及关键步骤，掌握常见消化道疾病的容积激光显微内镜系统下表现及治疗，让操作者获得如同临床正式操作般的感觉和体验，利用电子报警系统，使学员进一步熟悉容积激光显微内镜系统操作手法技巧及并发症的规避，从而训练和提高操作者的技术。

**3. 离体动物模型培训**

基本操作熟练后，提供离体动物内脏模型训练，在模型上进行各部位仿真操作训练，对容积激光显微内镜操作具有更加真实的实践体会，进而加深对操作技巧的理解与掌握，带教教师手把手教授，学员针对自己在书本上或观摩时存在的疑惑进行提问。期间可以安排 ESD、EUS、ERCP 仿真操作，根据系统提醒来熟悉操作适宜的力度、操作方法，规避及处理并发症。

（四）病例操作培训

进一步安排手把手训练，在带教老师的指导下直接接触患者，全程参与临床各种需行容积激光显微内镜治疗的患者的诊治，在实践中进一步强化所学的操作技能。带教老师在指导操作的同时，将根据每个患者的具体特点，讲评操作过程中的成败得失，最终达到使学员在结业时已经熟练掌握消化内镜操作要领，能独立开展内镜检查及治疗的目的。

### （五）考核

#### 1. 基础理论考试

以书面形式进行，闭卷独立完成，安排在第一阶段理论培训结束后 1 ~ 2 天进行，包括消化道各种疾病的容积激光显微内镜系统下表现，容积激光显微内镜治疗的适应证、禁忌证及并发症及其处理，容积激光显微内镜系统常用操作器械的识别及使用方法等，考核以理论培训内容为中心，重点考核学员对理论授课的掌握程度。

#### 2. 操作技能考试

安排在每个阶段培训结束后，学员根据自己的掌握情况，提出考试申请，培训中心安排两位以上专家进行现场考核，并就其操作情况给予点评。考核通过后方可进入下一阶段学习。若考核不通过，则继续重复此阶段学习。

#### 3. 结业综合考试

第五阶段学习完成后，培训中心将安排全面系统的考核，包括书面理论考试及操作技能考核，考核合格方能结业并获得培训合格证书。

# 第二节　管理人员的培训

## 一、管理人员的培训概述

### （一）容积激光显微内镜系统管理的意义

容积激光显微内镜系统是技术、知识、资金密集的新型内镜，它集 OCT、计算机技术、信息处理技术、图像重建技术等现代高科技为一体，属于大型医疗设备，是传统内镜系统在功能和性能上质的飞跃与提高，促成了大量新颖诊疗技术的产生。完善 VLE's 管理的科学化、制度化、经常化体系，延长 VLE's 的使用寿命，降低医疗不良事件，发挥其应有的社会及经济效益，提高医院的综合效益，是 VLE's 管理人员首要任务。

### （二）容积激光显微内镜系统管理目的

为了让容积激光显微内镜系统管理人员能全面地了解容积激光显微内镜系统，增强维护和使用容积激光显微内镜系统的技能，除了提供容积激光显微内镜系统的操作技术说明和相关的诊疗技术之外，还应对容积激光显微内镜系统管理维护进行全面高质量的培训。培训的目的主要是使管理人员对设备有足够的认识，完全胜任所承担的工作，确保容积激光显微内镜系统安全可靠地运行。具体目的如下：

根据技术先进、经济合理的原则和医院发展的需要，配合医院正确的选型和购置容积激光显微内镜系统；保证容积激光显微内镜系统处于良好的运行状态；充分利用容积激光显微内镜系统，保证有较高地利用率；做好容积激光显微内镜系统的保养、维修工作；根据医院及患者需要，协助在容积激光显微内镜系统基础上开展新技术、新项目。

（三）容积激光显微内镜系统管理工作内容

容积激光显微内镜系统管理的工作内容包括容积激光显微内镜系统的实物形态和价值形态两个方面，是对整个内镜系统寿命期间的全面管理。具体有以下工作内容：容积激光显微内镜系统的规划、采购以及安装、调试等前期管理；贯彻执行设备管理的各项制度；监督、检查容积激光显微内镜系统的管理制度实施与合理安全使用；监督、检查容积激光显微内镜系统医院感染管理；容积激光显微内镜系统的资料管理，包括技术资料、保养维修资料、原始影像记录、容积激光显微内镜系统档案等。

（四）容积激光显微内镜系统管理人员职责

成立容积激光显微内镜系统管理小组，全面负责容积激光显微内镜系统的日常管理工作；科主任是科室容积激光显微内镜系统管理小组第一责任人，全面负责容积激光显微内镜系统的管理工作。科室管理小组成员协助科主任完成容积激光显微内镜系统的管理工作；管理员要制订科室年度培训计划，并报相关部门；管理员对操作人员要做到培训上岗，掌握正确使用的方法，严禁违章操作；管理员建立容积激光显微内镜系统的维护记录与运行记录本，定期做好设备的维护保养工作。使设备处于使用状态，将设备的故障隐患降低到最低范围；管理员要做好容积激光显微内镜系统的附件及易损件的备件的管理；管理员要建立设备台账，做好相关的管理，保证账物相符。

（五）培训目标

掌握容积激光显微内镜系统结构、运行工作原理等内容；掌握容积激光显微内镜系统操作规程及注意事项、容积激光显微内镜系统维护保养等；掌握正确的测漏和清洗消毒方法及基本维护与保养；一般性故障的诊断及处理。

（六）培训三阶段

第一阶段是全面培训阶段：受训者通过接受内镜室候诊区、预约间、输液准备间、检查间、清洗消毒间、储镜室、麻醉恢复间、水处理间、污物处置间、资料储存间、多媒体示教室等区域管理的培训，对内镜室整体的运转情况及其内在联系有一个较完整和明确的概念。

第二阶段是定向培训阶段：根据受训者的具体管理培养方向，进行定向培训，加强容积激光显微内镜的针对性专业培训。

第三阶段是实习培训阶段：主要是让受训者跟着现任容积激光显微内镜系统管理人员一边观察学

习，一边参加实际管理工作。

## 二、培训步骤

### （一）理论知识培训

同第一节。

要求学员在学习容积激光显微内镜操作前必须在内镜清洗消毒间轮转一周，通过对容积激光显微内镜及其附件和相关器械的清洗、消毒、组装，能够更好地掌握常用容积激光显微内镜的结构和功能，熟悉各旋钮、按钮和各附件的位置和作用，了解各种附件及相关器械的使用要点。

### （二）容积激光显微内镜系统使用管理

#### 1. 操作人员基本要求

容积激光显微内镜系统操作为定岗、定人、定责，操作人员必须经过国家相关机构的专业内镜培训并取得上岗证后方可上岗操作，其他辅助人员必须经过容积激光显微内镜系统专业培训并考核合格后方可上岗；操作人员必须服从科室负责人和管理人员的领导和指挥，如发现问题，应先按照应急处理办法进行操作，待容积激光显微内镜系统与患者身体完全脱离并记录相关报错信息后及时向管理人员汇报故障情况，由管理员负责向上级汇报和向器材供应部报修；操作人员需掌握容积激光显微内镜系统日常管理制度和交接班及运行维护登记制度等各项医疗设备使用管理制度，严格按照容积激光显微内镜系统相关医疗设备操作规程和操作流程进行操作。

#### 2. 基本制度

容积激光显微内镜系统的相关规章制度基本上与一般内镜相同，主要有：检查室消毒隔离制度；感染管理制度；消毒责任制度；病理标本管理与交接制度；医疗安全管理制度及措施；特殊检查室工作制度；新技术准入制度；首诊负责制度；疑难病例讨论制度；术前讨论制度；新技术准入制度等。

#### 3. 容积激光显微内镜系统管理规范

容积激光显微内镜系统使用、操作人员必须熟悉容积激光显微内镜系统性能，掌握操作方法和程序后取得上岗证后才能上岗工作，必须严格按照操作规程操作使用；有专人保管、专人负责，并建立使用登记手续；容积激光显微内镜系统工作环境需保持清洁、干燥，做好防尘、防潮、防爆、防水、防电磁波、防静电工作，保证环境符合容积激光显微内镜系统使用要求；定期检查电源装置，配备符合要求的稳压电源，做好接地装置，保证设施良好，应严格按开关机程序开、关机器。严禁违规、野蛮、不按程序操作机器设备；要根据其自身性能及维护的时间定期维护，并做好记录；设备出现故障后，严禁机器带病工作，要及时向专业负责人、科主任及设备科汇报，及时登记，通知设备维修人员到场检修；常用的容积激光显微内镜系统附件及耗材应有备品，以应急用；容积激光显微内镜系统应校准后方可使用，每年必须接受审计部门年检及审核。

（三）容积激光显微内镜系统质量控制管理

**1. 质控管理要求**

容积激光显微内镜系统是高风险医疗设备之一，人人要高度重视，加强责任心；严格执行操作规程制度及清洗消毒制度；严格掌握容积激光显微内镜系统检查的适应证、禁忌证及并发症；认真做好术前准备工作，做好术中、术后处理工作，实行首诊负责制，住院治疗的患者须专人护送病房交接后方可离开；认真执行容积激光显微内镜系统检查应急预案；容积激光显微内镜系统下治疗及微创手术住院的患者，执行查房制度及随访制度；加强医院感染管理工作，定期监测，专人专管；科室须有定期培训考核；尊重患者隐私，禁止在患者面前议论病情。

**2. 质量控制措施**

对不规范填写的内镜检查申请单需要求临床医师重填申请单；申请时审查是否具有禁忌证，杜绝发生安全事故的隐患。风险较高的内镜下介入治疗须由科主任或负责人组织术前讨论。讨论前要详询病史、体格检查、诊疗目的及要求、有关化验检查或影像检查资料，以及有关的文献资料。讨论的主要内容为：治疗的适应证及禁忌证、治疗方式、风险及疗效估计、手术人员的组成等。对重大、疑难手术须制定预手术方案。

1）容积激光显微内镜系统检查"告知"

告知必要性、治疗的方案、可能产生的并发症、防止发生并发症所采取的措施等，签署容积激光显微内镜诊疗知情同意书。

2）术前准备

患者术前准备有常规检查、凝血机制检查；胃肠道准备。医务人员术前准备有了解检查目的，阅读有关化验及其他影像资料，必要时可再次询问病情，以掌握患者病情；风险较高的内镜下介入治疗须由科主任或负责人组织术前讨论。各种设备、器械性能是否良好；必备的抢救药物及设备是否准备；新开展的项目须按有关规定报批后方可开展。

3）术中的质控

操作者与助理护士分工明确，医护配合，各尽其职；严格操作规程，疑难病变或可疑恶性病变申请上级医师或主任会诊，会诊者以在报告上签字为证；高危患者检查应由高年资医师进行；护士在旁协助操作，并观察患者情况的变化。

4）术后质控

向患者或家属说明检查结果，交代医疗注意事项，静脉麻醉者应留观至清醒为止；按要求规范书写内镜检查结果；做病理检查者，原则上取得病理报告后再出院。

5）小结

每月进行容积激光显微内镜小结。

6）成立质控管理小组

主任担任组长，其他医务人员为组员，实行全员全程（接诊到出院随访）质控。

### 3. 容积激光显微内镜系统医院感染管理

容积激光显微内镜系统室布局合理，每个诊疗单位的净使用面积大于 20 m²，保证内镜操作者及助手有充分的操作空间；内镜的清洗消毒与内镜的诊疗工作分开进行，清洗消毒室保证通风良好；不同系统容积激光显微内镜系统的诊疗工作原则上应分室进行，其清洁消毒工作分室进行；灭菌容积激光显微内镜系统的诊疗应当在达到Ⅱ类手术标准的区域内进行，并按手术区域要求进行管理；进行容积激光显微内镜诊疗前常规需对患者做输血前九项筛查，并有记录。凡检测阳性者、已知特殊感染患者等，应使用专用内镜或安排在每日检查的最后；从事内镜工作的医务人员，应当接受容积激光显微内镜系统清洗消毒及个人防护等医院感染相关知识的培训，并遵循标准预防的原则和有关规章制度；每日诊疗工作结束，必须按《内镜清洗消毒技术操作规范》要求对吸引瓶、吸引管、清洗槽、冲洗槽、室内空气、地面、台面等进行清洗消毒备用。每周进行一次彻底的清洁、消毒。

### 4. 容积激光显微内镜系统的清洗消毒管理

容积激光显微内镜系统的清洗消毒应当与诊疗工作分室进行，不同部位容积激光显微内镜系统的清洗消毒工作的设备应当分开；清洗消毒间配备基本清洗消毒设备：专用流动水清洗消毒槽、负压吸引器、超声清洗器、高压水枪、干燥设备、计时器、通风设施等。清洗消毒剂：多酶洗液、适用于容积激光显微内镜系统的消毒剂、75％乙醇；容积激光显微内镜系统及附件用后应立即清洗消毒或灭菌，一次性使用附件不得重复使用，使用流动水对容积激光显微内镜系统进行清洗；建立容积激光显微内镜系统清洗消毒登记本，登记内容包括就诊患者姓名、出生日期、使用容积激光显微内镜系统的编号、清洗时间、消毒时间以及操作人员姓名等事项；进入人体无菌人体自然腔道组织的容积激光显微内镜系统、附件及穿破黏膜的内镜附件等必须灭菌，进入人体消化道、呼吸道等与黏膜接触的容积激光显微内镜系统须进行高水平消毒；消毒后的容积激光显微内镜系统储存前先干燥处理，再悬挂保存于容积激光显微内镜系统专用镜柜内。灭菌后的内镜及其附件等必须置于无菌镜柜内存放。消毒后的内镜应当每季度进行生物学监测并做好监测记录；灭菌后的内镜应当每月进行生物学监测并做好监测记录；每日监测使用消毒剂的有效浓度，记录并保存，低于有效浓度应立即更换。定期做好内镜及附件、器械、消毒剂的生物学监测，消毒剂浓度监测记录保存期≥6个月，其他监测资料保存期应≥3年；从事容积激光显微内镜清洗消毒工作的人员必须接受相关的医院感染管理知识培训，熟悉掌握容积激光显微内镜系统的清洗消毒技术操作规范，并遵循标准预防的原则和《内镜清洗消毒技术操作规范》有关规章制度，增强自身防护意识，穿戴必要的防护用品。

### 5. 容积激光显微内镜维护保养

容积激光显微内镜是一种精密、贵重的光学和电子检测仪器，使用过程中必须严格遵守内镜操作规程，切实执行其保养维护，维护保养依工作量大小和难易程度分为一级保养、二级保养、三级保养等，维护保养具体做到严、查、细、净、冲、存。

1）一级保养（日常保养）

指定专人每天对所使用的容积激光显微内镜系统进行表面除尘和基本参数校正。

2）二级保养

主管工程师配合并指导使用容积激光显微内镜系统专管人员，对容积激光显微内镜系统定期或不定期进行内部清洁和技术参数校正。

3）三级保养

主管工程师对容积激光显微内镜系统定期进行维护和参数校正，包括内部除尘、机械部位加油、除锈等。

4）维护保养要求

严：即严格的容积激光显微内镜系统管理制度。建立容积激光显微内镜系统的操作规程，建立容积激光显微内镜的使用维修登记档案，并由专人负责。禁止不熟悉或未经专业培训容积激光显微内镜性能者使用仪器。

查：即术前要对容积激光显微内镜系统电路各部分细致检查，看电路、导线接触是否良好，电压是否合乎要求，容积激光显微内镜系统及附件性能是否正常，是否有渗漏现象。使用中要严格按内镜操作规程使用；使用后要依次关掉各电源开关，必要时加盖仪器防尘罩。

细：即细致。在进行安装、操作、洗涤容积激光显微内镜系统时须轻拿、轻放、轻取、轻操作。洗涤时要稳当，切勿让容积激光显微内镜系统碰撞与过度扭曲损坏内镜。

净：即洁净。容积激光显微内镜系统及其附件要严格按照内镜清洗消毒规范要求清洗消毒或灭菌储存。

冲：即冲洗。为了防止气、水堵塞，可多冲洗送气、送水管道。对做完胃潴留、肠道清洁不良、消化道出血、活检、内镜检诊时间较长者必须彻底进行冲洗。

存：即保存。容积激光显微内镜系统使用后要规范保存。要求当天使用后，内镜均要在彻底清洁、消毒、干燥、保养后储存于专用镜柜（悬挂、稳妥）。

### 6. 容积激光显微内镜系统资料管理

1）诊疗档案管理

录入对应患者基本的信息。应包括姓名、年龄、病情描述等，对于数据库中的每一条数据记录，由系统默认分配编号，对同一个患者的多次的检查结果，产生多条不同的记录，并将采集到的图像由图像采集部分完成信息及图像的存储，保存患者的基本信息即可保存图像信息。

通过患者信息的查询在系统界面上完全显示了当前系统中所存在的检查记录，如在输入姓名或者编号等信息点击查询，按记录的指引，可以按照主要的信息来筛选得到想要查询的信息记录，有效获得检查结果，通过软件界面上的浏览按钮可浏览全部的图像信息。

凡是做检查的患者信息及采集的图片均应规范标准，准确地录入工作站做好保存，同时在登记记录本上做好相应的准确记录以备份；工作站的内容根据患者数量的多少及电脑容量的大小在一定的时候请专业人员给予输出刻录成光盘备份以防止电脑故障或其他原因造成丢失；工作站的患者及其相关信息禁止除科研、教学或特殊情况需使用以外任何形式的使用或播散；禁止与工作无关的人员随意使用工作站内保存的任何信息；保存的相关患者医学影像信息及资料有需要使用时要报告科主任或医院业务主管部门给予批准后方可按正规用途进行使用；任何人员不经过批准擅自使用相关资料造成相关后果的责任全部自负，并按医院相关规定进行处罚。使用流程：首先书面形式报告需使用的相关信息内容范围、使用途径及用途，经科室主任和医院业务主管部门审核同意，按报告中需要的使用内容范围进行正规使用；任何人员不得超范围使用相关资料或泄漏患者的相关信息，禁止将资料信息用于科研教学等正规用途以外的其他途径。

2）影像资料管理

影像资料是医疗、教学、科研的重要资料，是医疗争议中"举证倒置"的原始证据资料。保护影像资料的完好和保持管理影像资料档案是管理人员的责任。保存的影像资料应图像清晰、临床资料完整，若有典型、疑难病例资料则应作为教学资料保存；严禁修改原始数据。一旦误操作删除影像资料时，应及时通知科内其他人员，尽量补救，切忌刻意隐瞒；影像资料应统一分类编号，分类储存、备份，建立相应的医学影像资料索引系统；应建立相应的医学影像资料借阅制度，并严格执行。

（徐雪琼　马　莉）

# 参考文献

［1］Jeffrey D. Mosko, Douglas Pleskow. Evaluation of NinePoint Medical's Nvision VLE device for gastrointestinal applications ［J］.Expert Review of Medical Devices.2017, VOL.14, NO.7, 495–503.

［2］Tsung–Han Tsai, Hsiang–Chieh Lee, Osman O. Ahsen, et al.Ultrahigh speed endoscopic optical coherence tomography for gastroenterology ［J］.Biomedical Optics Express, 2014, 5（12）: 4387–4404.DOI:10.1364/BOE.5.004387.

［3］Thomas D. Wang, Jacques Van Dam. Optical Biopsy: A new frontier in endoscopic detection and diagnosis ［J］. Clinical Gastroenterology and Hepatology, 2004, 2（9）: 744–753.

［4］David Huang, Eric A.Swanson, Charles P.Lin , et al.Optical coherence tomography ［J］. Science, 1991, 254 （5035）:1178–1181.

［5］Tsung Han Tsai, James G.Fujmoto, Hiroshi Mashimo. Endoscopic Optical Coherence Tomography for Clinical Gastroenterology ［J］. Diagnostics , 2014, 4（2）: 57–93.

［6］Michalina J. Gora, Melissa J. Suter, Guillermo J. Tearney, et al. Endoscopic optical coherence tomography: technologies and clinical applications ［Invited］［J］. Biomedical Optics Express, 2017, 8（5）:2405–2444.

［7］Chikatoshi Katada, Rish K. Pai, Norio Fukami, et.al. Comparison of narrow–band imaging, volumetric laser endomicroscopy and pathologic findings in Barrett's esophagus ［J］.VideoGIE, 2019, 4（7）:319–322.

［8］Li Tong, Hang Wu, May D Wang. CAESNet: Convolutional AutoEncoder based Semi–supervised Network for improving multiclass classification of endomicroscopic images ［J］.Journal of the American Medical Informatics Association:JAMIA, 2019, 26（11）:1286–1296.

［9］Amy Tyberg, Isaac Raijman, Aleksey A. Novikov, et al. Optical coherence tomography of the pancreatic and bile ducts:are we ready for prime time? ［J］.2020, 8（5）: E644–E649.

［10］Nina Gupta, Uzma Siddiqui, Irving Waxman. Use of volumetric laser endomicroscopy for dysplasia detection at the gastroesophageal junction and gastric cardi ［J］. World Gastrointest Endosc, 2017 July 16; 9（7）: 319–326.

［11］Amrit K. Kamboj, Allon Kahn, Tarek Sawas, et al. Outcome of endoscopic mucosal resection in Barrett's esophagus determined by systematic quantification of epithelial glands using volumetric laser endomicroscopy ［J］. Gastrointestinal Endoscopy, 2019, 89（4）:701–708.

［12］Herbert C. Wolfsen.Volumetric Laser Endomicroscopy in Patients With Barrett Esophagus ［J］. Gastroenterology & Hepatology, 2016, 12（11）:719–722.

［13］I.J.M. Levink, H.C.Wolfsen, P.D.Siersema, et al.Measuring Barrett's Epithelial Thickness with Volumetric Laser Endomicroscopy as a Biomarker to Guide Treatment ［J］. Digestive Diseases and Sciences, 2019, 64（6）:1579–1587.

［14］Yutaka Tomizawa, MD, Hamza M. Abdulla, Ganapathy A. Prasad, MD, et al. Endocytoscopy in Esophageal Cancer ［J］. Gastrointestinal Endoscopy Clin N Am, 2009, 19（2）:273–281.

［15］Arthur Hoffman，Henrik Manner，Johannes W. Reyet al.A guide to multimodal endoscopy imaging for gastrointestinal malignancy-an early indicator［J］. NatureReviews Gastroenterology& Hepatology，2017，14（7）:421-434.

［16］Arvind J. Trindade，Arvind Rishi，et al.Identification of volumetric laser endomicroscopy features of colon polyps with histologic correlation［J］. Gastrointestinal Endoscopy，2018，87（6）:1558-1564.

［17］Michalina J. Gora， Lucille Quénéhervé ， Robert W. Carruth，et al. Tethered capsule endomicroscopy for microscopic imaging of the esophagus，stomach，and duodenum without sedation in humans （with video）［J］.Gastrointestinal Endoscopy ，2018，88（5）:830-840.

［18］Oliver Brunckhorst，Qi Jia Ong， Daniel Elson，et al . Novel real-time optical imaging modalities for the detection of neoplastic lesions in urology: a systematic review［J］.Surgical Endoscopy ，2019，33（15）:1349-1367.

［19］Tomasz Roleder，Jacek Jąkała，Grzegorz L. Kałuża，et al.The basics of intravascularoptical coherence tomography ［J］.Postepy Kardiollogii Interwencyjnej，2015，11（2）:74-83.

［20］Jianfeng Wang，Yang Xu，Stephen A. Boppart.Review of optical coherence tomography in oncology［J］.Journal of Biomedical Optics，2017，22（12）: 121711-1-121711-23.

［21］Ma Cong，Wang Xiaoyan，Zhao Rui.Associations of lymphocyte percentage and red blood cell distribution width with risk of lung cancer［J］.J Int Med Res，2019，47（7）:3099-3108.

［22］Jiefeng Xi，Yongping Chen，Yuying Zhang，et al.Integrated multimodal endomicroscopy platform for simultaneous en face optical coherence and two-photon fluorescence imaging［J］.Opt Lett. 2012 February 1;37（3）: 362-364.

［23］郁道银，谈恒英.工程光学［M］.3版.北京:机械工业出版社，2011.

［24］李林.应用光学［M］.北京:北京理工大学出版社，2010.

［25］张镇西.生物医学光子学新技术及应用［M］.北京:科学出版社，2008.

［26］刘莉、李正佳.超短脉冲激光与生物软组织相互作用机理研究［J］.中国激光，2004，31（s1）:296-298.

［27］WolfgangD，James GF.Optical Coherence Tomography［M］.Springer International Publishing Switzerland，2015:3-5.

［28］Dubois A，Vabre L，Lecaque R，et al. Ultrahigh-resolution OCT using white-light interference microscopy［J］. Proceedings of SPIE-The International Society for Optical Engineering，2003.

［29］Boer J F，Cense B，Park B H，et al. Improved signal-to-noise ratio in spectral-domain compared with time-domain optical coherence tomography［J］. Optics Letters，2003，28（21）: 2067-2069.

［30］Nassif N，Cense B，Park B H，et al. In vivo human retinal imaging by ultrahigh-speed spectral domain optical coherence tomography［J］. Optics Letters，2004，29（5）:480-482.

［31］Chinn S R，Swanson E A，Fujimoto J G. Optical coherence tomography using a frequencytunable optical source［J］. Optics Letters，1997，22（5）:340-342.

［32］Choma M A，Sarunic M V，Yang C，et al. Sensitivity advantage of swept source and Fourier domain optical coherence tomography［J］. Optics Express，2003，11（18）:2183-2189.

［33］Larina I V，Furushima K，Dickinson M E，et al. Live imaging of rat embryos with Doppler swept-source optical coherence tomography［J］. Journal of Biomedical Optics，2009，14（5）:050506

［34］Wieser W，Biedermann B R，Klein T，et al. Multi-Megahertz OCT: High quality 3D imaging at 20 million A-scans and 4.5 GVoxels per second［J］. Optics Express，2010，18（14）:14685-14704.

［35］Tsai T，Potsaid B，Tao Y K，et al. Ultrahigh speed endoscopic optical coherence tomography using micromotor imaging catheter and VCSEL technology［J］. Biomedical Optics Express，2013，4（7）:1119-1132.

［36］Yamashita S，Takubo Y. Wide and fast wavelength-swept fiber lasers based on dispersion tuning and their application to optical coherence tomography［J］. Photonic Sensors，2013，3（4）:320-331.

［37］Goda K，Fard A，Malik O，et al. High-throughput optical coherence tomography at 800 nm［J］. Optics Express，2012，20（18）:19612-19617.

［38］Lapin P I，Mamedov D S，Yakubovich S D，et al. Novel near-IR broad-band light sources for optical coherence tomography based on superluminescent diodes［C］. Proceedings of the SPIE –The International Society for Optical Engineering，2005，5861（1）:35-38.

［39］汪正道.医用电子内镜系统的设计与实现［D］.重庆：重庆邮电大学，2017.

［40］彭韵，李尹岑，黄曦，等.气囊和导管领域专利申请状况分析［J］.中国发明与专利，2015，4（09）:119-124.

［41］Suter MJ，Vakoc BJ，Yachimski PS，et al. Comprehensive microscopy of the esophagus in human patients with optical frequency domain imaging［J］. Gastrointest Endosc，2008，68（4）:745-753.

［42］Swager AF，Boerwinkel DF，de Bruin DM，et al. Detection of buried Barrett's glands after radiofrequency ablation with volumetric laser endomicroscopy［J］. Gastrointest Endosc，2016 Jan;83（1）:80-88.

［43］Trindade AJ，Smith MS，Pleskow DK. The new kid on the block for advanced imaging in Barrett's esophagus: a review of volumetric laser endomicroscopy［J］.Therap Adv Gastroenterol，2016，9:408-416.

［44］Wolfsen HC，Sharma P，Wallace MB，et al. Safety and feasibility of volu-metric laser endomicroscopy in patients with Barrett's esophagus（with videos）［J］.Gastrointest Endosc，2015，82:631-640.

［45］Leggett CL，Gorospe EC，Chan DK，et al. Comparative diagnostic performance of volumetric laser endomicroscopy and confocal laser endomicroscopy in the detection of dysplasia associated with Barrett's esophagus［J］.Gastrointestinal Endoscopy，2016，83（5）：880-888.

［46］Smith M S，Cash B，Konda V，et al. Volumetric laser endomicroscopy and its application to Barrett's esophagus: results from a 1，000 patient registry［J］.Dis Esophagus，2019，32: undefined.

［47］Alshelleh Mohammad，Inamdar Sumant，McKinley Matthew，et al.Incremental yield of dysplasia detection in Barrett's esophagus using volumetric laser endomicroscopy with and without laser marking compared with a standardized random biopsy protocol［J］.Gastrointest Endosc，2018，88: 35-42.

［48］Kamboj Amrit K，Kahn Allon，Wolfsen Herbert C，et al. Volumetric laser endomicroscopy interpretation and feature analysis in dysplastic Barrett's esophagus［J］.J Gastroenterol Hepatol，2018，33: 1761-1765.

［49］Swager Anne-Fré，de Groof Albert J，Meijer Sybren L，et al. Feasibility of laser marking in Barrett's esophagus with volumetric laser endomicroscopy: first-in-man pilot study［J］.Gastrointest Endosc，2017，86: 464-472.

［50］Tyberg Amy，Xu Ming-Ming，Gaidhane Monica，et al. Second generation optical coherence tomography: Preliminary experiencein pancreatic and biliary strictures［J］.Dig Liver Dis，2018，50: 1214-1217.

［51］Corral Juan E，Mousa Omar Y，Krishna Murli，et al.Volumetric laser endomicroscopy in the biliary and pancreatic ducts: a feasibility study with histological correlation［J］.Endoscopy，2018，50: 1089-1094.

［52］Trindade Arvind J，McKinley Matthew J，Fan Cathy，et al.Endoscopic Surveillance of Barrett's Esophagus Using Volumetric Laser Endomicroscopy With Artificial Intelligence Image Enhancement［J］.Gastroenterology，2019，157: 303-305.

［53］Mosko Jeffrey D，Pleskow Douglas.Evaluation of NinePoint Medical's Nvision VLE device for gastrointestinal applications［J］.Expert Rev Med Devices，2017，14: 495-503.

［54］Ripandelli，G，Coppe A. M. Capaldo A，et al. Optical coherence tomography［J］. Semin Ophthalmol，1998，13:199-202.

［55］Trindade A. J，Smith M. S，Pleskow D. K. The new kid on the block for advanced imaging in Barrett's esophagus: a review of volumetric laser endomicroscopy［J］. Therap Adv Gastroenterol，2016，9:408-416.

［56］Evans J.A.，Bouma B.E，Bressner J，et al. Identifying intestinal metaplasia at the squamocolumnar junction by using optical coherence tomography［J］. Gastrointest Endosc，2007，65:50-56.

［57］Swager A.F，Tearney G.J，Leggett C.L，et al. Identification of volumetric laser endomicroscopy features predictive for early neoplasia in Barrett's esophagus using high-quality histologicalcorrelation［J］.Gastrointest Endosc，2017，85:918-926 e7.

［58］Benjamin T，Shakya S，Thota P. N. Feasibility of volumetric laser endomicroscopy in Barrett's esophagus with dysplasia and in post-ablation surveillance［J］.J Gastrointestin Liver Dis，2016，25:407-408.

［59］Leggett C.L，Gorospe E.C，Chan D. K，et al. Comparative diagnostic performance of volumetric laser endomicroscopy and confocal laser endomicroscopy in the detection of dysplasia associated with Barrett's esophagus［J］. Gastrointest Endosc，2016，83:880-888 e2.

［60］Rugge M，Genta R M. Staging and grading of chronic gastritis［J］. Hum Pathol，2005，36（3）：228-233.

［61］Capelle L G，De Vries A C，Haringsma J，et al. The staging of gastritis with the OLGA system by using intestinal metaplasia as an accurate alternative for atrophic gastritis［J］. Gastrointest Endosc，2010，71（7）：1150-1158.

［62］Gupta S，Li D，El Serag H B，et al. AGA Clinical Practice Guidelines on Management of Gastric Intestinal Metaplasia［J］. Gastroenterology，2020，158（3）：693-702.

［63］Pimentel-Nunes P，Libânio D，Marcos-Pinto R，et al. Management of epithelial precancerous conditions and lesions in the stomach（MAPS II）: European Society of Gastrointestinal Endoscopy（ESGE），European Helicobacter and Microbiota Study Group（EHMSG），European Society of Pathology（ESP），and Sociedade Portuguesa de Endoscopia Digestiva（SPED）guideline update 2019［J］. Endoscopy，2019，51（4）：365-388.

［64］Li H Y，Dai J，Xue H B，et al. Application of magnifying endoscopy with narrow-band imaging in diagnosing gastric lesions: a prospective study［J］. Gastrointest Endosc，2012，76（6）：1124-1132.

［65］李兰权.光学相干层析成像和反射光谱技术对胃癌早期诊断的研究［D］.广州：华南师范大学，2010.

［66］Amano Y，Ishimura N，Furuta K，et al. Which landmark results in a more consistent diagnosis of Barrett's esophagus，the gastric folds or the palisade vessels?［J］. Gastrointest Endosc，2006，64（2）:206-211.

［67］Li XD，Boppart SA，Van DJ，et al. Optical coherence tomography: Advanced technology for the endoscopic imaging of Barrett's esophagus［J］. Endoscopy，2000，32（12）:921-930.

［68］胡琛，朱宣进，黄勇，等.光学相干断层扫描在胃肠肿瘤疾病中的应用进展［J］.医学综述，2018，24（19）:3888-3892.

［69］徐烨.大肠癌的外科治疗［J］.中国癌症杂志，2013，23（5）:389-398.

［70］Hariri LP，Bonnema GT，Schmidt K，et al. Laparoscopic optical coherence tomography imaging of human ovarian cancer［J］. Gynecol Oncol，2009，114（2）：188-194.

［71］Luo W，Nguyen FT，Zysk AM，et al. Optical biopsy of lymph node morphology using optical coherence tomography［J］. Technol Cancer Res Treat，2005，4（5）：539-548.

［72］Nolan RM，Adie SG，Marjanovic M，et al. Intraoperative optical coherence tomography for assessing human lymph nodes for metastatic cancer［J］. BMC Cancer，2016，16（5）:144.

［73］Tearney GJ，Brezinski ME，Bouma B，et al. In vivo endoscopic optical biopsy with optical coherence tomography［J］.Science，1999，276（5321）：2037-2039.

［74］Huang D，Swanson EA，Lin CP，et al. Optical coherence tomography［J］. Science，1991，254（5035）：1178-1181.

［75］Wang J，Xu Y，Boppart SA. R eview of optical coherence tomo- graphy in oncology［J］.J Biomed Opt，2017，22（12）：1-23.

［76］Stigaard T， Meisner S. Novel methods for gastrointestinal endos–copy ［J］.Ugeskr Laeger， 2010， 172（30）：2105–2110.

［77］Suter MJ， Jillella PA， Vakoc BJ， et al. Image–guided biopsy in the esophagus through comprehensive optical frequency domain ima– ging and laser marking: A study in living swine ［J］. Gastrointest Endosc， 2010， 71（2）：346–353.

［78］Testoni PA， Mangiavillano B. Optical coherence tomography in detection of dysplasia and cancer of the gastrointestinal tract and bilio–pancreatic ductal system ［J］. World J Gastroenterol， 2008， 14（42）：6444–6452.

［79］Pfau PR， Sivak MV Jr， Chak A， et al. Criteria for the diagnosis of dysplasia by endoscopic optical coherence tomography ［J］.Gastrointest Endosc， 2003， 58（2）：196–202.

［80］Van ML， Stegehuis PL， Farina–Sarasqueta A， et al.Validation of full–field optical coherence tomography in distinguishing malignant and benign tissue in resected pancreatic cancer specimens ［J］. PLoS One， 2017， 12（4）：e0175862.

［81］Cilesiz I， Fockens P， Kerindongo R， et al.Comparative optical coherence tomography imaging of human esophagus:How accurate is localization of the muscularis mucosae? ［J］.Gastrointest Endosc， 2002， 56（6）：852–857.

［82］Zuccaro G， Gladkova N， Vargo J， et al.Optical coherence tomography of the esophagus and proximal stomach in health and disease ［J］.Am J Gastroenterol， 2001， 96（9）:2633–2639.

［83］Fercher A.Optical coherence tomography–development， princi–ples， applications ［J］. Z Med Phys， 2010， 20（4）:251–276.

［84］Popescu DP， Choo–Smith LP， Flueraru C， et al.Optical coherence tomography: fundamentalprinciples， instrumentaldesigns and biomedical applications ［J］.Biophys Rev， 2011， 3（3）:155.

［85］Siegel R， Naishadham D， Jemal A. Cancer statistics， 2012 ［J］. CA Cancer J Clin， 2012， 62（1）:10–29.

［86］Amano Y， Ishimura N， Furuta K， et al. Which landmark results in a more consistent diagnosis of Barrett's esophagus， the gastric folds or the palisade vessels? ［J］. Gastrointest Endosc， 2006， 64（2）:206–211.

［87］翁晓宇. EUS、放大内镜联合NBI技术及光学相干断层扫描技术对食管癌诊断与分期应用研究 ［D］.合肥:安徽医科大学， 2016.

［88］J. Schmidbauer， M. Remzi， T. Klatte， et al.Fluorescence cystoscopy with high–resolution optical coherence tomography imaging as an adjunct reduces –positive findings in the diagnosis of urothelial carcinoma of the bladder ［J］.Eur.Urol， 2009， 56（6）:914–919.

［89］Hsiang–Chieh Lee， Chao Zhou， David W Cohen.Integrated optical coherence tomography and optical coherence microscopy imaging of ex vivo human renal tissues ［J］.J Urol， 2012， 187（2）:691–699.

［90］M. T. Bus， D. M. de Bruin， D. J. Faber， et al， Optical coherence tomography as a tool for in vivo staging and grading of upper urinary tract urothelial carcinoma: a study of diagnostic accuracy ［J］.J. Urol， 2016， 196（6）: 1749–1755.

［91］Bus MT， de Bruin DM， Faber DJ， et al.Optical Coherence Tomography as a Tool for In Vivo Staging and Grading of Upper Urinary Tract Urothelial Carcinoma: A Study of Diagnostic Accuracy ［J］.J. Urol， 2016， 196（6）:1749–1755.

［92］Ren H， Waltzer WC， Bhalla R， et al.Diagnosis of bladder cancer with microelectromechanical systems–based cystoscopic optical coherence tomography ［J］.Urology， 2009， 74（6）:1351–1357.

［93］Pahlevaninezhad H， Khorasaninejad M， Huang YW， et al. Nano–optic endoscope for high–resolution optical coherence tomography in vivo ［J］. Nat Photonics， 2018， 12（9）:540–547.

［94］Lida P Hariri， David C Adams， John C Wain， et al.Endobronchial Optical Coherence Tomography for Low–Risk Microscopic Assessment and Diagnosis of Idiopathic Pulmonary Fibrosis In Vivo ［J］.Am J Respir Crit Care Med.， 2018， 197（7）:949–952.

［95］Hariri LP， Mino–Kenudson M， Lanuti M， et al. Diagnosing Lung Carcinomas with Optical Coherence Tomography

［J］.Ann Am Thorac Soc，2015，12（2）:193-201.

［96］Goorsenberg A，Kalverda KA，Annema J，el al. Advances in Optical Coherence Tomography and Confocal Laser Endomicroscopy in Pulmonary Diseases［J］.Respiration，2020，99（3）:190-205.

［97］Eugene Shostak，Lida P Hariri，George Z Cheng，et al. Needle-based Optical Coherence Tomography to Guide Transbronchial Lymph Node Biopsy［J］.Journal of Bronchology Interventional Pulmonology，2018，25（3）:189-197.

［98］Hamid R. Djalilian，James Ridgway. Imaging the Human Tympanic Membrane Using Optical Coherence Tomography In Vivo［J］.Otol Neurotol，2008，29（8）:1091-1094.

［99］Anna S. Englhard MD，Maximilian Wiedmann MS. In vivo Imaging of the Internal Nasal Valve during different conditions using Optical Coherence Tomography［J］. Laryngoscope，2018，128（3）:E105-E110.

［100］Diego Preciado，Anqi Zhang，Ryan M. Nolan，et al. Otitis Media Middle Ear Effusion Identification and Characterization Using an Optical Coherence Tomography Otoscope［J］. Otolaryngol Head Neck Surg，2020，162（3）:367-374.

［101］杜奕奇，王宇欣，王东，等."五步七评法"教学模式在消化内镜培训中的应用［J］.中国高等医学教育，2015（1）:97-98.

［102］刘运喜，邢玉斌，巩玉秀，等.软式内镜清洗消毒技术规范WS 507-2016［J］.中国感染控制杂志，2017，16（6）：587-592.